河南省"十四五"普通高等教育规划教材

中医康复综合能力实训

主编 李彦杰

郑州大学出版社

图书在版编目（CIP）数据

中医康复综合能力实训／李彦杰主编. —— 郑州：郑州大学出版社，2023.12
ISBN 978-7-5645-9809-9

Ⅰ. ①中… Ⅱ. ①李… Ⅲ. ①中医学－康复医学－高等学校－教材 Ⅳ. ①R247.9

中国国家版本馆 CIP 数据核字（2023）第 240687 号

中医康复综合能力实训
ZHONGYI KANGFU ZONGHE NENGLI SHIXUN

策划编辑	李龙传	封面设计	苏永生
责任编辑	刘 莉	版式设计	苏永生
责任校对	张彦勤	责任监制	李瑞卿

出版发行	郑州大学出版社	地　　址	郑州市大学路 40 号（450052）
出 版 人	孙保营	网　　址	http://www.zzup.cn
经　　销	全国新华书店	发行电话	0371-66966070
印　　刷	河南龙华印务有限公司		
开　　本	787 mm×1 092 mm　1 / 16		
印　　张	16.25	字　　数	387 千字
版　　次	2023 年 12 月第 1 版	印　　次	2023 年 12 月第 1 次印刷

| 书　　号 | ISBN 978-7-5645-9809-9 | 定　　价 | 59.00 元 |

作者名单

主　编　李彦杰
副主编　程　雪　许国防
编　委　吴　楠　郑　婕　金小琴
　　　　王　娟　郭　宇　王欣雨
　　　　高玲莉

前 言

中医康复作为一门综合性学科，以其独特的理论和治疗方法，为人们的康复提供了宝贵的经验和方法。为了更好地培养中医康复专业人才，提高他们的实践能力和综合素质，我们优选全国专家编写了《中医康复综合能力实训》教材，通过具体实践操作，学生能够掌握中医康复的常用方法和技巧，能够运用所学知识解决实际康复问题。

本教材围绕中医四诊、康复评定、中医康复治疗技术、疾病康复实训等展开论述：第一章介绍了中医望诊、闻诊、问诊、切诊的操作方法；第二章介绍了15项康复评定技术（姿势评定、人体测量、徒手肌力评定、肌张力与痉挛评定、关节活动度评定、感觉功能评定、疼痛评定、平衡功能评定、协调功能评定、步态分析、失语症评定、构音障碍评定、吞咽功能评定、认知功能评定、日常生活活动能力评定）的评定标准、评定方法等；第三章介绍了针刺技术、艾灸疗法、推拿疗法、拔罐疗法等中医康复技术；第四章是脑卒中、颅脑损伤、阿尔茨海默病、脊髓损伤、脑性瘫痪等的具体康复实训。希望学生通过实践操作，能掌握中医康复评定方法和中医康复治疗的基本技能，会制订康复计划并能对患者进行康复训练。

本教材的读者对象为康复医学专业人员（医师、治疗师、护士），与康复医学密切相关的神经内、外科医学专业人员，从事社区康复的专业人员以及各医学院校师生等。

在此，我们感谢所有参与《中医康复综合能力实训》编写的专家、教师的辛勤付出和支持，感谢学校领导对本教材编写的大力支持和关心。本教材在编写过程中，参考了其他与康复相关的教材和有关论著，吸收了许多同仁的观点，在书后参考文献列举了部分参考的论著，特向本教材引用和参考的教材、专著、论文的作者表示诚挚的谢意！

虽然编写老师在编写过程中几经修改并认真审读，但由于各位老师能力所限，书中可能存在不足之处，敬请读者批评指正，以使本教材内容日臻完善。

编 者

2023 年 8 月

目 录

第一章 中医四诊

本章主要讲解望诊、闻诊、问诊、切诊四块内容。望诊部分包括全身望诊、局部望诊、望排泄物、望舌。闻诊部分包括听声音和嗅气味。问诊部分包括问一般情况、问主诉、问现病史、问既往史、问个人生活史、问家族史。切诊部分包括脉象八要素、正常脉象和相兼脉象的指感特征及临床意义。

第一节 望 诊

◎ **实训目标** 掌握望诊的基本方法、要求及基本内容;掌握正常舌象和病理舌象的主要表现及其临床意义;达到独立、规范进行望诊的目的。

操作方法

(一)全身望诊

全身望诊主要是对患者的神气、色泽、形体、姿态等进行整体观察,借以了解机体精气的盛衰、脏腑功能的强弱,作为辨别疾病性质、推断病情预后的依据。

1. 望神 "神"可以通过人的目光神情、面色表情、语言声音、体态举止、呼吸气息、舌象、脉象等诸多方面彰显于外,其中尤以两目、面色、神情及体态的表现为观察的重点。

(1)得神 又称"有神",临床表现为意识清楚,语言清晰;目光明亮,精彩内含;面色红润,表情自然;肌肉不削,体态自如;动作灵活,反应灵敏;呼吸均匀。

(2)少神 又称"神气不足",临床表现为精神不振,嗜睡健忘;目光乏神,双目少动;面色淡白少华;肌肉松弛,倦怠乏力,动作迟缓;气少懒言,食欲减退。

(3)失神 又称"无神",可见于久病虚衰或邪实神乱的重病患者。

精亏神衰而失神:临床表现为精神萎靡,意识模糊;目暗睛迷,瞳神呆滞,或目翻上视;面色晦暗无华,表情淡漠;肌肉瘦削,大肉已脱,动作失灵;循衣摸床,撮空理线;呼吸异常,气息微弱,提示人体精气大伤,脏腑功能严重受损,功能衰竭,预后不良。

邪盛扰神而失神:神昏谵语或昏愦不语,舌謇肢厥;或猝倒神昏,两手握固,牙关紧急,二便闭塞,多因邪陷心包,内扰神明,或因肝风夹痰,蒙蔽清窍,皆属病情危重。

(4)假神 假神是指久病、重病患者,精气本已极度衰竭,突然出现神气暂时"好转"

的假象,并非佳兆,古人喻为"回光返照""残灯复明"。假神说明脏腑精气极度衰竭,正气将脱,阴阳即将离决,常为临终前的征兆。

(5)神乱 神乱是指神志错乱失常,主要表现为焦虑恐惧、淡漠痴呆、狂躁妄动、猝然昏仆等,多见于脏躁、痴呆、癫、狂、痫等患者。

2. 望色 皮肤色泽是脏腑气血之外荣,因而望色能了解脏腑功能状态和气血盛衰,以望面部气色为主,兼望肤色、目睛、爪甲等部位。根据五行学说和藏象理论,五色(青、赤、黄、白、黑)配五脏,故五色变化能反映相应脏腑的精血盈亏,光泽的变化能反映精气的盛衰。此外,病邪的性质、邪气部位等,也会通过色泽变化而有所反映。

(1)常色 常色是指人体健康时面部皮肤的色泽。我国正常人的常色特点是红黄隐隐,明润含蓄。

(2)病色 病色即疾病状态时面部显露的色泽,包括五色善恶与变化。五色善恶主要通过色泽变化反映出来,提示病情轻重与预后吉凶。其中明润光泽而含蓄为善色,表示病情较轻,预后较好;晦暗枯槁而显露为恶色,表示病情较重,预后欠佳。根据患者面部青、赤、黄、白、黑五色变化,以诊察疾病的方法,称为五色主病,又称"五色诊"。①青色:主寒证、气滞、血瘀、疼痛、惊风。②赤色:主热证,亦可见于真寒假热之戴阳证。③黄色:主脾虚、湿证。④白色:主虚、寒、失血、夺气。⑤黑色:主肾虚、寒证、水饮、血瘀、疼痛。

3. 望形 即望形体,是通过观察患者形体的强弱胖瘦、体质形态、异常表现等来诊察病情的方法。

(1)形体强弱 形体强弱主要反映脏腑的虚实和气血的盛衰。①体强:是指身体强壮,表现为骨骼粗大、胸廓宽厚、肌肉充实、皮肤润泽、精力充沛、食欲旺盛。②体弱:是指身体衰弱,表现为骨骼细小、胸廓狭窄、肌肉瘦削、皮肤枯槁、精神不振、食少乏力。

(2)胖瘦 胖瘦主要反映阴阳气血的偏盛偏衰。①肥胖:体形特点是头圆形,颈短粗,肩宽平,胸厚短圆,大腹便便,体形肥胖。肥胖还可见皮肤细白、食少乏力,为形盛气虚之痰湿体质。②消瘦:体形特点是头长形,颈细长,肩狭窄,胸狭平坦,大腹瘦瘪,体形显瘦长。消瘦还可见皮肤苍黄、肌肉瘦削,为阴虚内热之多火体质。

4. 望态 即望姿态,是通过观察患者身体的姿势和动态以诊察病情的方法。

(1)动静 喜动者多为阳证、热证、实证,多见卧时面常向外,转侧时作,喜仰卧伸足,揭衣弃被,不欲近火,坐卧不宁,烦躁不安;喜静者多为阴证、寒证、虚证,多见喜卧,面常向内,蜷缩成团,不欲转侧,喜加衣被。

(2)抽搐 抽搐多为动风之象。手足拘挛,面颊牵动,伴有高热烦渴者,多为热盛动风先兆;伴有面色萎黄、精神萎靡者,多为血虚风动;四肢抽搐,目睛上吊,眉间、唇周色青灰,时发惊叫,牙关紧闭,角弓反张者,多为破伤风;手指震颤蠕动者,多为肝肾阴虚,虚风内动。

(3)偏瘫 猝然昏仆,昏迷,偏侧手足麻木,运动不灵,口眼㖞斜,为中风偏枯证。

(4)痿痹 四肢痿软无力,行动困难者,多是痿证;关节肿痛,屈伸不利,沉重麻木或疼痛者,多是痹证。

（二）局部望诊

局部望诊是在全身望诊的基础上再根据病情和诊断的需要,对患者的某些局部进行深入细致的观察,从而帮助了解整体的病变。望局部时,要熟悉各部位的生理特征及其与脏腑经络的内在联系,把病理征象与正常表现比较,并联系其与脏腑经络的关系,结合其他诊法,从整体角度综合分析,以明确其临床意义。

（三）望排出物

排出物是指排泄物和分泌物,包括痰涎,呕吐物,大、小便,涕泪,白带等。通过对其色、质、量的观察,了解脏腑的盛衰和邪气的性质。一般而言,排出物色白清稀者,多为寒证、虚证;色黄黏稠者,多属热证、实证。

（四）望舌

望舌,是通过观察人体舌质、舌苔和舌下络脉的变化,了解人体生理功能和病理变化的诊察方法,又称舌诊。脏腑的病变反映于舌面,具有一定的分布规律。其具体划分方法有3种。以五脏来划分,各家学说略有不同,但比较一致的观点是,舌尖属心肺,舌边属肝胆,舌中属脾胃,舌根属肾(图1-1)。若某脏腑有病变,舌相应的部位可反映出来。望舌时应注意:光线充足,以自然光线为佳。患者应注意伸舌姿态,应自然伸舌,不可用力太过。医生应循舌尖、舌中、舌根、舌边的顺序查看,先看舌苔后看舌质,并注意辨别染苔。正常舌象概括为"淡红舌,薄白苔",即舌质淡红明润,胖瘦适中、柔软灵活,舌苔薄白均匀,干湿适中。

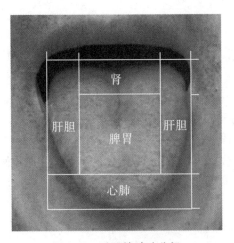

图1-1　舌面的脏腑分候

1. 望舌质

（1）望舌神　舌之有神与否,主要表现在舌质的荣枯与灵动方面。

1)荣舌:舌质荣润红活,有生气,有光彩,舌体活动自如,故谓舌之有神。临床意义:为气血充盛的表现,常见于健康人。在病中,虽病也是善候。

2)枯舌:舌质干枯死板,毫无生气,失去光泽或活动不灵,故谓舌之无神。临床意义:为气血衰败的征象。病见枯舌,多属危重病证,是为恶候。

（2）望舌色　舌色即舌质的颜色,多分为淡红、淡白、红、绛、青紫5种。

1)淡红舌:舌色淡红润泽。临床意义:常见于健康人;外感病见之,多属表证;内伤杂病见之,多病轻。

2)淡白舌:舌色比正常舌色浅淡。舌色白而几无血色者,称为枯白舌。临床意义:主气血两虚、阳虚。枯白舌主亡血夺气。

3)红舌:舌色比正常舌色红,或呈鲜红色。临床意义:主热证。舌鲜红而起芒刺,或兼黄厚苔,多属实热证。鲜红而少苔,或有裂纹,或红光无苔,为虚热证。舌尖红,多为心火上炎;舌两边红,多为肝经有热。

4)绛舌:舌色较红舌颜色更深,或略带暗红色。临床意义:主热盛证。

5)青紫舌:全舌淡紫而无红色,称为青舌,有古籍谓之水牛舌。深绛而色暗,称为紫舌。其中,舌淡而泛现青紫者,为淡紫舌;舌红而泛现紫色者,为紫红舌;舌绛而泛现紫色者,为绛紫舌;舌体局部出现紫色斑点,大小不等,称为紫斑或紫点。临床意义:主气血瘀滞。

（3）望舌形　舌形是指舌质的形状,包括老嫩、胖瘦、点刺、裂纹、齿痕等方面的特征。

1)老嫩舌:舌质纹理粗糙或皱缩,形色坚敛苍老,舌色较暗者,为苍老舌;舌质纹理细腻,形色浮胖娇嫩,舌色浅淡者,为娇嫩舌。临床意义:老舌多主实证;嫩舌多主虚证。

2)胖瘦舌:胖舌有胖大、肿胀之分。舌体比正常舌大而厚,伸舌满口,称为胖大舌;舌体肿大满嘴,甚至不能闭口,伸出则难以缩回,称为肿胀舌。舌体比正常舌瘦小而薄,称为瘦薄舌。临床意义:胖大舌多主水湿、痰饮内停;肿胀舌多主湿热、热毒上壅;瘦薄舌多主气血两虚、阴虚火旺。

3)点刺舌:点,指突起于舌面的红色、白色或黑色星点。大者为星,称红星舌;小者为点,称红点舌。刺,指舌乳头突起。摸之棘手的红色或黄黑色点刺,称为芒刺舌。点和刺相似,时常并见,故可合称点刺舌。点、刺多见于舌的边尖部分。临床意义:主脏腑热极或血分热盛。

4)裂纹舌:舌面上出现各种形状的裂纹、裂沟,深浅不一,多少不等。舌上裂纹可见于全舌,亦可见于舌前部或舌尖、舌边等处,裂纹可呈"人""川""爻"等形状,严重者可如脑回状、辐射状、卵石状,或如刀割、剪碎一样。临床意义:主阴血亏虚、脾虚湿侵。

5)齿痕舌:舌体边缘有牙齿压迫的痕迹,又称齿印舌。临床意义:主脾虚、湿盛证。

（4）望舌态　舌态是指舌体的动态。正常舌态多表现为舌体伸缩自如,运动灵活。提示脏腑功能旺盛,气血充足,经脉调匀。常见的病理舌态包括痿软、强硬、歪斜、颤动、吐弄、短缩等。

1)痿软舌:舌体软弱,无力伸缩,萎废不用。临床意义:主气血俱虚、阴亏已极。

2)强硬舌:舌体板硬强直,失于柔和,屈伸不利,甚者语言謇涩。临床意义:主热入心包、热盛伤津、风痰阻络。

3)歪斜舌:伸舌时舌体偏向一侧,或左或右。临床意义:多见中风或中风先兆。

4)颤动舌:舌体震颤抖动,不能自主。轻者仅伸舌时颤动;重者不伸舌时亦抖颤难宁。临床意义:多主肝风内动。

5)吐弄舌:舌伸于口外,不即回缩者,称为吐舌;舌微露出口,立即收回,或舌舐口唇四周,掉动不停者,称为弄舌。临床意义:多主心脾有热。

6)短缩舌:舌体卷短、紧缩,不能伸长,甚者伸舌难于抵齿。临床意义:主寒凝、痰阻、血虚、津伤。

2.望舌苔　正常的舌苔一般是薄白均匀,干湿适中,舌面的中部和根部稍厚。望舌苔要注意苔质和苔色两方面的变化。

(1)望苔质　苔质是指舌苔的质地、形态。临床上常见的苔质变化有薄厚、润燥、腻腐、剥落、偏全、真假等几个方面。

1)薄、厚苔:舌苔的薄、厚以"见底""不见底"作为标准。透过舌苔能隐隐见到舌质者,称为薄苔,又称见底苔;不能透过舌苔见到舌质者,称为厚苔,又称不见底苔。临床意义:主要反映邪正的盛衰和邪气的深浅。薄苔多见于疾病初起,病邪在表。厚苔多主邪盛入里,或内有痰饮食积。薄白苔为正常舌苔表现之一。

2)润、燥苔:舌苔润泽有津,干湿适中,称为润苔;舌面水分过多,扪之湿滑,甚者伸舌欲滴,称为滑苔;舌苔干燥,望之干枯,扪之无津,甚则舌苔干裂,称为燥苔;苔质颗粒粗糙如砂石,扪之糙手,称为糙苔。临床意义:主要反映津液的盈亏和输布情况。

3)腻、腐苔:苔质颗粒细腻致密,融合成片,如涂有油腻之状,紧贴舌面,揩之不去,刮之不脱,称为腻苔;苔质颗粒疏松,粗大而厚,形如豆腐渣堆积舌面,揩之易去,称为腐苔;若舌上黏厚一层,犹如疮脓,则称为脓腐苔。临床意义:皆主痰浊、食积;脓腐苔主内痈。

4)剥(落)苔:舌面本有舌苔,疾病过程中舌苔全部或部分脱落,脱落处光滑无苔。根据舌苔剥脱的部位和范围大小不同,可分为以下几种。舌前半部苔剥脱者,称为前剥苔;舌中部苔剥脱者,称为中剥苔;舌根部苔剥脱者,称为根剥苔;舌苔多处剥脱,舌面仅斑驳残存少量舌苔者,称为花剥苔;舌苔不规则地剥脱,边缘凸起,界限清楚,形似地图,部位时有转移者,称为地图舌;舌苔全部剥脱,舌面光洁如镜者,称为镜面舌,又称光滑舌;舌苔剥脱处舌面不光滑,仍有新生苔质颗粒可见者,称为类剥苔。临床意义:主胃气不足、胃阴损伤或气血两虚。

5)偏、全苔:舌苔遍布舌面,称为全苔。舌苔半布,偏于前、后、左、右某一局部,称为偏苔。临床意义:病中见全苔,常主邪气散漫,多为湿痰中阻之征。舌苔偏于某处,常提示该处所候脏腑有邪气停聚。

6)真、假苔:舌苔坚敛着实,紧贴舌面,刮之难去,像从舌体上长出者,称为有根苔,此属真苔。若舌苔不着实,似浮涂舌上,刮之即去,不像舌上自生出来的,称为无根苔,即是假苔。临床意义:对辨别疾病的轻重、预后有重要意义。

(2)望苔色　苔色的变化主要有白苔、黄苔、灰黑苔3类。

1)白苔:舌面上所附着的苔垢呈白色。白苔有厚薄之分。苔白而薄,透过舌苔可看到舌体者,是薄白苔;苔白而厚,舌体被遮盖而无法透见者,是厚白苔。临床意义:为正常舌苔,亦主表证、寒证。

2)黄苔:舌苔呈黄色。根据苔黄的程度,有浅黄、深黄和焦黄之分。浅黄苔呈淡黄色,多由薄白苔转化而来;深黄苔色黄而深浓;焦黄苔是深黄色中夹有灰黑色苔。黄苔多分布于舌中,亦可布满全舌。黄苔常与红绛舌同时出现。临床意义:主热证、里证。

3)灰黑苔:苔色浅黑,称为灰苔;黑苔较灰苔色深,多由灰苔或焦黄苔发展而来。灰苔与黑苔只是颜色浅深差别,故常并称为灰黑苔。灰黑苔的分布,在人字界沟附近苔黑较深,越近舌尖,灰黑色渐浅。灰黑苔多由白苔或黄苔转化而成,多在疾病持续一定时日、发展到相当程度后才出现。临床意义:主阴寒内盛或里热炽盛等。

3.望舌下络脉 正常人舌下位于舌系带左右两侧各有一条纵行的大络脉,称为舌下络脉。正常情况下,其管径不超过2.7 mm,长度不超过舌尖至舌下肉阜连线的3/5,望舌下络脉主要观察其长度、形态、色泽、粗细、舌下小血络等的变化。

望舌下络脉的方法是,让患者张口,将舌体向口腔上壁方向翘起,舌尖轻抵硬腭,勿用力太过,使舌体自然放松,充分显露舌下络脉。首先观察舌系带两侧大络脉的长短、粗细、颜色,有无怒张、弯曲等异常改变,然后观察周围细小络脉的颜色、形态有无异常。

(程　雪)

第二节　闻　诊

◎ **实训目标**　掌握闻诊主要临床常见声音、气味特点及其临床意义;掌握闻诊的操作方法;达到独立、规范进行闻诊的目的。

操作方法

闻诊是通过听声音和嗅气味以了解健康状况、诊察疾病的方法。闻诊包括听声音和嗅气味两个方面。

(一)听声音

听声音是指听辨患者语声、语言、气息的高低、强弱、清浊、缓急变化,以及咳嗽、呕吐、肠鸣等声响,以判断脏腑功能与病变性质的诊病方法。

1.正常声音 正常声音具有发声自然、声调和畅、语言流畅、应答自如、言与意符等特点。

2.病变声音

(1)发声 主要听患者在病变过程中说话的声音及呻吟、惊呼等异常声响。通过声音的变化来判断正气的盛衰、邪气的性质及病情的轻重。

1)语声重浊:指发出的声音沉闷而不清晰或似有鼻音,又称声重。多为外感风寒,或湿浊阻滞,以致肺气不宣、鼻窍不利。

2)音哑与失音:语声嘶哑者为音哑,语而无声者为失音,古称为"喑"。两者病因病机基本相同,前者病轻,后者病重。新病音哑或失音者,多属实证,多因外感风寒或风热袭肺,或痰湿壅肺,肺气不宣,清肃失司所致,即所谓"金实不鸣"。久病音哑或失音者,多属虚证,多因各种原因导致阴虚火旺,或肺气不足,津亏肺损,声音难出,即所谓"金破不鸣"。

3)惊呼:指患者突然发出的惊叫声。其声尖锐,表情惊恐者,多为剧痛或惊恐所致。小儿阵发惊呼,多为受惊。成人发出惊呼,除惊恐外,多属剧痛或精神失常。

(2)语言 主要是听辨患者语言的表达与应答能力有无异常、吐字的清晰程度等。语言的异常主要是心神的病变,常见有以下几种。

1)谵语:指神识不清,语无伦次,声高有力。多由邪热内扰神明所致,属实证,即"实则谵语"。见于外感热病,温病邪入心包或阳明腑实证,痰热扰乱心神等。

2)郑声:指神识不清,语言重复,时断时续,语声低弱模糊。多因久病脏气衰竭,心神散乱所致,属虚证,故谓"虚则郑声"。见于多种疾病的晚期、危重阶段。

3)独语:指自言自语,喃喃不休,见人语止,首尾不续。多因心气不足,神失所养,或气郁痰阻,蒙蔽心神所致,属阴证。多见于癫病、郁病。

4)错语:指神识清楚而语言时有错乱,说后自知言错。证有虚实之分:虚证多因心气不足,神失所养,多见于久病体虚或老年脏气衰微之人;实证多为痰浊、瘀血、气郁等阻碍心神所致。

5)狂言:指精神错乱,语无伦次,狂躁妄言。多因情志不遂,气郁化火,痰火互结,内扰神明所致。多属阳证、实证,多见于狂病、伤寒蓄血证等。

6)语謇:指意识清楚,思维正常,但语言不流利或吐字不清。因习惯而成者,称为口吃,不属病态。病中语言謇涩,每与舌强并见者,多因风痰阻络所致,为中风之先兆或中风后遗症。

(3)呼吸 闻呼吸是诊察患者呼吸的快慢、是否均匀通畅,以及气息的强弱粗细、呼吸音的清浊等。一般有病而呼吸正常,是形病气未病;呼吸异常,是形气俱病。呼吸气粗,疾出疾入者,多属实证;呼吸气微,徐出徐入者,多属虚证。

1)喘:呼吸困难、短促急迫,甚至张口抬肩,鼻翼扇动,难以平卧。发作急骤,呼吸深长,声高息粗,唯以呼出为快,形体强壮,脉实有力者,为实喘。多为风寒袭肺或痰热壅肺、痰饮停肺,肺失清肃,肺气上逆或水气凌心射肺所致。发病缓慢,声低气怯,息短不续,动则喘甚,唯以深吸为快,形体羸弱,脉虚无力者,为虚喘。多为肺气不足,肺肾亏虚,气失摄纳所致。

2)哮:指呼吸急促似喘,喉间有哮鸣音,常反复发作,缠绵难愈。多因痰饮内伏,复感外邪而诱发;喘不兼哮,但哮必兼喘。喘以气息急迫、呼吸困难为主;哮以喉间哮鸣声为特征。临床上哮与喘常同时出现,所以常并称为哮喘。

3)短气:指呼吸气急短促,气短不足以息,数而不相接续,似喘而不抬肩,喉中无痰鸣音。短气有虚实之别:虚证短气,兼有形瘦神疲,声低息微等,多因体质虚弱或元气亏损所致;实证短气,常兼有呼吸声粗,或胸部窒闷,或胸腹胀满等,多因痰饮、胃肠积滞、气滞或瘀阻所致。

4)少气:指呼吸微弱而声低,气少不足以息,言语无力。少气又称气微,主诸虚劳损,多因久病体虚或肺肾气虚所致。

5）鼻鼾:指熟睡或昏迷时鼻喉发出的一种声响,是气道不利所发出的异常呼吸声。熟睡有鼾声,但又无其他明显症状者,多因慢性鼻病或睡姿不当所致,老年人及体胖多痰者较常见。昏睡不醒或神识昏迷而鼾声不断者,多属高热神昏或中风入脏之危候。

（4）咳嗽　古人将其分为3种:有声无痰谓之咳,有痰无声谓之嗽,有痰有声谓之咳嗽。临床上应分辨咳声和痰的色、量、质变化,以及发病时间、病史及兼症等,以鉴别病证的寒热虚实。

咳声重浊沉闷,多属实证,咳声轻清低微,多属虚证。咳声重浊,痰白清稀,鼻塞不通,多因风寒袭肺,肺失宣降所致。咳嗽声高响亮,痰稠色黄,不易咯出多属热证,多因热邪犯肺,灼伤肺津所致。

咳嗽痰多,易于咯出,多因痰浊阻肺所致。干咳无痰或痰少而黏,不易咯出,多属燥邪犯肺或阴虚肺燥所致。咳呈阵发,连续不断,咳止时常有鸡鸣样回声,称为顿咳。因其病程较长,缠绵难愈,又称"百日咳"。多因风邪与痰热搏结所致,常见于小儿。咳声如犬吠,伴有声音嘶哑,吸气困难,喉中有白膜生长,擦破流血,随之复生,是时行疫毒攻喉所致,多见于白喉。

（5）呕吐　前人以有声无物为干呕,有物无声为吐,有声有物为呕吐。但临床上难以将干呕、吐、呕吐截然分开,故一般统称为呕吐。根据呕吐声音的强弱和吐势的缓急,可判断其寒热虚实。一般暴病多实,久病多虚。对于某些比较特殊的呕吐,应四诊合参,综合分析。

吐势徐缓,声音微弱,呕吐物清稀者,多属虚寒证。吐势较猛,声音壮厉,呕吐出黏稠黄水,或酸或苦者,多属实热证。呕吐呈喷射状者,多为热扰神明,或因头颅外伤,或因脑髓有病等。呕吐酸腐味食物,多属伤食。共同进餐者多人发生吐泻,可能为食物中毒。朝食暮吐、暮食朝吐者,为胃反,多属脾胃阳虚证。口干欲饮,饮后则吐者,称为水逆。多因饮邪停胃,胃气上逆所致。

（6）呃逆　呃逆是指从咽喉发出的一种不由自主的冲击声,呃呃作响,声短而频,不能自制的症状。呃逆俗称"打嗝",唐代以前称"哕",是胃气上逆的表现。

临床上根据呃声的高低强弱、间歇时间的长短不同,来判断病证的寒热虚实。呃声频作,高亢而短,其声有力者,多属实证;呃声低沉,声弱无力,多属虚证。新病呃逆,其声有力,多属寒邪或热邪客于胃;久病、重病呃逆不止,声低无力者,属胃气衰败之危候。突发呃逆,呃声不高不低,持续时间短暂,无其他病史及兼症者,多属饮食刺激或偶感风寒。多因一时胃气上逆动膈所致,一般为时短暂,不治自愈。

（7）嗳气　临床根据嗳声和气味的不同,可判断寒热虚实。嗳气酸腐,兼脘腹胀满者,多因宿食内停,属实证。嗳气频作而响亮,嗳气后脘腹胀减,嗳气发作因情志变化而增减者,多为肝气犯胃,属实证。嗳气频作,兼脘腹冷痛,得温则减者,多为寒邪犯胃,或为胃阳亏虚。嗳声低沉断续,无酸腐气味,兼见食少纳呆者,为脾胃虚弱,属虚证,多见于老年人或体虚之人。饱食或喝碳酸饮料之后,偶有嗳气,无其他兼症者,不属病态。

（8）太息　又称叹息,是指患者情志抑郁、胸闷不畅时发出的长吁或短叹声,多是情志不遂、肝气郁结的表现。

（9）喷嚏　应注意喷嚏的次数及有无兼症。偶发喷嚏,不属病态。若新病喷嚏,兼有恶寒发热、鼻塞、流清涕等症状,多因外感风寒,鼻窍不利之故,属表寒证。若季节变化,反复出现打喷嚏、鼻痒、流清涕,多因气虚、阳虚之体,易受风邪袭扰所致。

(10)肠鸣　在正常情况下,肠鸣声低弱而和缓,一般难以直接闻及;而当腹中气机不利,导致胃肠中水气相搏发出的声响,则可闻及。临床根据肠鸣发生的频率、强度、音调等,结合进食、是否嗳气、呕吐与排便等情况加以辨别。

(二)嗅气味

嗅气味是指嗅辨患者身体气味与病室气味以诊察疾病的方法。一般气味酸腐臭秽者,多属实热;气味偏淡或微有腥臭者,多属虚寒。

1.病体之气　病体之气是指病体散发的各种异常气味,临床上除了医生直接闻及了解以外,还可通过询问患者或陪诊者而获知。病体之气包括口气、汗气、痰涕之气、呕吐物之气、排泄物之气,应结合望诊、问诊综合判断。

2.病室之气　病室之气由病体本身或排泄物、分泌物散发而形成。气味从病体发展到充斥病室,说明病情危重。临床上将病室气味作为推断病情及诊断特殊疾病的参考。病室臭气触人,多为瘟疫类疾病。病室有血腥味,多为失血证。病室有腐臭气,多患溃腐疮疡。病室尸臭,多为脏腑衰败,病情重笃。病室有尿臊味,多见于水肿晚期。病室有烂苹果样气味,多见于重症消渴病。病室有蒜臭味,多见于有机磷农药中毒。

(程　雪)

第三节　问　诊

◉实训目标　掌握问诊的主要内容、流程及正确的问诊方法;了解问诊的注意事项;达到独立、规范进行问诊的目的。

操作方法

(一)问一般情况

一般情况包括患者的姓名、性别、年龄、婚否、民族、职业、籍贯、工作单位、现住址、联系方式等。询问一般情况,既便于医生对患者或家属进行联系和随访,也可使医生获取与疾病有关的信息,为当前疾病的诊治提供依据。

(二)问主诉

主诉是患者就诊时最感痛苦的症状、体征及其持续时间,是促使患者就诊的主要原因。主诉一般只有1~2个症状,但往往是当前疾病的主症,体现当前疾病的主要矛盾。

对主诉的询问,有助于医生初步估计疾病的类别和范围、病情的轻重与缓急等。描述主诉时一般不能用诊断性术语,只能用具体症状、体征进行描述。但若患者就诊时无自觉症状,甚或望、闻、切诊均未发现异常体征,仅仅是现代医学体检、化验或仪器检查发现异常时可以例外。

(三)问现病史

现病史是指患者从起病到本次就诊时疾病的发生、发展及其诊治的经过。现病史包括4个方面的内容。

1. 起病情况　起病情况主要包括发病时间、起病缓急、发病原因或诱因、最初症状、性质、部位、当时处理情况等。一般起病急、病程短者,多为外感病,多属实证;患病已久,反复发作,多为内伤病,多属虚证或为虚实夹杂证。

2. 病变过程　病变过程是指从患者起病到本次就诊时病情发展变化情况。医生了解患者的病变过程,一般可按照疾病发生的时间顺序进行询问。如发病后出现哪些症状,症状的性质、程度;何时、何种情况下病情好转或加重;何时出现新的病情,病情变化有无规律等。询问病变过程,有助于医生了解疾病的病机演变情况及发展趋势。

3. 诊治经过　诊治经过是指患者患病后至此次就诊前所接受过的诊断与治疗情况。一般对初诊者,应按时间顺序详细询问,如起病时的主要症状,曾在何处做过哪些检查,诊断结论是什么,经过哪些治疗,治疗的效果如何等。了解患者的既往诊治情况,对当前的诊断和治疗有重要的参考和借鉴作用。

4. 现在症　现在症是指患者就诊时所感到的痛苦和不适。现在症是问诊的主要内容,是辨病、辨证的重要依据之一。

(四)问既往史

1. 平素的健康状况　患者既往的健康状况与当前疾病可能有一定的联系,故可作为分析和判断病情的参考依据。例如,素体健壮者,现患疾病多属实证;素体虚弱者,现患疾病多属虚证;素体阴虚者,易感温燥之邪而多为热证;素体阳虚者,易受寒湿之邪而多为寒证、湿证等。

2. 既往的患病情况　曾患过的疾病可能与现患疾病有密切关系,因而对诊断现患疾病有一定的参考价值。询问既往史时,还应注意了解患者过去有无对某些药物或其他物品的过敏史、手术史等。

(五)问个人生活史

个人生活史包括患者的生活经历、平素的饮食起居、精神情志、婚育状况等。

(六)问家族史

问家族史主要是询问与患者有血缘关系的亲属(如父母、子女、兄弟姐妹等)的健康与患病情况,必要时应注意询问亲属的死亡原因。询问家族史,有助于某些遗传性疾病和传染性疾病的诊断。

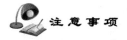

注意事项

1. 诊室安静适宜　在医患交流的过程中,必须有一个安静的诊室环境,以避免各种干扰。

2. 态度和蔼认真　医生要关心患者的疾苦,视患者如亲人。问诊时医生不仅要严肃认真,更要和蔼可亲,耐心细致地倾听患者的叙述,使患者感到亲切、可信,愿意主动叙述病情。同时,医生还应注意适当给患者语言和非语言方面的反馈,切忌敷衍了事或流露出急躁情绪。

3. 语言通俗易懂　问诊时,医生的语言要通俗易懂,不宜使用患者不易理解的医学术语。在患者叙述病情过程中,医生切忌用悲观、惊讶的语言和表情,以免给患者带来不良刺激,增加患者的思想负担。若遇患者有难言之隐,医生应先消除患者的思想顾虑,争取患者主动与医生配合,不可强行询问患者的隐私,以免患者产生抵触情绪。如果患者情绪消沉,对疾病失去治疗信心,医生应努力激发患者热爱生活的热情,增强患者战胜疾病的信心。

4. 避免诱导或暗示　临诊时如遇患者对病情叙述不够清楚,医生可适当给予启发式提问,帮助患者准确、全面地叙述病情,以获取准确的疾病资料。但医生不能凭借自己的主观臆断去暗示、诱导或套问患者,以免所获病情资料失真。

5. 分清主次缓急　一般情况下,医生问诊的对象应当是患者本人,但若遇患者意识不清或语言障碍等而不能自述,医生可向陪诊者询问。对于急诊危重患者,医生应先扼要询问,重点检查,抓住主症,迅速抢救治疗,待患者病情缓解并且能叙述时,再进行详细询问,加以核实或补充,使资料更准确、可靠。医生切不可因过分苛求资料的完整性而延误病情,使患者失去救治时机,造成不良后果。

6. 掌握《十问歌》　一问寒热二问汗,三问头身四问便,五问饮食六胸腹,七聋八渴俱当辨,九问旧病十问因,再兼服药参机变,妇女尤必问经期,迟速闭崩皆可见,再添片语告儿科,天花麻疹皆占验。

(程　雪)

第四节　切　诊

◎**实训目标**　掌握脉象的八要素;把握正常脉象和病理脉象的指感特征及其临床意义;达到独立、规范进行切诊的目的。

操作方法

正常脉象是指正常人在生理条件下出现的脉象,亦称平脉。平脉反映机体气血充盈、脏腑功能健旺、阴阳平和、精神安宁的生理状态,是健康的征象。正常脉象的特点:一息四至或五至,不浮不沉,不大不小,从容和缓,柔和有力,节律一致,寸、关、尺三部均可触及,沉取不绝。这些特点在脉学中称为有胃、有神、有根。①有胃:亦称胃气,表现为脉象和缓,从容流利。脉象有无胃气有助于判断机体的健康状况及疾病的轻重。②有神:脉神的特征归纳为柔和有力,节律整齐。③有根:脉之有根关系到肾,主要表现为尺脉有力、沉取不绝两个方面。

中医脉象的辨识主要通过医生手指的灵敏触觉,仔细体会脉搏的部位(脉位)、至数、力度、形态等方面的变化,并用体现其典型病理特征的脉象进行命名。中医常见脉象有28种,每种脉象又由一到数种单一脉象要素组成。脉象的各种要素,大致归纳为脉象的脉位、至数、脉长、脉力、脉宽、流利度、紧张度和均匀度8个方面。每种脉象可用不同的脉象要素来描述与区分。

（一）常见脉象的八要素分析法

脉象八要素及其常见代表脉象分类见表1-1。

表1-1　脉象八要素及其常见代表脉象分类

脉象要素	内容	分类	
脉位	脉动显现部位的深浅	浮脉	脉位表浅
		平脉	脉位居中,不浮不沉
		沉脉	脉位深
		伏脉	脉位深沉,推筋至骨始得
至数	脉搏跳动的频率,一呼一吸为"一息"	迟脉	一息三至
		平脉	一息四至、五至
		数脉	一息六至
		疾脉	一息七至以上
脉长	脉动应指的轴向范围长短	长脉	脉动范围超过寸、关、尺三部
		平脉	脉长短适中,不越本位
		短脉	应指不及三部,但见关部或寸部
脉力	脉搏的强弱	实脉	脉搏应指有力
		平脉	脉搏柔和有力,不弱不强
		虚脉	脉搏应指无力

续表1-1

脉象要素	内容	分类	
脉宽	脉动应指的径向范围大小	大脉	脉道宽大
		平脉	脉道适中
		细脉	脉道狭细
		微脉	脉道极细
流利度	脉搏来势的流利程度	滑脉	脉来流利圆滑
		平脉	脉来从容,和缓流利
		涩脉	来势艰难,不流利
紧张度	脉管的紧急或弛缓程度	弦脉	脉管绷紧
		平脉	脉管柔和
		缓脉	脉管弛缓
均匀度	包括两个方面:一是脉动节律是否均匀;二是脉搏力度、大小是否均匀	结脉	脉率缓慢而有不规则歇止
		代脉	有规律的歇止脉
		平脉	节律均匀整齐
		促脉	脉率较快或快慢不定,间有不规则歇止

(二)常见脉象的指感特征和临床意义

常见脉象的指感特征及临床意义见表1-2。

表1-2 常见脉象的指感特征及临床意义

分类		指感特征	临床意义
浮脉(轻取即得)	浮	举之有余,按之不足	主表证,亦主虚阳外越证
	洪	脉形阔大,来盛去衰,状若波涛,应指盛大有力(浮取盛大,沉取无根)	主热证,亦主阴精耗竭,孤阳外越
	濡	浮细而软	诸虚或湿困
	散	浮大无根,伴节律不齐或脉力不匀	元气耗散,脏腑之气将绝
	芤	浮大中空,如按葱管	失血,伤精
	革	浮弦搏指,中空外坚	亡血,失精,半产,漏下

续表1-2

分类		指感特征	临床意义
沉脉(重按始得)	沉	轻取不应,重按始得	里证
	伏	重按着骨始得,甚或伏而不见	邪闭,厥病,痛极
	弱	极软而沉喜	阳气虚衰,气血俱虚
	牢	沉按实大弦长	阴寒内盛,疝气,癥瘕
迟脉(一息不足四至)	迟	一息不足四至	寒证,亦见于邪热结聚,里实热证
	缓	一息四至,脉势纵缓	脾虚气血不足,湿邪困阻
	涩	往来艰涩,如轻刀刮竹	伤精血少,痰食内停,气滞血瘀
	结	脉率缓慢而有不规则歇止	阴盛气结,寒痰瘀血,气血虚衰
数脉(一息五至以上)	数	一息五六至	主热证,亦主虚阳外浮
	疾	一息七至以上	阳亢无制,真阴垂绝,或阳气将绝
	促	脉率较速或快慢不定,有不规则歇止	阳盛实热,或邪实阻滞
	动	多见关部具滑数短的特征	惊恐,疼痛
虚脉(应指无力)	虚	举之无力,按之空虚,应指松软	主虚证
	细	脉细如线,应指明显	气血俱虚,诸虚劳损,亦主伤寒,痛极,湿证
	微	极细极软,按之微绝,若有若无	阴阳气血诸虚,阳气暴脱
	代	脉缓一止,止有定数,良久方来	脏气衰微,亦主痹痛,跌仆,七情过激
	短	脉动应指不及三部,寸、关多见	主气病,有力气郁,无力气损
实脉(应指有力)	实	举按皆有力	主实证
	滑	往来流利,应指圆滑	痰饮,食滞,实证,孕脉,青壮年常脉
	弦	端直以长,如按琴弦	肝胆病,痛证,饮证,亦常见老人健康者
	紧	脉形紧急,如牵绳转索,左右弹指	实寒证,疼痛证,宿食
	长	脉位超过三部	阳证,实证,热证,平人
	大	脉体宽大	见于正常人,病中出现,提示病重

（三）相兼脉象及临床意义

相兼脉象及临床意义见表1-3。

表1-3 相兼脉象及临床意义

分类	脉象	临床意义
浮脉	浮紧脉	主表寒证或风寒痹证疼痛
	浮缓脉	主太阳中风证
	浮数脉	主表热证
	浮滑脉	主表证夹痰
沉脉	沉迟脉	主里寒证
	沉弦脉	主肝气郁滞或水饮内停
	沉涩脉	主血瘀，常见于阳虚寒凝血瘀者
	沉缓脉	主脾肾阳虚，水湿内停诸证
	沉细数脉	主阴虚内热或血虚
弦脉	弦紧脉	主寒，主痛，常见于肝郁气滞或寒滞肝脉
	弦数脉	主肝郁化火，或肝胆湿热、肝阳上亢
	弦滑数脉	主肝火夹痰，或肝胆湿热、肝阳上扰、痰火内蕴
	弦细脉	主肝肾阴虚，或血虚肝郁、肝郁脾虚
	滑数脉	主痰热、湿热或食积内热
	洪数脉	主气分热盛，多见于外感热病

（程　雪）

第二章　康复评定

本章主要讲解了姿势评定、人体测量、徒手肌力评定、肌张力与痉挛评定、关节活动度评定、感觉功能评定、疼痛评定、平衡及协调功能评定、步态分析、失语症评定、构音障碍评定、吞咽功能评定、认知功能评定及日常生活活动能力评定的方法、分级标准、评定目的及注意事项。通过学习本章内容，学生可以全面客观判断患者功能障碍的性质、部位、范围、程度，确定尚存的代偿能力，估计功能障碍的发展、转归和预后，制定康复目标和康复措施。

第一节　姿势评定

◎**实训目标**　掌握身体正面观、背面观和侧面观的姿势评定方法；了解常见的异常姿势；达到独立、规范进行姿势评定的目的。

评定标准

1. **正面观正常姿势**　双眼平视前方，头颈直立，咬合正常，两侧耳屏上缘和眼眶下缘中点处于同一水平面上。肋弓对称，肩峰等高，斜方肌发育对称，肩锁关节、锁骨和胸锁关节等高并对称。双足内侧弓对称；髌骨位于正前面，双侧腓骨头、髂前上棘应在同一高度。

2. **背面观正常姿势**　头颈无侧倾或旋转，头后枕部的枕外隆凸、脊柱的各个棘突和两足跟夹缝线位于同一条垂直线上；双侧内踝处于同一高度，胫骨无弯曲，双侧腘窝在同一水平线上，大粗隆和臀纹处于同一高度，双侧骨盆处于同一高度，脊柱无侧弯；双侧肩峰、肩胛下角分别平行，处于垂直于脊柱的水平线上。

3. **侧面观正常姿势**　正常人体左右两侧的耳屏、肩峰、股骨大转子、膝关节前面（髌骨后方）和外踝前约 2 cm 处应分别处于同一条垂直线上（即"五点一线"）。脊柱可见4 个生理性弯曲：颈椎向前凸、胸椎向后凸、腰椎向前凸和骶椎向后凸。其中，颈曲和腰曲最大，胸曲次之，骶曲最小。足纵弓正常，膝关节有 0°～5°屈曲，髋关节 0°屈曲，骨盆无旋转。

评定方法

(一)正面观

观察足部有无足内翻、扁平足或踇外翻;观察胫骨有无弯曲,腓骨头、髌骨是否等高,是否有膝反张和膝内翻、膝外翻;手放在双侧髂嵴上观察骨盆是否对称、等高;如果脊柱侧弯,则应观察肋弓旋转的角度和侧方隆起、肩锁关节和胸锁关节是否等高、头颈部有无前后或左右倾斜等。

1.下颌骨不对称　可以是发育性的,也可以是由外伤引起的。

2.锁骨和其他关节不对称　一般由骨关节的外伤引起。

3.髋外旋、髋内旋　髋内旋时髌骨转向腿内侧,髋外旋时髌骨转向腿外侧。

4.膝外翻　膝外翻时,双下肢自然伸直或站立时,膝关节的中心在大腿和小腿中线的内侧,两侧膝关节碰在一起,而两足内踝无法靠拢,两腿呈"X"形,故又称 X 形腿。

5.膝内翻　膝内翻时,双下肢自然伸直或站立时,膝关节的中心在大腿和小腿中线的外侧,两足内踝能相碰而两膝不能靠拢,两腿呈"O"形,故又称 O 形腿。

6.胫骨外旋　髌骨向前,足趾向外,髂胫束紧张。

7.胫骨内旋　髌骨向前,足趾向内,内侧腘绳肌和股薄肌紧张。

8.足内翻、足外翻　正常人足底可向内、外翻35°。当足部活动受限,呈固定性内翻、内收位时,称为足内翻;当足掌呈固定性外翻、外展位时,称为足外翻。

9.踇外翻　拇趾的跖趾关节向外侧倾斜。

10.爪形趾　跖趾关节过伸。

(二)背面观

1.一般观察　观察头颈部有无侧偏、旋转或前倾;观察足有无内外翻畸形、扁平足,双侧胫骨是否同高,胫骨是否弯曲,膝关节有无内翻、外翻,双侧腓骨头高度是否一致;观察双侧股骨大转子是否处于同一高度,并观察骨盆和双侧髂嵴是否处于同一高度、脊柱有无侧弯、双侧肩胛骨是否与脊柱距离相等并且同高、是否一侧呈翼状。

(1)头部侧方倾斜　与同侧椎体受压有关,当一侧颈部屈肌紧张而对侧颈部屈肌被牵拉,头部就在冠状面上向一侧倾斜。

(2)肩下垂　两侧肩关节在冠状面上不在同一水平,一侧的肩关节下垂,而另一侧的肩关节可能抬高和内收,菱形肌和背阔肌紧张。

(3)肩内旋、肩外旋　肩内旋与肩关节屈曲、外旋的受限有关,常见于长期使用腋杖的截瘫和小儿麻痹症患者;肩外旋临床少见。

(4)脊柱侧弯　脊椎的棘突在冠状面上向外偏离中心线,为了保持身体的平衡常出现肩部和骨盆的倾斜。

(5)骨盆倾斜　骨盆在冠状面偏向一侧即可出现骨盆向侧方倾斜。例如,骨盆右侧倾斜时,伴有左侧髋关节内收和右侧髋关节外展。在肌肉方面,右侧腰方肌紧张,髋关节外展时,对侧髋内收肌紧,对侧髋外展肌肌力减弱。

(6)骨盆旋转 可见内旋肌和屈髋肌软弱,铅锤悬垂法的铅垂线落在臀裂的一侧。

(7)扁平足 又称平足、平底足,可见足内侧纵弓异常变低,距骨向前、内和下方移位,跟骨向下和旋前,舟骨粗隆凹陷,腓骨长、短肌和伸趾肌短缩,胫后肌和趾长屈肌拉长。

(8)高弓足 又称空凹足、爪形足,可见足内侧纵弓异常增高,跟骨后旋,胫前肌、胫后肌短缩,腓长短肌和外侧韧带拉长。高弓足可分为僵硬性或可屈性两类。

2.铅垂悬垂法 在正常直立姿势的背面,从枕骨粗隆中点处放置一条铅垂线,或置于第7颈椎棘突中心点,铅垂线应通过枕骨粗隆、脊柱棘突、臀裂、双膝关节内侧中心、双踝关节内侧中心等标志点。

3.进一步检查 对怀疑有脊柱侧弯者,可先拍摄直立姿势下的脊柱正侧位X射线片,在原发侧凸段中找出上顶椎和下尾椎(即侧凸段上下两个倾斜度最大的椎体),沿上顶椎的椎体上缘画一直线,并沿下尾椎的椎体下缘画一直线,再以这两条直线为标准各做一条垂直线,两条垂直线交叉处的上角被称为Cobb角。实际上,上述两条平行于倾斜度最大的椎体的直线交叉处的内角亦等同于Cobb角。该角随脊柱侧凸的增大而增加;若Cobb角<25°,无须治疗,但应每隔4~6个月随访1次,进行动态观察;若Cobb角为25°~45°,一般需支具或矫形器治疗;若Cobb角>45°,建议手术治疗。

(三)侧面观

1.观察内容 观察足纵弓是否减少,踝关节有无跖屈挛缩,膝关节是否过伸展。注意观察髂前上棘和髂后上棘的位置关系:若髂前上棘高,提示骨盆后倾或髋骨向后旋转;若髂后上棘高,则提示骨盆前倾或髋骨旋前。观察腰椎前凸是否增大,腹部是否凸出;胸椎是否增大,躯干是否向前或向后弯曲,背部是否变圆、变平或驼背;观察头是否向前伸。

(1)头部向前倾斜 下颈段和上胸屈曲增加,上颈段伸展增加,颈椎体位于中心线的前面,颈部的屈肌放松,伸肌紧张。

(2)驼背 即胸脊柱后凸,是胸段椎体生理性后凸异常增加的表现,重心位于椎体的前方,颈曲深度超过5 cm以上。

(3)平背 又称直背,这种情况主要是脊柱胸段和腰段的生理弯曲弧度变小而造成。其特征是脊柱胸曲和腰曲小于3 cm,导致背部相应呈扁平状,常伴有骨盆后倾的表现。

(4)鞍背 以腰段向前凸程度明显增加为主要特征,前凸常大于5 cm,使腹部向前凸出。鞍背与驼背相反,为维持身体的直立平衡而使头颈或上部躯干重心落于标准姿势的后方。

(5)胸廓畸形 正常人胸廓前后径与横径之比约为1:1.5,小儿和老年人的前后径略小于或等于横径。当这个比值有明显改变或有其他异常表现时,称为胸廓畸形。

1)扁平胸:胸廓呈扁平状,前后径较小,横径明显大于前后径,甚至前后径不及横径的一半。

2)鸡胸:又称鸽胸、佝偻病胸,胸骨处明显隆凸,状如鸡、鸽子之胸脯,胸廓前后径大于横径。

3)漏斗胸:以胸骨下端剑突处呈凹陷状,肩膀前伸,略带驼背,上腹部凸起为特征。

4）圆柱胸：又称桶状胸，胸廓的前后径与横径的比例近似 $1:1$，呈圆柱形。

5）不对称胸：左右胸廓歪斜，大小高低不一，明显呈不对称状。

（6）骨盆前倾　骨盆前倾者骨盆较正常位置向前倾斜一定角度，耻骨联合位于髂前上棘之后，髂前上棘位于重心线的前方，小腹前凸，臀部后凸。

（7）骨盆后倾　骨盆较正常位置向后倾斜一定角度，耻骨联合位于髂前上棘之前，髂前上棘位于重心线的后方，臀部下垂。

（8）膝过伸　膝关节过度伸展，甚至后凸，踝关节常呈跖屈位，膝关节位于重心线的后方，股四头肌、腓肠肌紧张，常见于异常运动模式。

（9）膝屈曲　膝关节过度屈曲，伴踝关节背伸位、髋关节屈曲，膝关节位于重心线的前方，股四头肌被拉长，可见于髌韧带或半月板损伤等。

2. 铅垂悬垂法　在正常直立姿势的侧面，从耳屏处放置一条铅垂线，铅垂线应通过上述"五点一线"的各标志点。

结果记录和分析

1. 结果记录　将铅垂线与标志点不一致的部分用直尺测量，量化后填入评定表格。

2. 结果分析　姿势的对线发生改变继发于结构畸形、关节退变、关节不稳、重力的改变、不良姿势习惯或疼痛等。脊柱发育畸形、风湿性关节炎、强直性脊柱炎等均可改变正常的姿势；胸部结核可致脊椎后凸增加，形成驼背畸形；髋关节的固定或屈曲畸形，致使腰椎前凸增加而形成前凸畸形；脊柱侧弯过多，可造成侧突畸形。

注意事项

1. 评定环境　确保评定环境安全、稳定，没有杂物或障碍物，以免对被评定者造成伤害。

2. 被评定者准备　在进行姿势评定之前，评定人员需要告知被评定者评定的目的和流程，并取得被评定者的同意。被评定者应穿着适合的衣物，以便进行评定。

3. 观察角度　观察被评定者的姿势时，评定人员需要从不同角度（包括正面、侧面和背面）进行观察，以全面了解被评定者的姿势状况。

4. 评定工具　评定人员可以使用一些辅助工具（如测量工具、镜子等）来帮助评定，以确保评定的准确性和客观性。

5. 评定时间　姿势评定应在被评定者处于最自然、最舒适的状态下进行，避免在其疲劳或不适的情况下评定。

6. 姿势指导　在评定过程中，评定人员可以向被评定者提供一些指导，如调整坐姿、站姿等，以帮助被评定者保持正确的姿势。

（李彦杰）

第二节 人体测量

◎ **实训目标** 掌握人体测量的方法和结果记录；了解人体测量的注意事项；达到独立、规范进行人体测量的目的。

评定标准

在进行人体测量时，可以将体表的凸起和凹陷作为标志点。标志点是人体测量中的客观参照标志。参照标志应具有相对固定和易于触及的特点，常用的标志点往往是骨缝、骨的起止点或会合点、皮肤体表的特征处和肌性标志。

1. 头及躯干常用标志点

（1）头顶点 即头顶的最高点。

（2）颈点 即第7颈椎棘突后端的中心点。

（3）胸中点 即左右第4胸肋关节连线与胸骨中心线相交的一点。

（4）肩胛骨下角点 即肩胛骨下角最下缘点，测量胸围时此点是背面的固定点。

（5）脐点 即脐的中心点，测量腹围时以此点作为基准点。

（6）腰点 即第5腰椎棘突后端的中心点。

2. 上肢常用标志点

（1）肩峰 即肩胛冈最外侧的中心点。

（2）肱骨内上髁、外上髁 即肱骨远端两侧突起。

（3）鹰嘴 即尺骨上端膨大突起，屈肘时形成明显隆起。

（4）桡骨茎突 即桡骨远端手腕外侧最尖端点。

（5）尺骨茎突 即尺骨远端手腕内侧最尖端点。

（6）桡尺茎突中间点 即桡骨茎突与尺骨茎突连线中点。

（7）指尖点 即手指指尖顶端点。

3. 下肢常用标志点

（1）髂嵴 即髂骨最高突点。

（2）髂前上棘 即髂嵴前端圆形突起。

（3）股骨大转子 在髂嵴下一掌宽浅凹中，活动下肢可摸到其在皮下转动。

（4）股骨内上髁 即股骨远端内侧明显突起。

（5）股骨外上髁 即股骨远端外侧明显突起。

（6）膝关节外侧关节间隙 即股骨外上髁下缘膝关节线。

（7）内踝 即胫骨远端内侧隆凸。

（8）外踝 即腓骨远端外侧隆凸。

（9）趾尖 即足趾尖的顶点。

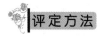

评定方法

（一）身体长度测量

测量工具可选用普通软尺和钢卷尺。在测量前应将两侧肢体放置在对称的位置,利用体表的骨性标志来测量肢体或残肢的长度,将两侧肢体测量的结果进行比较。

1.上肢长度测量

（1）上肢长　①测量体位:坐位或站位,上肢在体侧自然下垂,肘关节伸展,前臂旋后,腕关节在中立位。②测量点:从肩峰外侧端到桡骨茎突或中指尖的距离。

（2）上臂长　①测量体位:坐位或站位,上肢在体侧自然下垂,肘关节伸展,前臂旋后,腕关节在中立位。②测量点:从肩峰外侧端到肱骨外上髁的距离。

（3）前臂长　①测量体位:坐位或站位,上肢在体侧自然下垂,肘关节伸展,前臂旋后,腕关节在中立位。正常人前臂长等于足的长度。②测量点:从肱骨外上髁到桡骨茎突的距离。

（4）手长　①测量体位:手指伸展位。②测量点:从桡骨茎突与尺骨茎突连线的中点到中指尖的距离。

2.下肢长度测量

（1）下肢长　①测量体位:仰卧位,骨盆水平位,下肢伸展,髋关节在中立位。②测量点:从髂前上棘到内踝的最短距离,或从股骨的大转子到外踝的距离。

（2）大腿长　①测量体位:仰卧位,骨盆水平位,下肢伸展,髋关节在中立位。②测量点:从股骨大转子到膝关节外侧关节间隙的距离。

（3）小腿长　①测量体位:仰卧位,骨盆水平位,下肢伸展,髋关节在中立位。②测量点:从膝关节外侧关节间隙到外踝的距离。

（4）足长　①测量体位:踝关节在中立位。②测量点:从足跟末端到第2趾末端的距离。

3.截肢残端长度测量　截肢者上肢或下肢残端长度的测量是设计假肢时不可缺少的数值。其测量时采用的测量点与非截肢者的测量点不同。

（1）上臂残端长度　①测量体位:坐位或站位,上臂残肢自然下垂。②测量点:从腋窝前缘到残肢末端的距离。

（2）前臂残端长度　①测量体位:坐位或站位,上臂残肢自然下垂。②测量点:从尺骨鹰嘴沿尺骨到残肢末端的距离。

（3）大腿残端长度　①测量体位:仰卧位或用双侧腋杖支撑站立,健侧下肢伸展。②测量点:从坐骨结节沿大腿后面到残肢末端的距离。

（4）小腿残端长度　①测量体位:仰卧位或用双侧腋杖支撑站立,健侧下肢伸展。②测量点:从膝关节外侧关节间隙到残肢末端的距离。

（二）身体围度测量

常用软尺测量肢体围度,通过测量肢体的围度可以了解被测肢体的肌肉有无萎缩、肥大和肿胀。

1.四肢围度测量

（1）上臂围度

1）肘伸展位：①测量体位,上肢在体侧自然下垂,肘关节伸展。②测量点,在上臂的中部、肱二头肌最膨隆部测量围度。

2）肘屈曲位：①测量体位,上肢在体侧自然下垂,肘关节用力屈曲。②测量点,同肘伸展位。

（2）前臂围度

1）前臂最大围度：①测量体位,前臂在体侧自然下垂。②测量点,在前臂近端最膨隆部测量围度。

2）前臂最小围度：①测量体位,前臂在体侧自然下垂。②测量点,在前臂远端最细部测量围度。

（3）大腿围度　①测量体位:下肢稍外展,膝关节在伸展位。②测量点:分别从髌骨上缘起向大腿中段每隔6、8、10、12 cm处测量围度,在记录测量结果时应注明测量的部位。

（4）小腿围度　可以分为最大围度和最小围度。①测量体位:下肢稍外展,膝关节在伸展位。②测量点:分别在小腿最粗的部位和内、外踝最细的部位测量围度。

2.截肢残端围度测量　测量截肢残端围度是为了判断残端的水肿状态和判断与假肢接受腔的适合程度,截肢术前及术后均应在相同的标志点测量。由于接受腔的适合程度与残端周径有密切的关系,因此测量时要尽量减少误差。由于一天当中大腿周径可有5～10 mm的变化,小腿周径可有10～15 mm的变化,应注意记录评定时间(上午、下午)。为了提高准确性,应尽量做到每周测量1次。

（1）上臂残端围度　从腋窝到残端末端,每隔2.5 cm测量1次围度。

（2）前臂残端围度　从尺骨鹰嘴到残端末端,每隔2.5 cm测量1次围度。

（3）大腿残端围度　从坐骨结节到残端末端,每隔5 cm测量1次围度。

（4）小腿残端围度　从膝关节外侧间隙到残端末端,每隔5 cm测量1次围度。

3.躯干围度测量

（1）头围(通常小儿常测)　①测量体位:坐位、站立位或平卧位。②测量点:用软尺齐双眉上缘,后经枕骨结节,左右对称环绕一周。正常成人头围为54～58 cm。胎儿头围为32～34 cm。

（2）颈围　①测量体位:坐位或站立位,上肢在体侧自然下垂。②测量点:通过喉结处测量颈部的围度,应注意软尺与地面平行。

（3）胸围　①测量体位:坐位或站立位,上肢在体侧自然下垂。②测量点:通过胸中点和肩胛骨下角点,绕胸一周。测量应分别在被测者平静呼气末和吸气末时进行,正常人胸围约等于身高的一半。

（4）腹围　①测量体位:坐位或站立位,上肢在体侧自然下垂。②测量点:通过脐或第12肋骨的下缘和髂前上棘连线中点的水平线。测量腹围时,应考虑消化器官和膀胱内容物充盈程度对其结果的影响。男性腹围>85 cm提示肥胖,女性腹围>80 cm为肥胖。

（5）臀围　①测量体位：站立位，上肢在体侧自然下垂。②测量点：测量大转子与髂前上棘连线中间上臀部的最粗部分。

（6）腰臀比　即腰围除以臀围，正常男子腰臀比为0.85～0.90，女子腰臀比为0.75～0.80。

（三）身高、体重测量

1.身高测量方法　被测者应脱鞋赤足，背靠立柱，使足跟、骶骨正中线和两肩胛骨间三处与立柱贴紧，足尖分开呈60°，呈立正姿势。并按测量者的指导，将头调整到耳眼平面，直至测量完成。测量者应站于被测者侧方，轻移滑动游标板贴紧被测者顶点，记录读数后，上推游标板，令被测者离去。操作误差不超过0.5 cm。

2.体重测量方法　被测者应轻踏称重计的秤台中央，身体不与其他物体接触，并保持平稳，直至测量完成。测量者待指示重量的标记稳定后，读数并记录。操作误差不超过0.1 kg。

我国成人标准体重可参照以下公式来推断。

$$体重（kg）=身高（cm）-100（身高在165 cm及以下）$$

$$体重（kg）=身高（cm）-105（身高在166～175 cm）$$

$$体重（kg）=身高（cm）-110（身高在176～186 cm）$$

儿童和青少年的标准体重可以用以下公式来推断。

$$2～12岁：标准体重（kg）=年龄×2+8$$

$$13～16岁：标准体重（kg）=[身高（cm）-100]×0.9$$

3.体重指数计算方法　体重指数（body mass index，BMI）是以体重和身高的相对关系来判断营养状况和肥胖程度的指标。BMI的计算公式：BMI=体重（kg）/身高^2（m^2）。

我国临床目前常用的成人肥胖诊断指标如下。①消瘦：BMI<21 kg/m^2。②正常：BMI在21～24 kg/m^2，其中男性正常BMI在22～25 kg/m^2，女性正常BMI在21～24 kg/m^2。③肥胖：BMI>26 kg/m^2。

4.脂肪厚度测量方法　测定皮下脂肪厚度时，测量体位以被测者自然站立为宜。测量者用拇指和示指提捏起被测者的皮肤和皮下脂肪（切勿提捏肌肉），然后使用卡尺、皮脂厚度测量计或皮脂钳进行测量。脂肪厚度单位为毫米（mm）。

（1）上臂部　①测量点：提捏右侧肱三头肌肌腹处，可通过上臂肩峰至尺骨鹰嘴（桡骨头）连线中点测量。皮肤提捏的方向与肱骨长轴平行。②正常参考值：成年男性为10.4 mm，成年女性为17.5 mm。若成年男性超过10.4 mm或成年女性超过17.5 mm，则属于肥胖。

（2）背部　①测量点：提捏右侧肩胛下角下方5 cm处，提捏方向为沿肩胛骨内侧缘，并与脊柱呈45°。②正常参考值：成年男性和女性均为12.4～14.0 mm，若超过14 mm可诊断为肥胖。

（3）腹部　①测量点：提捏右侧腹部脐旁1 cm处。②正常参考值：成年男性为5～15 mm，成年女性为12～20 mm。成年男性>15 mm或成年女性>20 mm为肥胖；反之，成年男性<5 mm或成年女性<12 mm为消瘦。

结果记录和分析

进行人体测量时,要将结果记录下来。测量完成后要对结果进行整理,依据结果制订康复治疗计划,为之后的康复计划打下基础,并定期进行检查。在测量过程中,各种检查因素会影响检查结果,如被评定者的合作程度、评定人员的经验或环境等。

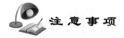

注意事项

1. 测量部位　人体形态学测量的内容较多,检查时应根据疾病、障碍的诊断对相关的内容予以详尽的记录。如与小儿发育有关的疾病,应对小儿身长、身长中点、坐高、头围、胸围、体重等进行测量;而对肢体水肿的被测者,则应重点测量肢体的周径等。

2. 规范化操作　测量方法不正确会直接影响测量结果的精确性。为了使评定准确、客观,测量者必须熟悉各人体解剖的体表标志,严格按照测量的方法进行操作。

3. 被测者准备　在测量前,测量者应向被测者说明测量目的和方法,以使被测者充分配合。同时被测者应穿着适合的衣服,使被测部位充分暴露。

4. 测量姿势　被测者在进行测量时,应保持稳定的姿势,如站立、坐姿、躺姿等。在测量前,测量者需要确保被测者的姿势正确且舒适。

5. 减小误差　为了提高测量的准确性,测量者可以进行多次测量并取平均值。如果测量结果出现明显差异,测量者可以进行进一步的检查或重新测量。

6. 记录结果　测量者将测量结果(包括测量数值和日期)进行记录,记录的结果可以用于康复计划的制订和跟踪。

(李彦杰)

第三节　徒手肌力评定

◎ **实训目标**　掌握徒手肌力评定的分级标准和评定方法;了解徒手肌力评定的注意事项;达到独立、规范进行徒手肌力评定的目的。

评定标准

(一)徒手肌力评定分级标准

徒手肌力评定分级标准(表2-1)由 Robert Lovett 创立,用以评定肌肉力量是否正常及低下程度,一般将肌力分为 0~5 级。

表 2-1 徒手肌力评定分级标准（Lovett 分级标准）

级别	名称	标准	相当于正常肌力的百分比/%
0 级	零(zero,Z)	无肌肉收缩	0
1 级	微弱(trace,T)	有轻微肌肉收缩,但无关节活动	10
2 级	差(poor,P)	在减重状态下能做全关节活动范围的运动	25
3 级	尚可(fair,F)	能抗重力做全关节活动范围的运动,但不能抗阻力	50
4 级	良好(good,G)	能抗重力及一定阻力做全关节活动范围的活动	75
5 级	正常(normal,N)	能抗重力及充分阻力做全关节活动范围的活动	100

(二)美国医学研究委员会分级标准

1983 年,美国医学研究委员会(Medical Research Council,MRC)在徒手肌力评定分级标准的基础上根据运动幅度和施加阻力的程度等进一步分级,制定了 MRC 分级标准(表 2-2)。

表 2-2 MRC 分级标准

级别	评定标准
5 级	能对抗最大阻力完成全关节活动范围的运动
5⁻级	能对抗与 5 级相同的阻力,但活动范围在 50%~100%
4⁺级	在活动的初、中期能对抗的阻力与 4 级相同,但在末期能对抗 5 级阻力
4 级	能对抗阻力,且能完成全范围的活动,但阻力达不到 5 级水平
4⁻级	对抗的阻力与 4 级相同,但活动范围在 50%~100%
3⁺级	情况与 3 级相仿,但在运动末期能对抗一定的阻力
3 级	能对抗重力,且能完成全范围的活动,但不能对抗任何阻力
3⁻级	能对抗重力,但活动范围在 50%~100%
2⁺级	能对抗重力,但活动范围小于 50%
2 级	不能对抗重力,但消除重力影响后能做全范围活动
2⁻级	消除重力影响时关节能活动,但活动范围在 50%~100%
1 级	触诊发现有肌肉收缩,但不引起任何关节活动
0 级	无任何肌肉收缩

评定方法

（一）上肢肌

1. 肩胛骨外展及上回旋

（1）主动肌　前锯肌。

（2）神经支配　胸长神经 $C_5 \sim C_7$。

（3）活动范围　$0° \sim 30°$。

（4）检查方法　①5 级与 4 级:被评定者取坐位,上肢向前上方举起,肘关节伸直。评定人员一手置于被评定者肘关节上方并施加阻力,另一手拇指与示指分开,用"虎口"抵于被评定者肩胛骨下角,对被评定者肩胛骨的内侧缘与外侧缘进行触诊。能对抗充分阻力,上肢保持前伸姿势,肩胛骨不出现翼状突起者为 5 级,能对抗一定阻力达到上述标准者为 4 级。②3 级:被评定者体位同前,无外加阻力,肘关节伸展,肩关节屈曲约130°。肩胛骨可以充分外展并向上旋转,不出现翼状肩胛者为 3 级。③2 级:被评定者体位同前,肩关节屈曲90°,上臂平置于评定台上。评定人员固定被评定者胸廓,能完成上肢前伸的全关节活动范围的运动者为 2 级。④1 级与 0 级:被评定者体位同前,试图完成上肢前伸动作时,评定人员在其肩胛骨内侧触及肌肉收缩为 1 级,无收缩为 0 级。

2. 肩胛骨上提

（1）主动肌　斜方肌上部纤维、肩胛提肌。

（2）神经支配　副神经 $C_3 \sim C_4$、肩胛背神经 $C_4 \sim C_6$。

（3）活动范围　$10 \sim 12 \text{ cm}$。

（4）检查方法　①5 级与 4 级:被评定者取坐位,双上肢自然下垂置于体侧。评定人员双手置于被评定者肩上,向下施加阻力,嘱被评定者尽力上提肩胛骨做耸肩动作,并保持在上提的位置。能对抗最大阻力完成肩胛骨充分上提动作者为 5 级,能对抗一定阻力充分完成上提肩胛骨者为 4 级。②3 级:被评定者体位同前,解除外力,能克服重力对肢体的影响,在全关节活动范围内完成肩胛骨上提。③2 级:被评定者取俯卧位,上肢置于身体两侧。评定人员一手置于被评定者肩关节前方,另一手置于被评定者上臂远端支托,令其完成上提肩胛骨的运动,能充分完成者为 2 级。④1 级与 0 级:被评定者取俯卧位,上肢置于身体两侧,做肩胛骨上提动作,同时评定人员触诊被评定者锁骨上方的斜方肌上部纤维,有收缩者为 1 级,无收缩者为 0 级。

3. 肩胛骨内收

（1）主动肌　斜方肌中部纤维、大菱形肌。

（2）神经支配　副神经、肩胛背神经 $C_4 \sim C_6$。

（3）活动范围　15 cm(内收、外展总活动范围)。

（4）检查方法　①5 级与 4 级:被评定者取俯卧位,上肢置于身体两侧。评定人员一手固定被评定者对侧胸廓,另一手置于被评定者肩胛骨外角,向肩胛骨外展方向施加阻力,能完成肩胛骨内收的全关节活动范围的运动者为 5 级,能克服一定阻力完成以上动作者为4级。②3级:被评定者体位同前,做肩胸关节内收运动,能克服重力完成全关节活动范围的运动者为3级。②2级:被评定者取坐位,上肢外展90°,置于桌面上,固定胸廓,在解除重力对肢体的影响下,能完成肩胛骨内收的全关节活动范围的运动者为2级。不能维持坐位,俯卧位只能完成一部分内收动作者为2级。④1级与0级:被评定者取坐位或俯卧位,做肩胛骨内收动作时,评定人员触诊被评定者肩峰与脊柱之间肩胛冈上部斜方肌中部纤维,有收缩者为1级,无收缩者为0级。

4.肩胛骨内收下撤

(1)主动肌　斜方肌下部纤维。

(2)神经支配　副神经。

(3)活动范围　10~12 cm(肩胛骨下角)。

(4)检查方法　①5级与4级:被评定者取俯卧位,头向对侧旋转,被检侧上肢于头上约145°外展(侧方上举),抬起上肢并离开台面。评定人员手置于被评定者肩胛骨外上角,向外上方推按施加阻力。能克服最大阻力完成肩胛骨下撤、内收的全关节活动范围的运动者为5级,能克服中等度阻力完成以上动作者为4级。②3级与2级:被评定者体位同前,解除阻力完成以上动作。如肩胛骨不向上方移动,或肩峰不向前下方移动,而能完成肩胛骨下撤、内收的全关节活动范围的运动者为3级,仅能完成部分范围的运动者为2级。③1级与0级:被评定者体位同前,做上肢从台面抬起的动作,同时评定人员触诊被评定者斜方肌下部纤维,有收缩者为1级,无收缩者为0级。

5.肩关节屈曲

(1)主动肌　三角肌前部、喙肱肌。

(2)神经支配　腋神经 C_5~C_6、肌皮神经 C_7。

(3)活动范围　0°~180°。

(4)检查方法　①5级与4级:被评定者取坐位,上肢自然下垂,肘关节轻度屈曲,前臂呈旋前位(手掌面向下),完成肩关节屈曲动作。评定人员一手固定被评定者肩胛骨,另一手在被评定者肘关节处施加阻力。能克服最大阻力完成全关节活动范围的运动者为5级,能对抗中等度阻力完成以上动作者为4级。②3级:被评定者体位同前,能克服重力完成全关节活动范围的运动者为3级。③2级:被评定者取侧卧位,评定人员一手固定被评定者肩胛骨,另一手置于光滑平板上,肩可主动屈曲90°者为2级。④1级与0级:被评定者取仰卧位,做肩关节屈曲的动作,同时评定人员触诊被评定者上肢近端1/3处三角肌前部纤维及喙肱肌,有收缩者为1级,无收缩者为0级。

6.肩关节伸展

(1)主动肌　背阔肌、大圆肌、三角肌后部纤维。

(2)神经支配　胸背神经 C_6~C_8、肩胛下神经下支 C_5~C_7、腋神经 C_5~C_6。

(3)活动范围　0°~60°。

(4)检查方法　①5级与4级:被评定者取坐位或俯卧位,上肢内收内旋(手掌向上)完成肩关节伸展动作。评定人员一手固定被评定者肩胛骨,另一手于被评定者肘关节处施加阻力。能对抗最大阻力完成肩关节伸展的全关节活动范围的运动者为5级,能对抗中等度阻力完成以上动作者为4级。②3级:被评定者体位同前,做肩关节伸展的动作。

能克服重力完成全关节活动范围的运动者为3级。③2级:被评定者取对侧卧位,评定人员一手固定被评定者肩胛骨,另一手置于光滑平板上,被检肩可主动伸展60°者为2级。④1级与0级:被评定者取俯卧位,做肩关节伸展的动作,同时评定人员触诊被评定者肩胛骨下缘的大圆肌、稍下方的背阔肌及上臂后方的三角肌后部纤维,有收缩者为1级,无收缩者为0级。

7. 肩关节外展

(1)主动肌 三角肌中束、冈上肌。

(2)神经支配 腋神经 $C_5 \sim C_6$、肩胛上神经 $C_5 \sim C_6$。

(3)活动范围 $0° \sim 90°$。

(4)检查方法 ①5级与4级:被评定者取坐位,上肢自然下垂,肘关节轻度屈曲,手掌向下,完成外展动作。评定人员一手固定被评定者肩胛骨,另一手于被评定者肘关节附近施以阻力。能对抗最大阻力完成肩关节外展90°者为5级,能对抗中等度阻力完成以上运动者为4级。②3级:被评定者体位同前,解除阻力,克服重力对肢体的影响,完成肩关节外展90°者为3级。要防止躯干倾斜及耸肩的代偿动作。③2级:被评定者取仰卧位,解除重力对肢体的影响。评定人员一手固定被评定者肩胛骨,另一手置于光滑平板上,被检上肢能沿台面外展滑动90°为2级。④0级与1级:被评定者取仰卧位,上肢置于体侧,无可触及的三角肌的收缩为0级,尝试肩外展时可触及三角肌的收缩为1级。

8. 肩关节水平内收

(1)主动肌 胸大肌。

(2)神经支配 胸外侧神经 $C_5 \sim C_7$、胸内侧神经 $C_6 \sim T_1$。

(3)活动范围 从肩关节屈曲90°开始,活动范围为 $0° \sim 45°$,从最大水平外展位开始则为 $0° \sim 135°$。

(4)检查方法 ①5级与4级:被评定者取仰卧位,肩关节90°外展,肘关节屈曲90°。评定人员一手固定被评定者躯干,另一手于被评定者肘关节内侧施以阻力,同时令被检侧上肢尽力水平内收。能对抗较大阻力完成肩关节水平内收的全关节活动范围的运动者为5级,仅能对抗轻度阻力完成以上运动者为4级。②3级:被评定者取仰卧位,解除阻力,克服重力对肢体的影响,肩关节水平内收,完成全关节活动范围的运动者为3级。③2级:被评定者取坐位,肩关节90°外展置于台面上(台面与腋窝同高),肘关节屈曲90°。评定人员固定被评定者躯干并令其上肢在台面上滑动,能完成全关节活动范围的运动者为2级。④1级与0级:被评定者取坐位,做水平内收运动时,评定人员触诊被评定者胸大肌起止点附着部,有收缩者为1级,无收缩者为0级。

9. 肩关节外旋

(1)主动肌 冈下肌、小圆肌。

(2)神经支配 肩胛上神经 $C_5 \sim C_6$、腋神经 C_5。

(3)活动范围 $0° \sim 90°$。

(4)检查方法 ①5级与4级:被评定者取俯卧位,肩关节外展90°,上臂置于台面,前臂于床边自然下垂。评定人员一手固定被评定者肩胛骨,另一手握住被评定者腕关节近端并施加阻力。令被检侧前臂用力向前、上方抬起以完成肩关节外旋。能对抗最大阻力完成肩关节外旋的全关节活动范围的运动者为5级,仅能对抗中等度阻力完成以上动作者为4级。②3级:被评定者体位同前,解除阻力,能对抗重力对肢体的影响,完成全关节活动范围的运动者为3级。③2级:被评定者体位同前,被检侧上肢在台边自然下垂,取内旋位。评定人员固定被评定者肩胛骨,能完成肩关节外旋的全关节活动范围的运动者为2级。③1级与0级:被评定者体位同前,做外旋运动的同时,评定人员触诊被评定者肩胛骨外侧缘的小圆肌及冈下窝中的冈下肌,有收缩者为1级,无收缩者为0级。

10. 肩关节内旋

(1)主动肌:胸大肌、肩胛下肌、大圆肌、背阔肌等。

(2)神经支配:胸外侧神经 $C_5 \sim C_7$、胸内侧神经 $C_7 \sim T_1$、肩胛下神经下支 $C_5 \sim C_7$、胸背神经 $C_6 \sim C_8$。

(3)活动范围:$0° \sim 70°$。

(4)检查方法 ①5级与4级:被评定者取俯卧位,上臂90°外展置于台面,前臂在台边自然下垂。评定人员一手固定被评定者肩胛骨,另一手握被评定者腕关节近端并施加阻力。令被检侧前臂向后上方摆动(抬起)以完成肩关节的内旋。能对抗最大阻力完成肩关节内旋的最大活动范围的运动者为5级,仅能对抗中等度阻力完成以上动作者为4级。②3级:被评定者体位同前,解除阻力,能对抗肢体重力影响,完成肩关节内旋的全关节活动范围的运动者为3级。③2级:被评定者体位同前,整个上肢由台边自然下垂,置于外旋位。评定人员固定被评定者肩胛骨,能完成肩关节内旋的全关节活动范围的运动者为2级。注意防止前臂旋前的代偿动作。④1级与0级:被评定者体位同前,做肩关节内旋运动时,评定人员触诊被评定者腋窝深部的肩胛下肌,可触及收缩者为1级,无收缩者为0级(如肩胛下肌触诊有困难,也可触摸胸大肌)。

11. 肘关节屈曲

(1)主动肌 肱二头肌、肱肌、肱桡肌。

(2)神经支配 肌皮神经 $C_5 \sim C_6$、桡神经 $C_5 \sim C_6$。

(3)活动范围 $0° \sim 150°$。

(4)检查方法 ①5级与4级:被评定者取坐位,两上肢自然下垂于体侧。检查肱二头肌时前臂旋后,检查肱肌时前臂旋前,检查肱桡肌时前臂置于中间位。评定人员一手固定被评定者上臂,另一手于被评定者腕关节近端施以阻力。能对抗最大阻力完成肘关节屈曲的全关节活动范围的运动者为5级,能对抗中等度阻力完成以上运动者为4级。②3级:被评定者体位同前,解除阻力,能克服重力对肢体的影响,完成肘关节屈曲的全关节活动范围的运动者为3级。③2级:被评定者取仰卧位,上臂外展90°,置于外旋位。评定人员固定被评定者上臂,令其前臂在台面上滑动,能完成肘关节屈曲的全关节活动范围的运动者为2级。④1级与0级:被评定者体位同前,被检侧上肢做肘关节屈曲动作时,评定人员于被评定者肘关节前方触诊肱二头肌腱,于肱二头肌下方内侧触诊肱肌,于肘下方前臂前外侧触诊肱桡肌,有收缩者为1级,无收缩者为0级。

12. 肘关节伸展

(1)主动肌 肱三头肌、肘肌。

(2)神经支配 桡神经 $C_5 \sim C_8$。

（3）活动范围　0°~150°。

（4）检查方法　①5 级与 4 级：被评定者取俯卧位，肩关节屈曲 90°，肘关节屈曲。评定人员固定被评定者上臂，令其尽力伸肘，同时于被评定者腕关节近端施加阻力，能对抗最大阻力完成肘关节伸展的全关节活动范围的运动者为 5 级，仅能对抗中等度阻力完成以上运动者为 4 级。②3 级：被评定者体位同前，解除阻力，能克服重力对肢体的影响，完成肘关节伸展的全关节活动范围的运动者为 3 级。③2 级：被评定者取坐位，上肢 90°外展（台面与腋窝同高），肘关节屈曲约 45°置于台面上。评定人员的手置于被评定者肘关节下方支撑上肢，令被评定者前臂在台面上滑动，能完成肘关节伸展的全关节活动范围的运动者为 2 级。④1 级与 0 级：被评定者体位同前，做肘关节伸展运动时，评定人员一手置于被评定者前臂下方支撑上肢，另一手在被评定者鹰嘴近端触诊肱三头肌腱，有收缩者为 1 级，无收缩者为 0 级。

13. 前臂旋后

（1）主动肌：旋后肌、肱二头肌。

（2）神经支配：桡神经 C_5~C_6、肌皮神经 C_5~C_6。

（3）活动范围：0°~80°。

（4）检查方法　①5 级与 4 级：被评定者取坐位，上肢于体侧自然下垂，肘关节屈曲 90°，前臂置于旋前位，手指自然放松。评定人员一手托住被评定者肘关节，另一手施阻力于被评定者前臂远端桡骨背侧及尺骨掌侧。能对抗最大阻力完成前臂旋后的全关节活动范围的运动者为 5 级，能对抗中等度阻力完成以上动作者为 4 级。②3 级与 2 级：被评定者体位同前，解除阻力，能完成前臂旋后的全关节活动范围的运动者为 3 级，完成部分关节活动范围的运动者为 2 级。③1 级与 0 级：被评定者体位同前，做前臂旋后运动，同时评定人员在被评定者前臂背侧的桡骨头下方触诊旋后肌（腕掌关节屈曲可与伸肌群相区别），在肘关节前下方触诊肱二头肌腱，有收缩者为 1 级，无收缩者为 0 级。

14. 前臂旋前

（1）主动肌　旋前圆肌、旋前方肌。

（2）神经支配　正中神经 C_6~T_1。

（3）活动范围　0°~80°。

（4）检查方法　①5 级与 4 级：被评定者取坐位，双侧上肢于体侧自然下垂，肘关节屈曲 90°，前臂置于旋后位，手指放松。评定人员一手固定被评定者上臂，令其尽力完成掌心向下的旋转运动，同时另一手对被评定者桡骨远端掌侧及尺骨背侧施以阻力。能对抗最大阻力完成前臂旋前的全关节活动范围的运动者为 5 级，能对抗中等度阻力完成以上运动者为 4 级。②3 级与 2 级：被评定者体位同前，解除阻力，能完成前臂旋前的全关节活动范围的运动者为 3 级，仅能完成部分关节活动范围的运动者为 2 级。③1 级与 0 级：被评定者体位同前，做前臂旋前运动，同时评定人员在被评定者前臂掌侧远端 1/3 处触诊旋前方肌，肱骨内髁至桡骨外缘可触诊旋前圆肌，有收缩者为 1 级，无收缩者为 0 级。

15. 腕关节掌屈

（1）主动肌　桡侧腕屈肌、尺侧腕屈肌。

（2）神经支配　正中神经 C_6~C_7、尺神经 C_7~T_1。

（3）活动范围 0°~80°。

（4）检查方法 ①5 级与 4 级：被评定者取坐位或卧位，置前臂于旋后位，手指放松（不得握拳）。评定人员一手于被评定者前臂下方支撑，令其屈曲腕关节，另一手施加阻力（检查桡侧腕屈肌，阻力施于第 2 掌骨底部，向背侧、尺侧用力；检查尺侧腕屈肌，阻力施于第 5 掌骨底部，向背侧、桡侧用力）。能对抗最大阻力完成腕关节掌屈的全关节活动范围的运动者为 5 级，仅能对抗中等度阻力完成以上运动者为 4 级。②3 级：被评定者体位同前，解除阻力，能克服重力对肢体的影响，完成腕关节掌屈的全关节活动范围的运动者为 3 级。③2 级：被评定者体位同前，前臂及手置于台面上，前臂置于中间位，手内侧缘置于台面上。评定人员令被评定者在台面上滑动，完成腕关节屈曲运动。能完成全关节活动范围的运动者为 2 级（可根据桡偏、尺偏情况判断不同肌肉的肌力）。也可利用抗肢体重力的检查方法，其中仅能完成部分关节活动范围的运动者定为 2 级。④1 级与 0 级：被评定者体位同前，做屈腕动作。评定人员触诊被评定者腕关节掌面桡侧腕屈肌肌腱或关节掌面尺侧腕屈肌肌腱，有收缩者为 1 级，无收缩者为 0 级。

16. 腕关节背伸

（1）主动肌 桡侧腕长伸肌、桡侧腕短伸肌、尺侧腕伸肌。

（2）神经支配 桡神经 C_6~C_7、桡神经 C_7~C_8。

（3）活动范围 0°~70°。

（4）检查方法 ①5 级与 4 级：被评定者取坐位或卧位，置前臂于旋前位，手指肌肉放松（不得呈伸展位）。评定人员支撑被评定者前臂，令被检侧腕关节向正直上方（不得出现偏歪）背屈，同时评定人员施以阻力（同时检查 3 块肌肉）。检查桡侧伸腕长、短肌时，阻力施于第 2、3 掌骨背侧（向屈曲、尺偏用力）；检查尺侧腕伸肌时，阻力施于第 5 掌骨背面（向屈曲、桡偏用力）。能对抗最大阻力完成腕关节伸展的全关节活动范围的运动者为 5 级，仅能对抗中等度阻力完成以上运动者为 4 级。②3 级：被评定者体位同前，解除阻力，能克服重力对肢体的影响，完成腕关节伸展的全关节活动范围的运动者为 3 级。③2 级：被评定者体位同前，前臂及手置于台面上，前臂置于中间位，手内侧缘在台面上滑动做腕关节背屈，可完成全关节活动范围的运动者为 2 级。也可利用抗重力检查法，能完成部分关节活动范围的运动者为 2 级（根据桡偏或尺偏判定不同肌肉的肌力）。④1 级与 0 级：被评定者体位同前，做腕关节伸展动作，同时于第 2、3 掌骨腕关节桡侧背面触诊桡侧腕长、短伸肌腱，于第 5 掌骨近端尺侧背面触及尺侧腕伸肌腱，有收缩者为 1 级，无收缩者为 0 级。

（二）手指肌

1. 掌指关节屈曲

（1）主动肌 蚓状肌、骨间肌（掌侧、背侧）。

（2）神经支配 正中神经 C_7~C_8，尺神经 C_8~T_1。

（3）活动范围 0°~90°。

（4）检查方法 ①5 级与 4 级：被评定者取坐位或卧位，前臂旋后，掌心朝上，指间关节呈伸展位。评定人员固定被评定者掌骨，令被评定者掌指关节做屈曲运动，同时对其近节指骨掌面施以阻力(最好各指分别检查)。能对抗最大阻力完成掌指关节屈曲的全关节活动范围的运动者为 5 级,仅能对抗中等度阻力完成以上运动者为 4 级。②3 级与 2 级:被评定者体位同前,解除阻力,能完成掌指关节屈曲的全关节活动范围的运动者为 3 级,仅能完成部分关节活动范围的运动者为 2 级。③1 级与 0 级:被评定者体位同前,做掌指关节屈曲动作,同时评定人员在被评定者近节指骨掌侧触诊,有收缩者为 1 级,无收缩者为 0 级。

2. 掌指关节伸展

(1)主动肌　指伸肌、示指伸肌、小指伸肌。

(2)神经支配　桡神经 $C_7 \sim C_8$。

(3)活动范围　$0° \sim 45°$。

(4)检查方法　①5 级与 4 级:被评定者取坐位或卧位,前臂旋前,腕掌关节置于中间位(腕掌关节伸展则指长屈肌紧张,影响掌指关节伸展)。评定人员令被评定者掌指关节伸展,同时对近节指骨背侧施加阻力。能对抗阻力完成掌指关节伸展的全关节活动范围的运动者为 5 级,仅能对抗中等度阻力完成以上运动者为 4 级。②3 级与 2 级:被评定者体位同前,解除阻力,能完成掌指关节伸展的全关节活动范围的运动者为 3 级,仅能完成部分关节活动范围的运动者为 2 级。③1 级与 0 级:被评定者体位同前,做掌指关节伸展运动,同时评定人员在被评定者手背指伸肌腱所通过的掌骨处触诊,有收缩者为 1 级,无收缩者为 0 级。

3. 手指外展

(1)主动肌　骨间背侧肌。

(2)神经支配　尺神经 C_8。

(3)活动范围　$0° \sim 20°$。

(4)检查方法　①5 级与 4 级:被评定者取坐位或卧位,前臂旋前,手置于台面,手指伸展、内收。评定人员固定被评定者掌骨,令被评定者手指外展,评定人员于被评定者示指桡侧及中指尺侧施以阻力(做单指检查时阻力施于各指末节)。本组肌肉不能对抗强外力,因此评定人员利用与健侧对比或正常人参考值来判定 5 级与 4 级。②3 级与 2 级:被评定者体位同前,解除阻力完成手指外展,能充分外展者为 3 级,仅完成部分外展者为 2 级。③1 级与 0 级:被评定者体位同前,手指做外展运动,同时评定人员触诊被评定者手背面掌骨间的骨间背侧肌,如第 5 掌骨外缘的小指展肌,有收缩者为 1 级,无收缩者为 0 级。

4. 手指内收

(1)主动肌　骨间掌侧肌。

(2)神经支配　尺神经 C_8、T_1。

(3)活动范围　$0° \sim 20°$。

(4)检查方法　①5 级与 4 级:被评定者取坐位或卧位,前臂旋前,手指伸展、外展。评定人员令被评定者手指并拢(手指内收),对被评定者第 2 指近节向桡侧及第 4、5 指向尺侧施加阻力(各指分别检查)。本组肌肉为弱力肌群,难以对抗强大外力,检查时利用与健侧对比或正常人参考值的方法判定 5 级与 4 级。②3 级与 2 级:被评定者体位同前,解除阻力能完成充分内收者为3级,仅能完成部分内收者为2级。③1级与0级:被评定者体位同前,将第2、4、5指置于外展位。评定人员令被检手指内收,同时触诊被评定者骨间肌,有收缩者为1级,无收缩者为0级。

5. 近节和远节指间关节屈曲

(1)主动肌 指浅、深屈肌。

(2)神经支配 正中神经 $C_7 \sim C_8$、尺神经 $C_8 \sim T_1$。

(3)活动范围 近节指间关节 $0° \sim 100°$;远节指间关节 $0° \sim 90°$。

(4)检查方法 ①5级与4级:被评定者取坐位或卧位,前臂旋后,腕掌关节置于中间位,手指呈伸展位。评定人员一手固定被评定者各指近节,令被检手指完成近节指间关节的屈曲,另一手对被评定者中节指骨掌侧施以阻力。能对抗最大阻力完成指间关节屈曲的全关节活动范围的运动者为5级,能对抗中等度阻力完成以上动作者为4级。②3级与2级:被评定者体位同前,解除阻力,屈曲中节指骨,能完成全关节活动范围的运动者为3级,仅能完成部分关节活动范围的运动者为2级。③1级与0级:被评定者体位同前,评定人员在被评定者中节指骨掌面触诊指深屈肌,有收缩者为1级,无收缩者为0级。远节指间关节屈曲评级方法与近节指间关节相同,区别在于固定中节指骨,完成末节指骨的屈曲运动。

6. 拇指掌指关节和指间关节屈曲

(1)主动肌 拇短屈肌(掌指关节)、拇长屈肌(指间关节)。

(2)神经支配 正中神经。

(3)活动范围 掌指关节屈曲 $0° \sim 50°$,指间关节 $0° \sim 80°$。

(4)检查方法 ①5级与4级:被评定者取坐位或卧位,前臂旋后,掌指关节置于中间位,拇指末节放松。评定人员一手固定被评定者第1掌骨,另一手对其近节指骨掌侧施以阻力。能对抗最大阻力完成全关节活动范围的运动者为5级,仅能对抗中等度阻力完成以上运动者为4级。②3级与2级:被评定者体位同前,解除阻力,能完成全关节活动范围的运动者为3级,仅能完成部分活动范围的运动者为2级。③1级与0级:被评定者体位同前,做拇指掌指关节屈曲运动,同时评定人员在被评定者第1掌骨掌侧触诊拇短屈肌,有收缩者为1级,无收缩者为0级。拇指指间关节屈曲的评级方法与掌指关节相同,只是固定拇指近节指骨,完成远节指骨屈曲运动,1级与0级触诊的部位为拇指近节掌侧的拇长屈肌腱。

7. 拇指掌指关节和指间关节伸展

(1)主动肌 拇长、短屈肌。

(2)神经支配 桡神经。

(3)活动范围 $0° \sim 50°$(掌指关节),$0° \sim 80°$(指间关节)。

(4)检查方法 ①5级与4级:被评定者取坐位或卧位,前臂、腕关节置于中间位。评定人员一手固定被评定者四指,另一手于被评定者拇指近节指骨背侧施加阻力,令其近节指骨做伸展运动。能对抗最大阻力完成拇指掌指关节伸展的全关节活动范围的运动者为5级,仅能对抗中等度阻力完成以上动作者为4级。②3级与2级:被评定者体位同前,解除阻力,能完成全关节活动范围的运动者为3级,仅能完成部分关节活动范围的运动者为2级。③1级与0级:被评定者体位同前,做拇指掌指关节伸展运动,同时评定人员在被评定者第1掌骨基底处触诊,拇短伸肌腱收缩为1级,无收缩为0级。

8.拇指外展

(1)主动肌　拇长展肌、拇短展肌。

(2)神经支配　桡神经$C_6 \sim C_8$。

(3)活动范围　$0° \sim 70°$。

(4)检查方法　①5级与4级:被评定者取坐位或卧位,前臂旋后,腕掌关节置于中间位。评定人员固定被评定者腕关节及第$2 \sim 5$掌骨,令被评定者拇指与掌面垂直做外展运动。评定人员另一手对被评定者拇指近节指骨外缘(检查拇长展肌)或掌骨末端(检查拇短展肌)外施加阻力。能对抗最大阻力完成拇指外展的全关节活动范围的运动者为5级,仅能对抗中等度阻力完成以上动作者为4级。②3级与2级:被评定者体位同前,解除阻力,能完成拇指外展的全关节活动范围的运动者为3级,仅能完成部分活动范围的运动者为2级。③1级与0级:被评定者体位同前,做拇指外展运动,同时评定人员触诊被评定者大鱼际肌、拇短屈肌外侧的拇短展肌腱及第1掌骨基底桡侧和拇长展肌,有收缩者为1级,无收缩者为0级。

9.拇指内收

(1)主动肌　拇收肌。

(2)神经支配　尺神经C_8。

(3)活动范围　$0° \sim 70°$。

(4)检查方法　①5级与4级:被评定者取坐位或卧位,前臂旋前,腕掌关节置于中间位。评定人员固定被评定者第$2 \sim 5$掌骨,令被评定者拇指完成内收动作,同时于被评定者拇指近节指骨内缘施加阻力。能对抗最大阻力完成拇指内收的全关节活动范围的运动者为5级,仅能对抗中等度阻力完成以上动作者为4级。②3级与2级:被评定者体位同前,解除阻力,拇指能完成拇指内收的全关节活动范围的运动者为3级,仅能完成部分关节活动范围的运动者为2级。③1级与0级:被评定者体位同前,做拇指内收运动,同时评定人员触诊被评定者第1骨间背侧肌与第1掌骨间的拇内收肌,有收缩者为1级,无收缩者为0级。

10.拇指对掌

(1)主动肌　拇对掌肌、小指对掌肌。

(2)神经支配　正中神经$C_6 \sim T_1$、尺神经$C_8 \sim T_1$。

(3)活动范围　$0° \sim 60°$。

(4)检查方法　①5级与4级:被评定者取坐位或卧位,前臂旋后,腕掌关节置于中间位。评定人员一手固定被检手腕关节背面并置于检查台上,令被评定者拇指末端与小指末端接触。评定人员另一手于被评定者第1掌骨掌侧末端向外旋、伸展方向施加抵抗。对两块肌肉分别进行检查。能对抗最大阻力完成拇指对掌的运动者为5级,仅能对抗中等度阻力完成以上动作者为4级。②3级与2级:被评定者体位同前,解除阻力,能完成拇指对掌的运动者为3级,仅能完成部分运动而不能接触者为2级。③1级与0级:被评定者体位同前,做拇指对掌运动,同时评定人员在被评定者拇短展肌外侧触诊拇对掌肌,于第 5 掌骨桡侧触诊小指对掌肌,有收缩者为 1 级,无收缩者为 0 级。

（三）下肢肌

1. 髋关节屈曲

（1）主动肌 髂腰肌。

（2）神经支配 腰丛神经分支 $L_2 \sim L_4$。

（3）活动范围 $0° \sim 120°$。

（4）检查方法 ①5 级与 4 级:被评定者取坐位,双侧小腿自然下垂,两手把持诊台台面以固定躯干。评定人员一手固定被评定者骨盆,令被评定者最大限度地屈曲髋关节。被评定者屈曲髋关节的同时,评定人员在被评定者膝关节上方施加阻力。能对抗最大阻力完成髋关节屈曲的全关节活动范围的运动并保持体位者为 5 级,能对抗中等度阻力完成全关节活动范围的运动并保持体位者为 4 级。②3 级:被评定者体位同前,能对抗重力对肢体的影响,完成髋关节全范围的屈曲运动并能维持屈曲体位者为 3 级。②2 级:被评定者取侧卧位,被检下肢位于上方并伸直,位于下方的下肢呈屈曲位。评定人员站在被评定者背后托起被检下肢,令被检下肢做屈髋屈膝运动。在解除重力对肢体的影响下能完成髋关节屈曲的全关节活动范围的运动者为 2 级。③1 级与 0 级:被评定者取仰卧位。评定人员托起被检侧小腿,令被评定者用力屈髋关节,同时触诊被评定者缝匠肌内侧、腹股沟下方之腰大肌,能触及收缩者为 1 级,无收缩者为 0 级。

2. 髋关节伸展

（1）主动肌 臀大肌、腘绳肌。

（2）神经支配 臀下神经 $L_5 \sim S_2$、坐骨神经 $L_4 \sim S_2$。

（3）活动范围 $0° \sim 20°$。

（4）检查方法 ①5 级与 4 级:被评定者取俯卧位,固定骨盆,尽力伸展髋关节。评定人员在被评定者膝关节近端（或踝关节上方）施以阻力（单独检查臀大肌肌力时应保持膝关节屈曲位）。能对抗最大阻力完成髋关节伸展的全关节活动范围的运动并到达终末时仍可维持者为 5 级,能对抗中等度阻力完成以上动作者为 4 级。②3 级:被评定者体位同前,解除阻力,能克服重力对肢体的影响,完成髋关节伸展的全关节活动范围的运动并能维持体位者为 3 级。③2 级:被检下肢在上方的侧卧位,位于下方的下肢呈屈髋屈膝位。评定人员一手托住被检下肢,一手固定骨盆,令被检下肢完成髋关节伸展并膝关节伸展,在解除重力影响的条件下可以完成髋关节全关节活动范围的伸展运动者为 2 级。④1 级与 0 级:被评定者取俯卧位,伸展髋关节,同时评定人员触诊被评定者臀大肌（应仔细触诊肌肉上、下两部分）,有收缩者为 1 级,无收缩者为 0 级。

3. 髋关节外展

（1）主动肌 臀中肌、臀小肌、阔筋膜张肌。

（2）神经支配 臀上神经 $L_4 \sim S_1$。

（3）活动范围 $0° \sim 45°$。

（4）检查方法 ①5 级与 4 级:被评定者取侧卧位,被检侧下肢在上方,髋关节置于轻度过伸展位,下方下肢膝关节置于屈曲位。评定人员一手固定被评定者骨盆,令被检侧下肢外展,另一手在被评定者膝关节处向下施以阻力。能对抗最大阻力完成髋关节外展的全关节活动范围的运动者为5级,能对抗强至中等度阻力完成以上运动并能维持体位者为4级。②3级:被评定者体位同前,解除阻力,能克服重力对肢体的影响,完成全关节活动范围的运动,达到运动终末并能维持体位者为3级。③2级:被评定者取仰卧位。评定人员一手握住被评定者踝关节,轻轻抬起使其离开台面,不加阻力也不予以辅助,目的是减少与台面的摩擦力。在解除重力对肢体的影响下,能完成髋关节外展的全关节活动范围的运动者为2级。④1级与0级:被评定者体位同前,外展髋关节,同时评定人员触诊被评定者大转子上方及髂骨外侧臀中肌,有收缩者为1级,无收缩者为0级。

4. 髋关节内收

(1)主动肌 大收肌、短收肌、长收肌、耻骨肌、股薄肌。

(2)神经支配 闭孔神经 $L_2 \sim L_4$、骶丛神经 L_5。

(3)活动范围 $0° \sim 20°$。

(4)检查方法 ①5级与4级:被评定者取侧卧位,被检侧下肢位于下方,另一侧下肢由评定人员抬起约呈25°外展。令被检下肢内收与对侧下肢靠拢。同时评定人员另一手在被评定者膝关节上方施加阻力。能对抗最大阻力完成髋关节内收的全关节活动范围运动并保持体位为5级,能对抗强至中等度阻力完成以上运动并能维持体位者为4级。②3级:被评定者体位同前,解除外加阻力,能克服重力对肢体的影响,完成髋关节内收的全关节活动范围的运动者为3级。③2级:被评定者取仰卧位,双下肢外展约45°。评定人员一手轻托被评定者踝关节,以减少与台面的摩擦。在解除重力对肢体的影响下,能完成髋关节内收的全关节活动范围运动,髋关节不出现旋转者为2级。④1级与0级:被评定者体位和评定人员手法同2级检查法。令被评定者内收髋关节,同时评定人员一手于被评定者大腿内侧及耻骨附近触诊,肌肉有收缩者为1级,无收缩者为0级。

5. 髋关节外旋

(1)主动肌 外旋肌群(臀大肌、上孖肌、下孖肌、闭孔肌、股方肌、梨状肌)。

(2)神经支配 臀下神经 $L_5 \sim S_2$、骶丛神经、闭孔神经后股 $L_4 \sim S_2$。

(3)活动范围 $0° \sim 45°$。

(4)检查方法 ①5级与4级:被评定者取坐位,双小腿下垂,双手握住台面,以固定骨盆。评定人员令被检侧大腿外旋,一手按压被评定者膝关节上方(大腿远端)外侧,向膝内侧方向予以对抗,另一手在被评定者踝关节上方向外侧施加抵抗,两手的合力构成对髋关节外旋的对抗。能对抗最大阻力完成髋关节外旋的全关节活动范围运动并能维持体位者为5级,能克服强至中等度阻力完成以上运动者为4级。②3级:被评定者体位同5级评定,解除外加阻力,能完成髋关节的全关节活动范围的外旋运动并能维持最终体位者为3级。③2级:被评定者取仰卧位,伸展髋、膝关节,解除重力对肢体的影响后,能完成髋关节外旋者为2级。④1级与0级:被评定者体位同前,外旋髋关节,同时评定人员触诊被评定者大转子后方皮下深部,肌肉有收缩者为1级,无收缩者为0级。

6. 髋关节内旋

(1)主动肌 臀小肌、阔筋膜张肌。

（2）神经支配 臀上神经 $L_4 \sim S_1$。

（3）活动范围 $0° \sim 45°$。

（4）检查方法 ①5 级与 4 级：被评定者取坐位，双侧小腿自然下垂。被评定者双手握住台面边缘以固定骨盆。被检侧下肢大腿下方垫一棉垫，评定人员一手固定被评定者膝关节上方（大腿远端内侧面），并向外侧施加阻力。令被检侧髋关节内旋，评定人员另一手握在踝关节上方外侧面向内侧施加阻力。能对抗最大阻力完成髋关节全关节活动范围的内旋运动并能维持体位者为 5 级，能对抗强至中等度阻力完成以上运动并能维持体位者为 4 级。②3 级：被评定者体位同前，解除外加阻力完成以上运动并能维持体位者为 3 级。③2 级：被评定者取仰卧位，髋关节置于外旋位，能完成髋关节内旋并超过中线者为 2 级（下肢重力可对完成此动作有辅助作用，可以稍加阻力以消除重力的影响）。④1 级与 0 级：被评定者体位同前，做髋关节内旋运动时，如在髂前上棘的后方及下方、阔筋膜张肌起始部附近、臀小肌（臀中肌及阔筋膜张肌下方深层）处触及收缩者为 1 级，无收缩者为 0 级。

7.膝关节屈曲

（1）主动肌 股二头肌、半腱肌、半膜肌。

（2）神经支配 坐骨神经 $L_4 \sim S_2$。

（3）活动范围 $0° \sim 135°$。

（4）检查方法 ①5 级与 4 级：被评定者取俯卧位，双下肢伸展，足伸出检查台外，从膝关节屈曲 45° 开始。评定人员一手固定于被评定者大腿后方屈膝肌腱的上方，另一手置于被评定者踝关节处施加阻力，令其完成膝关节屈曲运动。检查股二头肌时，应使被评定者小腿外旋；检查半腱肌、半膜肌时，应使被评定者小腿内旋。注意防止髋关节屈曲、外旋的缝匠肌代偿动作，髋关节内收的股薄肌代偿动作，以及踝关节跖屈的腓肠肌代偿动作。能对抗最大阻力完成膝关节屈曲约 90° 并能维持体位者为 5 级，能对抗强至中等度阻力完成以上运动并能维持体位者为 4 级。②3 级：被评定者体位同前，解除阻力，能克服重力对肢体的影响，完成以上运动并保持体位者为 3 级。③2 级：被评定者取侧卧位，非检下肢位于下方呈屈曲位。评定人员站在被评定者后面，双手托起被检侧下肢（位于上方）离开台面，令被评定者完成膝关节屈曲动作。在解除重力对肢体的影响下，能完成全关节活动范围的运动者为 2 级。④1 级与 0 级：被评定者取俯卧位。评定人员支撑被检侧小腿，使膝关节稍屈曲。令被检侧下肢完成屈膝运动，同时评定人员在大腿后侧膝关节附近触诊肌腱，有收缩者为 1 级，无收缩者为 0 级。

8.膝关节伸展

（1）主动肌 股四头肌。

（2）神经支配 股神经 $L_2 \sim L_4$。

（3）活动范围 $0° \sim 135°$。

（4）检查方法 ①5 级与 4 级：被评定者取坐位，双小腿自然下垂，双手握住检查台面边缘以固定躯干，身体稍后倾。评定人员一手垫在被评定者膝关节下方或用垫子代替以保持大腿呈水平位，另一手握住被评定者踝关节上方向下施加阻力（不得对伸展固定的膝关节施加阻力，膝关节伸展不超过 0°），令被评定者完成膝关节伸展的运动。能对抗最大阻力完成膝关节伸展的全关节活动范围运动并能维持体位者为 5 级,能对抗强至中等度阻力完成以上运动并能维持体位者为 4 级。②3 级:被评定者体位同前,解除阻力,能克服重力对肢体的影响,完成膝关节伸展的全关节活动范围运动并能维持体位者为 3 级。③2 级:被评定者取侧卧位,非检下肢呈屈髋屈膝位,位于被检下肢下方。评定人员双手托起被检下肢并固定大腿,髋关节伸展,膝关节屈曲 90°。在解除重力对肢体的影响下,可以完成全关节活动范围的伸膝动作者为 2 级。④1 级与 0 级:被评定者取仰卧位,伸展膝关节,同时评定人员在被评定者骸韧带上方触诊肌腱或股四头肌,有收缩者为 1 级,无收缩者为 0 级。

9. 踝关节跖屈

(1)主动肌 腓肠肌、比目鱼肌。

(2)神经支配 胫神经 $L_5 \sim S_1$。

(3)活动范围 0°~45°。

(4)检查方法 ①5 级与 4 级:被检下肢单腿站立(如需要辅助以维持平衡,可以用 1~2 根手指按在检查台上),膝关节伸展,足尖着地(五趾着地,足跟离开地面)。能足尖着地,然后全脚掌着地,如此连续完成 20 次并无疲劳感觉者为 5 级;仅能完成 10~19 次,动作中间不休息,未表现出疲劳感者为 4 级。②3 级:被评定者体位同前,完成正确的抬足跟动作 1~9 次,动作中间不休息,无疲劳感者为 3 级。足跟能抬起但不能达到最终位者为 3⁻级。③2 级:被评定者取俯卧位,足伸出检查台外。评定人员一手托住被评定者踝关节,另一手用手掌和掌根部于被评定者跖骨头处对足底施加抵抗,令其跖屈踝关节。能抵抗最大阻力完成并保持充分的跖屈运动者为 2 级;能完成全关节活动范围的跖屈运动但不能耐受阻力者为 2 级;只能完成部分关节活动范围的运动者为 2⁻级。④1 级与 0 级:被评定者取俯卧位,跖屈踝关节,同时评定人员在被评定者腓肠肌、比目鱼肌及跟腱处触诊,有收缩者为 1 级,无收缩者为 0 级。

10. 踝关节背屈

(1)主动肌 胫骨前肌。

(2)神经支配 腓深神经 $L_4 \sim S_2$。

(3)活动范围 0°~20°。

(4)检查方法 ①5 级与 4 级:被评定者取坐位,小腿自然下垂。评定人员坐在小凳上,将被检足跟置于腿上。一手握被评定者小腿后侧,令被评定者完成踝关节背屈运动。另一手在被评定者足内侧及背部施加阻力,足趾不得用力。能对抗最大阻力完成踝关节背屈的全关节活动范围运动并保持体位者为 5 级,能对抗强至中等度阻力完成以上动作者为 4 级。②3 级与 2 级:被评定者体位同前,解除外力,能独立完成踝背屈的全关节活动范围运动并保持体位者为 3 级,完成运动不充分者为 2 级。③1 级与 0 级:被评定者体位同前,做踝关节背屈运动,同时评定人员触诊被评定者踝关节背侧的胫骨前肌肌腱及小腿前外侧的肌肉,有收缩者为 1 级,无收缩者为 0 级。

11. 足内翻

(1)主动肌 胫骨后肌。

(2)神经支配 胫后神经 $L_5 \sim S_1$。

（3）活动范围　0°~35°。

（4）检查方法　①5级与4级:被评定者取坐位,双小腿悬空下垂,足置于轻度跖屈位。评定人员坐在被评定者前方,一手握住并固定被检小腿(不得对胫骨后肌肌腹施加压力),令被检足尽力内翻,另一手在被评定者足背内侧距骨头位置施以外翻且轻度背屈方向的阻力,足跖屈肌不得用力。能对抗最大阻力完成足内翻的全关节活动范围运动并保持体位者为5级,能对抗强至中等度阻力完成以上运动并能维持体位者为4级。②3级:被评定者体位同前,不施加阻力,能完成足内翻的全关节活动范围的运动者为3级。③2级:被评定者体位同前,仅能完成足内翻的部分关节活动范围的运动者为2级。④1级与0级:被评定者取仰卧位,在内踝与舟骨之间胫骨后肌腱处触及收缩者为1级,无收缩者为0级。

12. 足外翻

（1）主动肌　腓骨长肌、腓骨短肌。

（2）神经支配　腓浅神经 L_4~S_1。

（3）活动范围　0°~15°或0°~25°。

（4）检查方法　①5级与4级:被评定者取坐位或仰卧位,踝关节置于中间位,固定小腿,做足外翻动作(第1跖骨头部向下,第5跖骨向上运动)。评定人员检查腓骨短肌时,对被评定者足外缘施以阻力。检查腓骨长肌时,对被评定者第1跖骨头跖面施以阻力。如两者同时检查,则于第5跖骨施以向下、向内的压力,于第1跖骨底施以向上、向内的压力。能对抗最大阻力完成足外翻的全关节活动范围的运动并能维持体位者为5级,能对抗强至中等度阻力完成以上运动者为4级。②3级:被评定者体位同前,踝关节置于中间位,能够完成足外翻的全关节活动范围的运动,同时第1跖骨向下方运动但不能抵抗外力者为3级。③2级:被评定者体位同前,做足外翻动作,仅能完成部分关节活动范围的运动者为2级。④1级与0级:被评定者体位同前,做足外翻动作,同时评定人员在被评定者第5跖骨近端底外侧缘(腓骨短肌肌腱)、小腿外侧右下部、腓骨头远端、小腿外侧面的上半部(腓骨长肌)触及收缩者为1级,无收缩者为0级。

（四）足趾肌

1. 趾和足趾跖趾关节屈曲

（1）主动肌　蹞短屈肌、蚓状肌。

（2）神经支配　外侧足底神经:第2~4蚓状肌 S_2~S_3。内侧足底神经:蹞短屈肌 S_1~S_2、第1蚓状肌 L_5~S_1。

（3）活动范围　拇趾:0°~45°。其余四趾:0°~40°。

（4）检查方法　①5级与4级:被评定者取坐位或仰卧位,小腿于检查台边缘下垂,踝关节置于中立位(背屈与跖屈的中间位)。评定人员在被评定者前方坐于低凳上,一手固定被评定者各趾跖骨,另一手示指指尖置于被评定者拇趾末节趾骨的下方,令被评定者拇趾用力屈曲。检查其余四趾时方法相同,只是评定人员的手放在被评定者各趾近节趾骨的下方施加阻力。能对抗强有力的阻力并维持关节的位置者为5级,能对抗中度或轻度阻力并维持关节的位置者为4级。②3级:被评定者体位同前,能完成各趾全关节活动范围的运动,不能对抗外加的阻力者为 3 级。③2 级:被评定者体位同前,只能完成足趾的部分运动者为 2 级。④1 级与 0 级:被评定者体位同前,能触及肌肉收缩,不能出现足趾运动者为 1 级,不能触及肌肉收缩者为 0 级。

2. 拇趾和足趾趾间关节屈曲

(1)主动肌　趾长屈肌、蹈长屈肌。

(2)神经支配　胫骨神经 $L_5 \sim S_2$、内侧足底神经 $S_1 \sim S_2$。

(3)活动范围　拇趾趾间关节屈曲 $0° \sim 90$,其余四趾近端趾间关节屈曲 $0° \sim 35°$。

(4)检查方法　①5 级与 4 级:被评定者取坐位或仰卧位。评定人员坐在被评定者前面的低凳上,双手在被评定者足背与拇趾近端趾骨下方予以固定。用拇指在被评定者末节趾骨下方和其余四趾末节趾骨施加阻力,令被评定者屈曲足趾。可以完成全关节活动范围的运动,能对抗强阻力者为 5 级,能对抗轻度阻力者为 4 级。②3 级与 2 级:被评定者体位同前,不施加阻力可以完成全关节活动范围的运动者为 3 级,只能完成部分运动者为 2 级。③1 级与 0 级:被评定者体位同前,能触及肌肉收缩者为 1 级(蹈长屈肌的肌腱在拇趾近端跖面可触及),不能触及肌肉收缩者为 0 级。

3. 拇趾和足趾的跖趾关节、趾间关节伸展

(1)主动肌　趾长伸肌、趾短伸肌、蹈长伸肌。

(2)神经支配　腓深神经 $L_5 \sim S_1$。

(3)活动范围　$0° \sim 80°$。

(4)检查方法　①5 级与 4 级:被评定者取坐位或仰卧位,评定人员坐在被评定者前面的低凳上。拇趾检查:评定人员一手抵住被评定者足的跖面以固定跖骨,拇指抵于被评定者拇趾近节上方(背侧面)并施加阻力,检查被评定者拇趾的跖趾关节伸展。拇指置于被评定者末节趾骨上方(背侧面)并施加阻力,检查被评定者趾间关节伸展。其余四趾检查方法基本同拇趾检查,仅改为评定人员用双手四指固定被评定者跖骨,双手拇指在被评定者足趾上方(背侧面)施加阻力。可以完成全关节活动范围的运动,根据对抗阻力的强、弱分为 5 级和 4 级。②3 级与 2 级:被评定者体位同前,不施加阻力可以完成全关节活动范围的运动者为 3 级,只能完成部分活动者为 2 级。③1 级与 0 级:被评定者体位同前,评定人员可在被评定者跖骨的背面触诊趾长伸肌的肌腱,在踝关节前方背侧触诊趾短伸肌的肌腱,有收缩者为 1 级,无收缩者为 0 级。

(五)颈与躯干肌

1. 颈前屈

(1)主动肌　胸锁乳突肌。

(2)神经支配　副神经。

(3)活动范围　$0° \sim 35°$ 或 $0° \sim 45°$。

(4)检查方法　①5 级与 4 级:被评定者取仰卧位。评定人员固定被评定者胸廓下部,令其肩部放松,完成颈椎屈曲运动。评定人员用两根手指在被评定者前额部施加阻力(两侧胸锁乳突肌不对称者,使其头部向侧方旋转,完成屈颈动作,阻力施于耳部)。能对抗前额部强阻力完成颈前屈的全关节活动范围的运动者为 5 级,仅能对抗中等度阻力

完成以上动作者为4级。②3级与2级:被评定者体位同前,能克服重力的影响,完成颈椎全关节活动范围的运动者为3级。头置于检查台上,做向左再向右的转头,能完成部分运动者为2级。③1级与0级:被评定者体位同前,做屈颈动作时,仅能触及胸锁乳突肌的收缩者为1级,触不到收缩者为0级。

2.颈后伸

(1)主动肌　斜方肌、头半棘肌、头夹肌、颈夹肌、骶棘肌、项髂肋肌、头最长肌、头棘肌、颈棘肌、颈半棘肌。

(2)神经支配　副神经、脊神经后支。

(3)活动范围　0°~30°。

(4)检查方法　①5级与4级:被评定者取俯卧位,头伸出检查台前端,双上肢置于体侧。评定人员一手置于被评定者的头后部,向下方施加阻力;另一手置于被评定者下颌予以保护。能对抗施于头部的最大阻力完成颈椎后伸的全关节活动范围的运动者为5级,仅能对抗中等度阻力完成以上运动者为4级。②3级:被评定者体位同前,能克服重力的影响,完成颈椎后伸的全关节活动范围的运动者为3级。③2级:被评定者取仰卧位。评定人员双手置于被评定者头的下方,令被评定者头向下压评定人员的手,能出现轻微运动者为2级。④1级与0级:被评定者体位同前。评定人员一手支撑被评定者头部,令被评定者做后伸运动,另一手触摸被评定者第7颈椎与枕骨间的肌群,有收缩者为1级,无收缩者为0级。

3.头向一侧旋转

(1)主动肌　胸锁乳突肌。

(2)神经支配　副神经。

(3)活动范围　0°~45°或0°~55°。

(4)检查方法　①5级与4级:被评定者取仰卧位,头转向一侧。评定人员一手施加相反方向的阻力以对抗此动作。能对抗强阻力完成颈椎旋转全关节活动范围的运动者为5级,仅能对抗中等度阻力完成以上动作者为4级。②3级与2级:被评定者体位同前,能克服重力的影响,完成颈椎全关节活动范围运动者为3级。被评定者头置于检查台上,评定人员令被评定者做向左再向右的转头,能完成部分运动者为2级。③1级与0级:被评定者体位同前,做屈颈动作时,仅能触及胸锁乳突肌收缩者为1级,触不到收缩者为0级。

4.躯干前屈

(1)主动肌　腹直肌。

(2)神经支配　肋间神经 T_5~T_{12}。

(3)活动范围　0°~80°。

(4)检查方法　①5级:被评定者取仰卧位。评定人员固定被评定者双下肢,令被评定者双手交叉置于颈后,尽力前屈抬起胸廓,双肩胛骨下角均可完全离开台面者为5级。②4级:被评定者体位同前,双上肢于胸前交叉抱肩。评定人员令被评定者尽力抬起上身,双肩均可完全离开台面者为4级。③3级:被评定者体位同前,双上肢置于躯干两侧。评定人员令被评定者尽力抬起上身,双侧肩胛骨下角可以离开台面者为3级。④2级:被评定者体位同前,双上肢置于躯干两侧,双膝关节屈曲。评定人员令被评定者颈椎前屈,按压被评定者胸廓下部,使腰椎前屈消失、骨盆前倾,头部能抬起者为2级。⑤1级与0级:被评定者体位同前。评定人员令被评定者咳嗽,同时触诊其腹壁,有轻微的收缩者为1级,无收缩者为0级。

5.躯干旋转

(1)主动肌 腹外斜肌、腹内斜肌。

(2)神经支配 肋间神经、髂腹下神经、髂腹股沟神经。

(3)活动范围 0°~45°。

(4)检查方法 ①5级:被评定者取仰卧位,双手在头后部交叉。评定人员令被评定者右肘向左膝方向运动(检查右腹外斜肌和左腹内斜肌),胸廓向一侧旋转、屈曲(两侧均做检查)。被评定者双手交叉置于后头部,腹外斜肌收缩侧的肩胛骨可离开台面,完成躯干旋转者为5级。②4级:被评定者体位同前,双侧上肢在胸前交叉抱肩,完成与5级相同运动(腹外斜肌收缩侧的肩胛骨可离开台面,完成躯干旋转)者为4级。③3级:被评定者体位同前,双上肢向躯干上方伸展,完成与5级相同运动(腹外斜肌收缩侧的肩胛骨可离开台面,完成躯干旋转)者为3级。④2级:被评定者体位同前,完成以上动作时肩胛骨下角不能离开台面,但可以观察到胸廓的凹陷者为2级。⑤1级与0级:被评定者体位同前,双上肢置于体侧,双髋关节屈曲,足底踩在床面上。评定人员令被评定者左侧胸廓尽力靠近骨盆右侧,同时触诊其肋骨下缘以下的肌肉,有收缩者为1级,无收缩者为0级。

6.躯干后伸

(1)主动肌 骶棘肌、胸髂肋肌、胸最长肌、背棘肌、腰髂肋肌、腰方肌。

(2)神经支配 脊神经后支、腰神经前支。

(3)活动范围 胸椎0°,腰椎0°~25°。

(4)检查方法 ①5级:被评定者取俯卧位,双手在后头部交叉。评定人员令被评定者将胸廓下部尽量高地抬起。在评定人员固定双踝关节的条件下,被评定者躯干伸展可以稳定地维持姿势不动,并且看不到勉强用力的表现。②4级:被评定者体位同前。在评定人员固定双踝关节的条件下,被评定者能抬起躯干,但到最终点出现摇晃并表现出勉强维持的状态。③3级:被评定者体位同前,双上肢置于体侧。评定人员固定被评定者双踝,令其完成胸椎与腰椎的后伸,能完成抗重力的充分后伸运动,脐部离开台面者为3级。④2级:被评定者体位同前,检查方法与3级相同。被评定者仅能部分完成后伸运动(不能达到正常范围)。⑤1级或0级:被评定者体位同前,完成以上运动,同时评定人员触诊被评定者脊柱,可触及收缩者为1级,无收缩者为0级。

7.骨盆上提

(1)主动肌 腰方肌、腰髂肋肌。

(2)神经支配 腰神经。

(3)检查方法 ①5级与4级:被评定者取仰卧位,适当伸展腰部,双手扶持诊查台台面以固定胸廓(如伴有肩、臂无力者,由助手协助固定胸廓)。评定人员双手握住被评定者踝关节,将被评定者下肢向下方牵拉,同时令被评定者骨盆向胸廓方向上提。能对抗最大阻力完成骨盆上提动作者为5级,能对抗中等度阻力完成骨盆上提动作者为4级。

②3 级:被评定者体位同前。评定人员一手握被评定者踝关节上方支持下肢,另一手置于其膝关节下方,使下肢离开检查台以减少下肢与床面的摩擦。令被评定者做一侧上提骨盆动作,能完成者为 3 级。③2 级:被评定者体位同前,仅能完成部分上提骨盆动作。④1 级与 0 级:被评定者体位同前,骨盆上提肌群部位较深,触诊较困难,一般临床上不做 1 级或 0 级的检查。

结果记录和分析

1.结果记录 将徒手肌力评定的检查结果记录在肌力检查表中。根据上述评定方法,可将所获得的肌力按 0~5 级(或以此为基础加"+"号或"-"号)记录。若所测部位被动运动受限,应首先准确记录可动范围的角度,然后再记录该活动范围时的肌力级别。受检肌肉如伴有痉挛、挛缩或疼痛时,应做标记,痉挛以"S(spasticity)"表示,挛缩以"C(contracture)"表示,严重者可标记"SS"或"CC";疼痛以"P(pain)"表示。因病情不允许按规定体位检查时,应将改变情况予以记录。

2.结果分析 不同原因导致的肌力下降表现形式有所不同,如长期制动、卧床、吉兰-巴雷综合征导致全身肌力普遍下降,脊髓损伤表现为损伤平面及其以下所支配的肌肉肌力下降,周围神经损伤则表现为该神经支配肌肌力下降。同时各种检查因素会影响检查结果,如被评定者的合作程度、评定人员的经验或环境等。在运用肌力评定标准时,存在着评定人员的主观性,因此也要对检查结果的信度进行分析。

注意事项

1.操作前准备 检查前,应先用通俗的语言给予解释,必要时给予示范。
2.体位摆放 采取正确的测试姿势和体位。
3.操作顺序 检查时,先查健侧后查患侧,先抗重力后抗阻力,两侧对比。
4.影响肌力评定的因素 ①检测前必须做关节最大范围活动,排除关节活动受限对肌力检查的影响。②如果因关节挛缩、畸形造成关节活动障碍,记录肌力时应同时注明。③中枢神经系统疾病所致痉挛性瘫痪不宜做徒手肌力评定,因为此方法所查结果不准。④尽可能稳定地固定近端关节,避免出现非检查关节肌肉的代偿活动。⑤测试动作应标准化,阻力必须使用同一强度,阻力应加在被测关节远端。⑥对于特殊人群,如老年人、儿童等,评定肌力时要注意与健侧比较。

(李彦杰)

第四节　肌张力与痉挛评定

◎**实训目标**　掌握肌张力临床分级评定法、改良 Ashworth 量表肌张力分级评定法及结果记录;了解肌张力评定的注意事项;达到独立、规范进行肌张力评定的目的。

评定标准

肌张力是指被动活动肢体或按压肌肉时所感觉到的阻力。肌张力临床分级(表2-3)是一种定量评定方法。改良 Ashworth 量表(表2-4)是根据关节被动运动阻力来分级肌张力、评定痉挛的量表,是对英国 Ashworth 提出的 Ashworth 评分的改良版。

表 2-3　肌张力临床分级

等级	肌张力	标准
0级	软瘫	被动活动肢体无反应
1级	低	被动活动肢体反应减弱
2级	正常	被动活动肢体反应正常
3级	轻、中度增高	被动活动肢体有阻力反应
4级	重度增高	被动活动肢体有持续性阻力反应

表 2-4　改良 Ashworth 量表

等级	标准
0级	肌张力不增加,被动活动患侧肢体在整个范围内均无阻力
1$^+$级	肌张力轻微增加,被动活动患侧肢体到终末端时有轻微阻力
1级	肌张力轻度增加,被动活动患侧肢体时在前 1/2 ROM 有轻微的"卡住"感觉,后 1/2 ROM 有轻微阻力
2级	肌张力中度增加,被动活动患侧肢体在大部分 ROM 内均有阻力,但仍可以活动
3级	肌张力重度增加,被动活动患侧肢体在整个 ROM 内均有阻力,活动比较困难
4级	肌张力极度增加,患侧肢体僵硬,阻力很大,被动活动十分困难

注:ROM＝range of motion,关节活动范围。

评定方法

(1)评定时被评定者处于舒适体位,充分暴露检查部位,完全放松受检肢体。

（2）在进行被动运动时,评定人员用力适当,注意保护被评定者,以免发生意外。

（3）对于身心难以放松的被评定者,评定人员可通过改变被动运动速度的方法帮助做出正确判断。

（4）检查时应先检查健侧同名肌,再检查患侧,并对双侧进行对比。

结果记录和分析

1. 痉挛评定结果记录　记录痉挛评定结果时,应注明运动方式、测试的体位、是否存在异常反射、是否存在影响评定的外在因素（如环境温度、评定时间、药物等）、痉挛分布的部位、对被评定者日常生活活动等功能活动的影响,以及所应用的药物、治疗技术是否有效等。

2. 注意评定的影响因素　记录结果时应注意评定的影响因素。①痉挛的神经性因素:临床上同一痉挛患者每天的严重程度是高变异的。②痉挛的速度依赖:涉及牵张反射的痉挛评定方法会因为被动运动的速度问题而影响信度。③被评定者的努力程度。④被评定者的精神因素。⑤环境变化。⑥评定时被评定者的体位。

3. 结果分析　由于肌张力受多种因素的影响,因此在分析结果时应全面考虑。如发热、感染、膀胱充盈、静脉血栓、压力性损伤（压疮）、疼痛、局部肢体受压及挛缩等,可使肌张力增高;紧张、焦虑等心理因素和不良的心理状态也可使肌张力增高。

注意事项

1. 评定时间　应避免在运动后或疲劳、情绪激动时进行肌张力评定。不同的时间段肌张力有明显差异,因此最好在同一个时间段进行治疗前后肌张力的评定,以保证可比性,正确判断康复疗效。

2. 环境要求　肌张力与环境温度有密切关系,检查室的室温应保持在22～25 ℃。

3. 被评定者准备　检查前应向被评定者说明检查目的、步骤、方法及感受,使其了解评定的过程,消除紧张情绪,配合检查。同时被评定者应穿着宽松舒适的衣服,以免影响评定结果。

（李彦杰）

第五节　关节活动度评定

◎ **实训目标**　掌握各关节正常活动度及评定方法;了解引起关节活动受限的原因或因素;达到独立、规范进行关节活动度评定的目的。

评定标准

（一）上肢主要关节活动度的测量

1. 肩关节屈曲、伸展　被评定者取坐位、立位或卧位（屈曲测量时仰卧位最好，防止肩胛骨后倾代偿；伸展测量时俯卧位最好，防止肩胛骨前倾代偿），肩关节无外展、内收、旋转，前臂取中立位，手掌面向躯干。评定人员将量角器中心置于肩峰，固定臂与腋中线平行（图2-1），移动臂与肱骨长轴平行，屈曲（图2-2）或伸展肩关节（图2-3）至最大范围，记录读数。参考值：屈曲0°～180°；伸展0°～60°。

2. 肩关节外展、内收　被评定者取坐位、立位或仰卧位，测量外展关节活动度时肩关节无屈曲、伸展，前臂旋后，掌心向前。评定人员将量角器中心置于被评定者肩峰，固定臂与躯干纵轴平行，移动臂与肱骨纵轴平行（图2-4），外展肩关节至最大范围，记录读数（图2-5）；测量内收关节活动度时，肩关节屈曲20°～45°，前臂旋前，掌心向后，内收肩关节至最大范围，记录读数（图2-6）。参考值：外展0°～180°；内收0°～45°。

3. 肩关节水平外展、水平内收　被评定者取坐位，肩关节屈曲90°。评定人员将量角器中心置于被评定者肩峰顶部，固定臂位于通过肩峰外展90°的肱骨长轴线，移动臂与肱骨长轴平行（图2-7），肱骨在水平面上向后（图2-8）或向前运动（图2-9）至最大范围，记录读数。参考值：水平外展0°～30°；水平内收0°～135°。

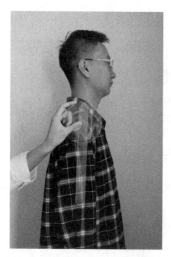

图2-1　肩关节屈曲关节活动度测量起始位

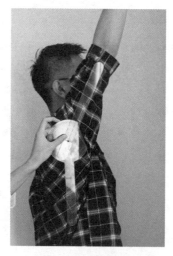

图2-2　肩关节屈曲关节活动度测量终末位

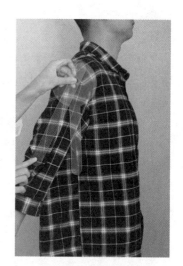

图2-3　肩关节伸展关节活动度测量终末位

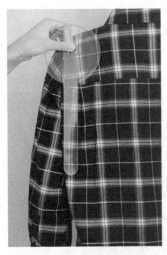

图2-4　肩关节外展关节活动度测量起始位

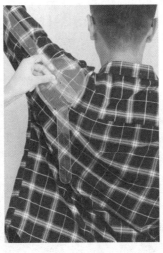

图2-5　肩关节外展关节活动度测量终末位

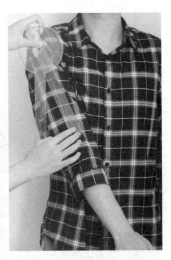

图2-6　肩关节内收关节活动度测量终末位

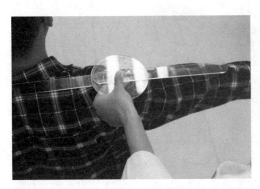

图2-7　肩关节水平外展关节活动度测量起始位

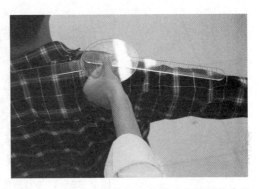

图2-8　肩关节水平外展关节活动度测量终末位

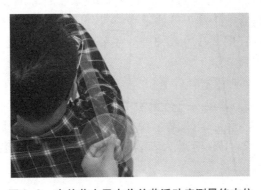

图2-9　肩关节水平内收关节活动度测量终末位

4.肩关节内旋、外旋 被评定者取坐位、仰卧位或俯卧位,肩关节外展90°,肘关节屈曲90°,前臂旋前。评定人员将量角器中心置于被评定者尺骨鹰嘴,固定臂与躯干面垂直,移动臂位于尺骨长轴(图2-10),内旋(图2-11)或外旋肩关节(图2-12)至最大范围,记录读数。测量时,宜在肘关节处将肱骨垫高,以使肘关节与肩胛骨在同一平面上。参考值:内旋0°~70°;外旋0°~90°。

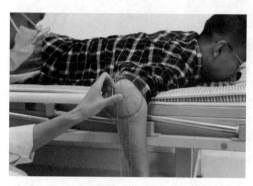

图2-10 肩关节内旋关节活动度测量起始位

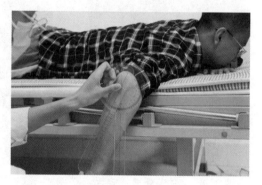

图2-11 肩关节内旋关节活动度测量终末位

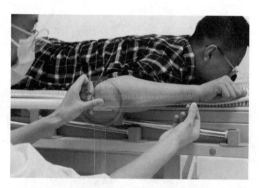

图2-12 肩关节外旋关节活动度测量终末位

5.肘关节屈曲、伸展 被评定者取坐位或仰卧位,上臂紧靠躯干,肘关节伸展,前臂旋后。评定人员将量角器中心置于被评定者肱骨外上髁,固定臂与肱骨纵轴平行,移动臂与肱骨纵轴平行,屈曲(图2-13)或伸展肘关节(图2-14)至最大范围,记录读数。参考值:屈曲0°~150°;伸展0°。

6.前臂旋前、旋后 被评定者取坐位,上臂紧靠躯干,肘关节屈曲90°,前臂取中立位,手握铅笔与地面垂直。评定人员将量角器中心置于被评定者第3掌骨头,固定臂垂直于地面,移动臂位于桡骨茎突与尺骨茎突的连线(与铅笔平行)上(图2-15),前臂旋后(图2-16)或旋前(图2-17)至最大范围,记录读数。参考值:旋前0°~80°;旋后0°~80°。

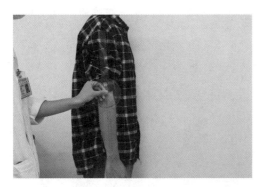

图2-13　肘关节屈曲关节活动度测量起始位

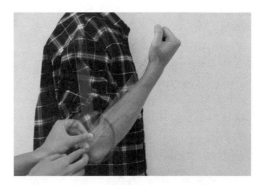

图2-14　肘关节屈曲关节活动度测量终末位

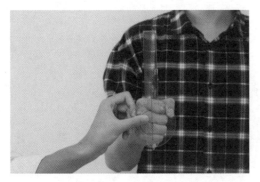

图2-15　前臂旋前关节活动度测量起始位

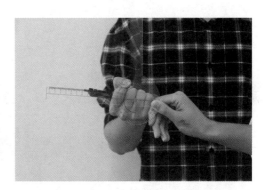

图2-16　前臂旋后关节活动度测量终末位

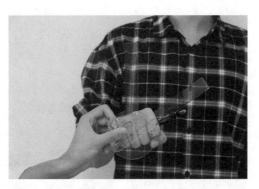

图2-17　前臂旋前关节活动度测量终末位

7. 腕关节掌屈、背伸　被评定者取坐位,肩关节适度外展,肘关节屈曲90°,前臂取中立位。评定人员将量角器中心置于被评定者桡骨茎突,固定臂与桡骨纵轴平行,移动臂与第2掌骨纵轴平行(图2-18),背伸(图2-19)或掌屈腕关节至最大范围(图2-20),记录读数。参考值:掌屈0°~80°;背伸0°~70°。

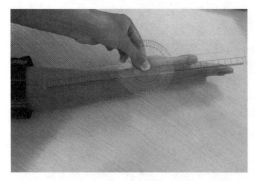

图 2-18　腕关节掌屈关节活动度测量起始位

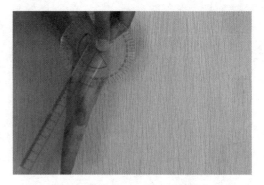

图 2-19　腕关节背伸关节活动度测量终末位

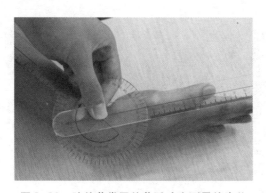

图 2-20　腕关节掌屈关节活动度测量终末位

8.腕关节桡偏、尺偏　被评定者取坐位,肘关节屈曲90°,前臂旋前。评定人员将量角器中心置于被评定者腕节背侧中点,固定臂与前臂纵轴平行,移动臂与第 3 掌骨纵轴平行(图 2-21),腕关节桡偏(图 2-22)或尺偏(图 2-23)至最大范围,记录读数。参考值:桡偏 0°~20°;尺偏 0°~30°。

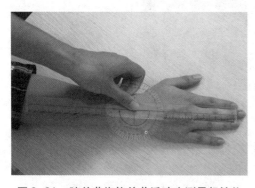

图 2-21　腕关节桡偏关节活动度测量起始位

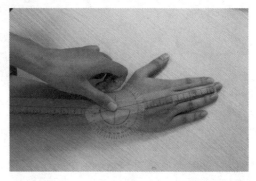

图 2-22　腕关节桡偏关节活动度测量终末位

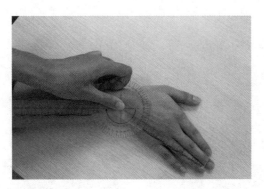

图 2-23　腕关节尺偏关节活动度测量终末位

9. **拇指掌指关节屈曲**　被评定者取坐位,前臂、手放于桌面,腕关节取中立位,手位于伸展位。评定人员将量角器中心置于被评定者拇指掌指关节背侧,固定臂与第 1 掌骨纵轴平行,移动臂与拇指近节指骨纵轴平行,屈曲拇指掌指关节至最大范围(图 2-24),记录读数。参考值:0°~50°。

10. **拇指指骨间关节屈曲**　被评定者取坐位,前臂、手放于桌面,腕关节取中立位,手位于伸展位。评定人员将量角器中心置于被评定者拇指指骨间关节背侧,固定臂与拇指近节指骨纵轴平行,移动臂与拇指远节指骨纵轴平行,屈曲拇指指骨间关节至最大范围(图 2-25),记录读数。参考值:0°~80°。

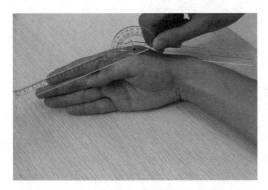

图 2-24　拇指掌指关节屈曲关节活动度测量
起始位

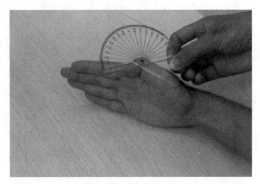

图 2-25　拇指指间关节屈曲关节活动度测量
终末位

11. **手指掌指关节屈曲**　被评定者取坐位,前臂、手放于桌面,前臂、腕关节取中立位,手位于伸展位。评定人员将量角器中心置于被评定者相应掌指关节背侧,固定臂与相应掌骨纵轴平行,移动臂与近节指骨纵轴平行,分别屈曲第 2、3、4、5 指掌指关节至最大范围(图 2-26),记录读数。参考值:0°~90°。

12. **手指近端指骨间关节屈曲**　被评定者取坐位,前臂、手放于桌面,前臂、腕关节取中立位,手位于伸展位。评定人员将量角器中心置于被评定者相应近端指骨间关节背侧,固定臂与近节指骨纵轴平行,移动臂与中节指骨纵轴平行,分别屈曲第 2、3、4、5 指近端指骨间关节至最大范围(图2-27),记录读数。参考值:0°~100°。

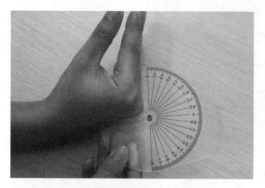
图2-26　中指掌指关节屈曲关节活动度测量
　　　　终末位

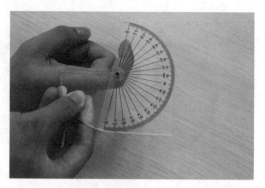
图2-27　示指近端指骨间关节屈曲关节活动
　　　　度测量终末位

13. 手指远端指骨间关节屈曲　被评定者取坐位,前臂、手放于桌面,前臂、腕关节取中立位,手位于伸展位。评定人员将量角器中心置于被评定者相应远端指骨间关节背侧,固定臂与中节指骨纵轴平行,移动臂与远节指骨纵轴平行,分别屈曲第2、3、4、5指远端指骨间关节至最大范围(图2-28),记录读数。参考值:0°~90°。

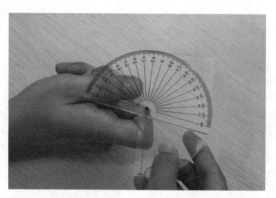
图2-28　示指远端指骨间关节屈曲关节活动度
　　　　测量终末位

(二)下肢主要关节活动度的测量

1. 髋关节屈曲　被评定者取仰卧位,骨盆紧贴于床面,对侧下肢平放于床面,以防骨盆后倾。评定人员将量角器中心置于被评定者股骨大转子,固定臂与躯干腋中线平行,移动臂与股骨纵轴平行(图2-29),屈曲髋关节至最大范围,记录读数(图2-30)。参考值:0°~120°。

2. 髋关节伸展　被评定者取俯卧位,骨盆紧贴床面,双足在床缘外。评定人员将量角器中心置于被评定者股骨大转子,固定臂与躯干腋中线平行,移动臂与股骨纵轴平行(图2-31),伸展髋关节至最大范围(图2-32),记录读数。参考值:0°~30°。

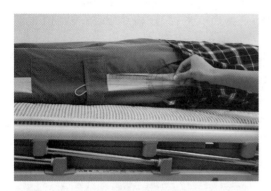

图2-29 髋关节屈曲关节活动度测量起始位

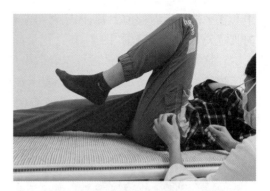

图2-30 髋关节屈曲关节活动度测量终末位

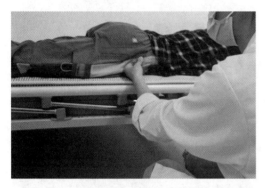

图2-31 髋关节伸展关节活动度测量起始位

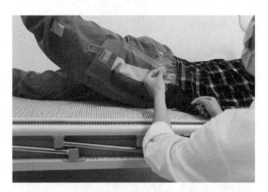

图2-32 髋关节伸展关节活动度测量终末位

3. 髋关节外展 被评定者俯卧,大腿避免旋转。评定人员将量角器中心置于被评定者髂前上棘,固定臂位于左右髂前上棘连线,移动臂与股骨纵轴平行(图2-33),外展髋关节至最大范围(图2-34),记录读数。参考值:0°~45°。

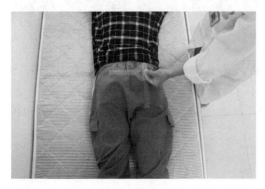

图2-33 髋关节外展关节活动度测量起始位

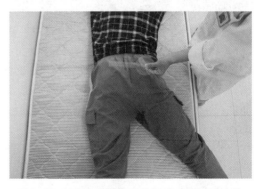

图2-34 髋关节外展关节活动度测量终末位

4.髋关节内收　被评定者俯卧,大腿避免旋转,对侧下肢外展。评定人员将量角器中心置于被评定者髂前上棘,固定臂与左右髂前上棘连线平行,移动臂与股骨纵轴平行,内收髋关节至最大范围(图2-35),记录读数。参考值:0°~30°。

5.髋关节内旋、外旋　被评定者取坐位,髋关节屈曲90°,膝关节屈曲90°,两小腿垂于床缘外。评定人员将量角器中心置于被评定者髌骨中心,固定臂与通过髌骨中心的垂线平行,移动臂与胫骨纵轴平行(图2-36),内旋(图2-37)或外旋髋关节(图2-38)至最大范围,记录读数。参考值:内旋0°~45°;外旋0°~45°。

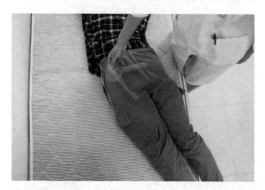

图2-35　髋关节内收关节活动度测量终末位

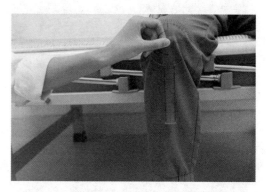

图2-36　髋关节内旋关节活动度测量起始位

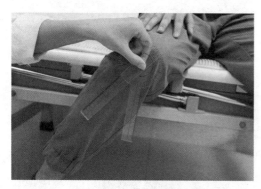

图2-37　髋关节内旋关节活动度测量终末位

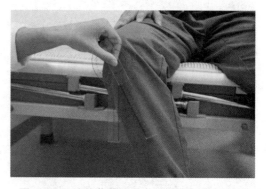

图2-38　髋关节外旋关节活动度测量终末位

6.膝关节屈曲、伸展　被评定者俯卧,髋、膝关节伸展。评定人员将量角器中心置于被评定者股骨外侧髁,固定臂与股骨纵轴平行,移动臂位于腓骨小头与外踝连线,膝关节屈曲(图2-39)或伸展(图2-40)至最大范围,记录读数。参考值:屈曲0°~135°;伸展0°。

7.踝关节背伸、跖屈　被评定者取坐位或仰卧位,踝关节勿内、外翻。评定人员将量角器中心置于被评定者腓骨纵轴线与第5跖骨的交点(外踝下约1.5 cm处),固定臂位于腓骨小头与外踝连线,移动臂与第5跖骨长轴平行(图2-41),背伸(图2-42)或跖屈踝关节(图2-43)至最大范围,记录读数。参考值:背伸0°~20°;跖屈0°~50°。

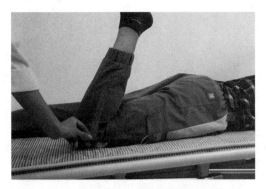

图2-39　膝关节屈曲关节活动度测量终末位

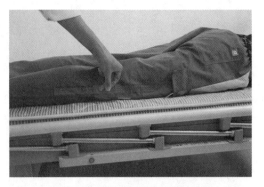

图2-40　膝关节伸展关节活动度测量终末位

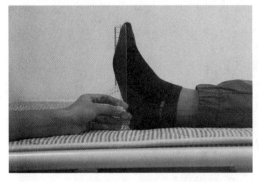

图2-41　踝关节背伸关节活动度测量起始位

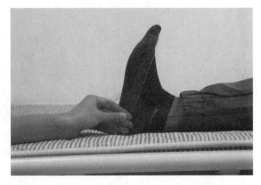

图2-42　踝关节背伸关节活动度测量终末位

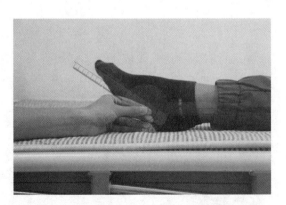

图2-43　踝关节跖屈关节活动度测量终末位

8. 踝关节内翻、外翻　被评定者俯卧，足位于床缘外。评定人员将量角器中心置于被评定者踝后方内外踝中点，固定臂与胫骨长轴平行，移动臂与轴心与足跟中点连线平行（图2-44），内翻（图2-45）或外翻踝关节（图2-46）至最大范围，记录读数。参考值：内翻0°～35°；外翻0°～25°。

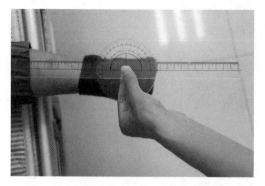

图 2-44　踝关节外翻关节活动度测量起始位

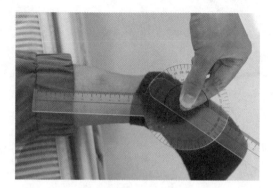

图 2-45　踝关节内翻关节活动度测量终末位

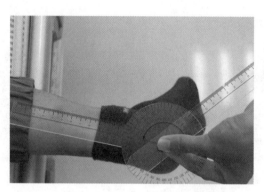

图 2-46　踝关节外翻关节活动度测量终末位

(三)脊柱关节活动度的测量

1.颈屈曲、伸展　被评定者取坐位,胸、腰椎正直。评定人员将量角器中心置于被评定者外耳道中点,固定臂与地面垂直,移动臂为外耳道与鼻尖连线(图 2-47)。颈屈曲(图 2-48)或伸展(图 2-49)至最大范围,记录读数。参考值:屈曲 0°～45°;伸展 0°～45°。

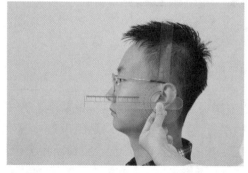

图 2-47　颈屈曲关节活动度测量起始位

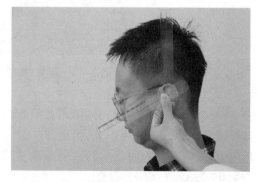

图 2-48　颈屈曲关节活动度测量终末位

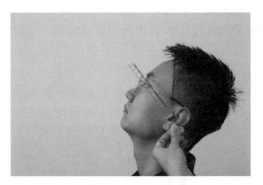

图2-49　颈伸展关节活动度测量终末位

2.颈侧屈　被评定者取坐位,胸、腰椎正直,固定肩胛骨。评定人员将量角器中心置于被评定者第7颈椎棘突,固定臂沿胸椎棘突与地面垂直,移动臂与头顶中点和第7颈椎棘突连线平行(图2-50),颈侧屈至最大范围,记录读数(图2-51)。参考值:0°~45°。

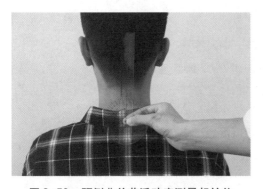

图2-50　颈侧曲关节活动度测量起始位

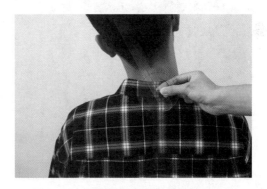

图2-51　颈侧曲关节活动度测量终末位

3.颈旋转　被评定者取坐位,胸、腰椎正直,固定肩胛骨。评定人员将量角器中心置于被评定者头顶中央,固定臂与两肩峰连线平行,移动臂与头顶中点和鼻尖连线平行(图2-52),颈左右旋转至最大范围,记录读数(图2-53)。参考值:0°~60°。

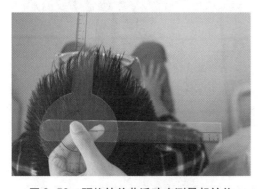

图2-52　颈旋转关节活动度测量起始位

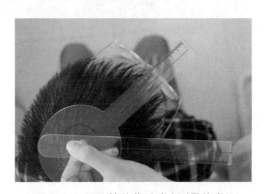

图2-53　颈旋转关节活动度测量终末位

4. 躯干屈曲、伸展 被评定者取坐位,固定骨盆。评定人员将量角器中心置于被评定者第5腰椎棘突,固定臂为通过第5腰椎棘突的垂直线,移动臂与第7颈椎棘突和第5腰椎棘突的连线平行,胸、腰椎屈曲或伸展至最大范围,记录读数。参考值:屈曲0°~80°;伸展0°~30°。

此外,还可以评估被评定者向前弯腰指尖所能碰到腿的位置或者测量被评定者弯腰后指尖与地面的垂直距离;也可以用软尺测量第1颈椎至第7颈椎直立和弯腰时的脊柱长度(图2-54、图2-55)。正常成年人脊柱前屈后所增加的平均长度为1.6 cm,但是被评定者若直背弯腰,则长度没有变化。

5. 躯干侧屈 被评定者取立位,固定骨盆。评定人员将量角器中心置于被评定者第5腰椎棘突,固定臂位于通过第5腰椎棘突的垂直线,移动臂位于第7颈椎棘突与第5腰椎棘突的连线(图2-56)上,躯干侧屈至最大范围(图2-57),记录读数。参考值:0°~35°。

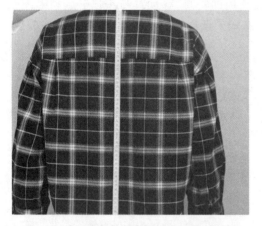

图2-54 躯干屈曲关节活动度测量起始位

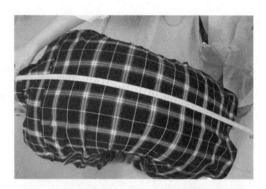

图2-55 躯干屈曲关节活动度测量终末位

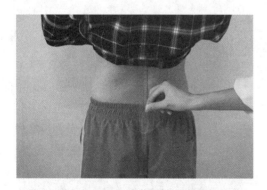

图2-56 躯干侧屈关节活动度测量起始位

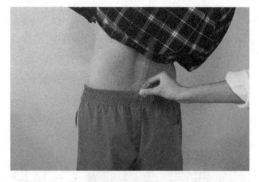

图2-57 躯干侧屈关节活动度测量终末位

6. 躯干旋转 被评定者取坐位,固定骨盆。评定人员将量角器中心置于被评定者头顶中央,固定臂与两髂嵴上缘的连线平行,移动臂与两肩峰连线平行(图2-58),躯干左右旋转至最大范围,记录读数(图2-59)。参考值:0°~45°。

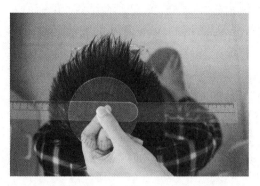
图 2-58 躯干旋转关节活动度测量起始位

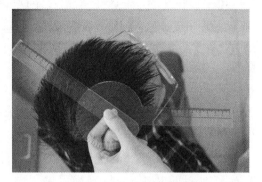
图 2-59 躯干旋转关节活动度测量终末位

评定方法

（1）评定时被评定者处于舒适的位置,告知其接下来的测量过程、测量原因,从而取得被评定者的配合。

（2）充分暴露将要测量的关节,确定测量关节的骨性标志。固定测量关节的近端,被动活动该关节的远端,以了解可能的活动范围和有无抵触感。

（3）使关节处于起始位,量角器的轴心对准关节轴心,固定臂与近端骨平行,活动臂与远端骨平行,量角器和运动方向平面一致。记录关节起始位置的角度后,先做主动运动,后做被动运动的测量,在关节运动的最大范围测量主动、被动终末位的角度,移走量角器并读取度数。在测量时勿于关节运动过程中固定量角器。最后,令被评定者的肢体还原休息位,并记录结果。

结果记录和分析

（一）结果记录

人体关节活动度结果记录主要包括以下 5 个项目:①关节的名称、运动类型与左右位置;②关节有无僵硬、强直或挛缩等特殊情况;③双侧的主动关节活动度和被动关节活动度;④记录运动的始末角度及过伸情况;⑤记录运动的终末感。

记录运动角度时,不可只记录运动结束时的角度,应将运动前的起始角度一同测量,以便对关节活动范围做出正确判断。记录运动始末的角度时,对于不能从零位开始运动的关节,起始角度的记录尤为重要。如髋关节屈曲 15°～120° 与屈曲 0°～120° 的含义是不同的,前者提示髋关节伸展受限,存在 15° 屈曲挛缩,髋关节无法达到解剖位（零位）。因此,不但要准确记录屈曲的起始角度和终末角度,并且应在髋关节伸展栏中记录"无"。如肘关节异常过伸"－10°～150°",表示肘关节过伸"10°",关节出现异常过度伸展时,应标以负号表示。若关节部位出现肿胀、疼痛、肌萎缩、皮肤挛缩、外伤等特殊情况,也应准确记录。

由于种族、性别、年龄及检查方法的不同,不同文献提供的关节活动度参考值有所不同,本教材介绍的是美国骨科学会关节运动委员会推荐的人体主要关节活动度的参考值。

(二)结果分析

关节活动度测量的结果应健、患侧双侧对比,以未受累肢体的关节活动度作为被评定者的正常关节活动度,并以此为标准判断患侧是否存在关节活动度异常情况。对肢体双侧受累或无健侧肢体对比的被评定者进行评定时,评定人员可与文献提供的参考值进行对比,然后做出以下分析。

1.分析关节活动度 关节本身和关节周围组织的病变常使关节的主动关节活动度和被动关节活动度发生改变。

(1)主动、被动关节活动度均减小 最常见于关节周围软组织(皮肤、韧带、肌腱等)器质性病变,如烧伤后瘢痕形成、韧带和肌腱挛缩;也可由关节本身的病变(如关节的损伤及关节炎)引发。

(2)主动关节活动度减小、被动关节活动度正常 常见于各种原因导致的主动肌肌力下降、损伤所致肌腱断裂等,以致被评定者不能主动活动关节到最大范围。此外,评定人员应与被评定者因活动意愿、协调性、意识水平降低等主观因素导致的主动关节活动度减小加以区分。

(3)关节活动度增大 周围神经病损所致的肌肉弛缓性瘫痪、关节支持韧带松弛、关节骨质破坏等均可导致关节活动度增大。另外,中枢神经损伤的早期也可见关节活动度增大。

2.分析运动终末感 运动终末感是在被动运动的关节达到最末端时评定人员所获得的手感,即抵抗感。在生理情况下,关节运动至终末时,由于受到周围肌肉、筋膜、皮肤、韧带或关节囊的牵伸,软组织附着或骨与骨直接碰触等产生抵抗而终止。当关节活动正常时,评定人员在被动运动关节至终末端时会感觉到正常的软组织、结缔组织及骨抵抗(表2-5);当关节活动异常时,受病理因素的影响,评定人员在关节末端可感受到异常的软组织、结缔组织及骨抵抗,或感受到虚性抵抗(被评定者因疼痛而中止,故未产生运动终末抵触感)、弹性抵抗(反跳感)及痉挛抵抗(突然终止,具有坚硬感,常伴疼痛)等异常的运动终末感。

表2-5 生理性运动终末感

性质	手感	原因	举例
软组织抵抗	运动终止时软组织被挤压感	软组织间的接触	被动屈膝关节时大腿与小腿后部肌群的接触

续表2-5

性质	手感	原因	举例
结缔组织抵抗	运动终止时硬而富有弹性	肌肉被牵伸	膝关节伸展下被动背屈踝关节时,腓肠肌紧张
	运动终止时坚硬但有少许弹性,感觉似拽一块皮子	关节囊被牵伸	被动伸展手指掌指关节时,关节囊前部紧张
	运动终止时坚硬但有少许弹性,感觉似拽一块皮子	韧带被牵伸	被动前臂旋后时掌侧桡尺韧带、骨间膜、斜索紧张
骨抵抗	运动终止时突然发生硬感	骨与骨的接触	被动伸展肘关节时,尺骨鹰嘴与肱骨鹰嘴窝的接触

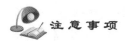 **注意事项**

1. 采取正确的体位和固定　熟悉关节的解剖位、中立位和关节的运动方向。测量的起始位记为0°,起始位一般是解剖位或中立位。测量旋转度时,选取正常旋转范围的中点作为起始点。为防止出现错误的运动姿势,避免运动时相关肢体固定不充分,测量时被评定者必须保持正确的体位和运动方向,评定人员协助被评定者固定相关部位。若被评定者因关节活动受限或残疾不能摆放正常的关节活动范围体位时,评定人员可凭视觉观察被评定者关节的主、被动活动范围。

2. 正确摆放角度　熟练掌握各关节测量时轴心、固定臂、移动臂的具体规定。

3. 暴露检测部位　测量时充分暴露被测量关节,先标记骨性标志,再放置量角器,注意避免着装影响关节活动度检查的准确性。应为女性被评定者准备专用房间及更衣室,评定人员为异性时,必须有第三者在场。

4. 专人测量　同一被评定者每次测量应取相同位置,由专人用同一种量角器测量,两侧对比,以便于比较。

5. 同时测量　主动和被动关节活动度由于关节的活动范围受到关节本身及关节外因素的影响,因此必须测量主动关节活动度和被动关节活动度。一般先测量主动关节活动度,后测量被动关节活动度。对测量结果分别记录并比较,注意分析导致关节活动异常的原因。关节的主动关节活动度与被动关节活动度不一致时,提示存在关节外的肌肉瘫痪、肌腱挛缩或粘连等问题,应以关节被动活动的范围为准。进行被动关节活动度测量时,评定人员应用力柔和、速度和缓,对伴有疼痛、痉挛的被评定者不可做快速被动运动。

6. 避免代偿　注意排除相邻关节的互相影响或互相补偿作用。如髋关节运动受限时,可由腰部各关节补偿;膝关节屈曲痉挛时,可继发髋关节的屈曲挛缩。此外,也应注意排除疼痛、瘢痕、衣服过紧等其他因素的影响。

(李彦杰)

第六节　感觉功能评定

◎ **实训目标**　掌握感觉功能评定标准及评定方法;把握感觉缺失的部位和程度;了解感觉功能评定的注意事项;达到独立、规范进行感觉功能评定的目的。

评定标准

(一)躯体感觉功能评定

1.评定物品准备　①大头钉若干个(一端尖,一端钝)。②两支试管及试管架。③一些棉花、纸巾或软刷。④4~5件常见物:钥匙、硬币、铅笔、汤勺等。⑤触觉测量器或心电图测径器的头、纸夹和尺子。⑥一套形状、大小相同但重量不同的物件。⑦几块不同质地的布。⑧音叉。

2.浅感觉

(1)轻触觉　被评定者闭目,评定人员用棉花或软毛笔对被评定者体表不同部位皮肤依次轻刷,并且在两侧对称部位进行比较。刺激的动作应轻柔,不应过频,请被评定者回答有无轻痒感觉。检查四肢时的刺激方向应与四肢长轴平行;检查胸、腹部的刺激方向应与肋骨平行。检查顺序通常是面部—颈部—上肢—躯干—下肢。

(2)针刺觉　被评定者闭目,评定人员用大头针尖端轻刺被评定者需要检查部位的皮肤,请被评定者指出具体感受及部位,注意两侧对称部位进行对比。不时用大头针钝端轻触皮肤,以判断有无被评定者的主观误导。若要区别病变不同的部位,则须指出疼痛的程度差异。对于痛觉减退者,要从有障碍部位向正常部位检查;对于痛觉过敏者,则要从正常部位向有障碍部位检查,这样便于确定病变的范围。

(3)压力觉　被评定者闭目,评定人员用拇指或指尖用力挤压被评定者肌肉或肌腱,请被评定者回答有无压力感觉。对于瘫痪者,压力觉检查常从有障碍部位开始,直到正常部位。

(4)温度觉　被评定者闭目,评定人员用两支分别盛有冷水(5~10 ℃)、热水(40~45 ℃)的试管交替地、随意地刺激被评定者皮肤,请被评定者说出是"冷"或"热"。试管与皮肤的接触时间为2~3 s。注意检查部位要对称,选用的试管管径要小,管底面积与皮肤接触面不宜过大。

3.深感觉(本体感觉)

(1)位置觉　被评定者闭目,评定人员将被评定者某部位肢体移动到一个固定的位置,请被评定者说出肢体所处位置或用另一侧肢体移动到相同摆放位置。

(2)运动觉　被评定者闭目,评定人员被动活动被评定者的肢体或关节,请被评定者说出肢体运动的方向;用拇指和示指轻握被评定者手指或脚趾两侧做轻微的被动屈伸,若感觉不明显,可加大活动幅度或再试较大关节。

(3)振动觉　被评定者闭目,评定人员将每秒振动 128 Hz 或 256 Hz 的音叉放置于被评定者身体的骨骼突出部位,如胸骨、肩峰、鹰嘴、腓骨小头、桡骨小头、棘突、髂前上棘、内外踝等,询问被评定者有无振动感和持续时间。也可利用音叉的开和关来测试被评定者是否感觉到振动。检查时应注意身体上、下、左、右对比。

4.复合感觉(皮质感觉)

(1)实体觉　被评定者闭目,评定人员用一些常用的不同大小、形状的物品(如钥匙、硬币、铅笔、汤勺)放置于被评定者手中让其抚摸,请被评定者说出物体的名字。

(2)皮肤定位觉　被评定者闭目,评定人员用棉签或手轻触被评定者皮肤后,请被评定者用手指出被接触的部位。

(3)两点辨别觉　被评定者闭目,评定人员用触觉测量器或心电图测径器的头,以两点的形式放在被评定者要进行检查的皮肤上,而且两点的压力均等,之后逐渐缩小两点的距离,直到两点被感觉为一点为止。测量此时两点间的距离。人体的不同部位对两点分辨的敏感度不同。人的两点分辨正常值:舌尖为 1 mm;指尖为 3～6 mm;手掌、足底为 15～20 mm;手背、足背约 30 mm。

(4)图形觉　被评定者闭目,评定人员用笔或手指在被评定者皮肤上画图形或数字、简单汉字等,请被评定者说出所画内容。

(5)重量觉　被评定者闭目,评定人员将大小、形状相同但重量不同的物品置于被评定者手上,请被评定者前后对比说出轻重。

(6)材质觉　被评定者闭目,评定人员将材质不同的物品(皮革、羊毛、丝绸等)置于被评定者手上,请被评定者说出物品名称。

(二)周围神经损伤后的感觉评定

1.Semmes-Weinstein 单丝检查　该方法简称为 SW 法,是一种精细的触觉检查,可客观地将触觉障碍分为 5 级,以评定触觉的障碍程度和在康复中的变化,多用于手感觉功能评定。单丝为粗细不同的一组笔直的尼龙丝,一端游离,另一端装在手持塑料棒的一端上,丝与棒呈直角。测量时为避免受测手移动,可令被评定者将手背放在预先置于桌子上的一堆油腻子上。用隔帘或其他物品遮住被评定者双目,评定人员持数值最小的单丝开始试验,使丝垂直作用在被评定者手指掌面皮肤上,不能打滑。预先与被评定者约定,当被评定者有触感时即应告知评定人员。用 1.65～4.08 号丝时,每号进行 3 次,施加在皮肤上 1.0～1.5 s,提起 1.0～1.5 s 为 1 次。当丝已弯曲而被评定者仍无感觉时,换较大的一号再试,直到连续两次丝刚刚弯曲被评定者即有感觉时为止,记下该丝号码,然后查表觅结果(表 2-6)。

2.周围神经损伤后感觉功能恢复评定　对感觉功能的恢复情况,英国医学研究院神经外伤学会将其分为 6 级(表 2-7)。

表 2-6 Semmes-Weinstein 单丝检查的临床意义

单丝编号	直径/mm	施压/g	颜色	意义
2.83	0.127	0.076	绿	触觉正常
3.61	0.178	0.209	蓝	轻触觉减退
4.31	0.305	2.350	紫	保护性感觉减弱
4.56	0.356	4.550	红	保护性感觉消失
6.65	10.143	235.610	红	所有感觉均消失

表 2-7 周围神经损伤后的感觉功能恢复等级

恢复等级	评定标准
0 级	感觉无恢复
1 级	支配区皮肤深感觉恢复
2 级	支配区浅感觉和触觉部分恢复
3 级	皮肤痛觉和触觉恢复,且感觉过敏消失
4 级	感觉达到 S_3 水平,两点辨别觉部分恢复
5 级	完全恢复

评定方法

（1）无论是检查浅感觉、深感觉,还是复合感觉,都应明确以下几方面情况:①受影响的感觉类型;②涉及的肢体部位;③感觉受损的范围;④所受影响的程度。

（2）向被评定者说明检查的目的、方法和要求,以取得被评定者的充分配合。

（3）先检查健侧,建立被评定者自身的正常标准。

（4）请被评定者闭目,遮盖双眼,再检查患侧。

（5）观察被评定者的反应,被评定者不能口头表达时,可令其在另一侧进行模仿。

（6）先检查浅感觉,然后检查深感觉和皮质感觉。一旦浅感觉受到影响,则深感觉和皮质感觉也会受到影响。

（7）根据感觉神经和它们所支配和分布的皮区进行检查,所给的刺激以不规则的方法由远而近。

（8）先检查整个部位,一旦找到缺乏感觉的部位,则应仔细找出该部位的范围。

结果记录和分析

1. 结果记录　将评定结果记录在感觉评定表中,或在节段性感觉支配的皮肤分布图中标示。可用不同颜色的铅笔来描述不同类型的感觉,如触觉用黑色,痛觉用蓝色,温度觉用红色,用虚线、实线、点线和曲线分别表示感觉缺失、感觉减退、感觉过敏和感觉异常。

2.结果分析　通过对感觉评定的结果分析,判断引起感觉变化的原因,感觉障碍对日常生活、功能活动及使用辅助用具的影响,以及采取哪些安全措施可防止被评定者由于感觉上的变化而再受损伤,以便预测此后的变化,判断何时需要再次检查。

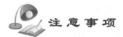

注意事项

1.被评定者准备　评定前应告知被评定者评定的目的和过程,并征得其同意。确保被评定者处于放松状态,避免肌肉紧张或抵抗;评定时被评定者宜闭目,以避免主观或暗示作用。

2.评定工具选择　帮助被评定者选择适当的辅助用具和指导其正确使用辅助用具,以保证安全。

3.注意被评定者感受　评定时应注意被评定者的疼痛感受,如有疼痛或不适,应立即停止评定。

4.注意对比评定　评定时应遵循左右、近远端对比的原则。如果被评定者是脑卒中患者,应将患侧与健侧对比;如果被评定者是脊髓损伤患者,应将肢体及身体与面部进行对比。

(李彦杰)

第七节　疼痛评定

◎**实训目标**　掌握视觉模拟评分法、口述分级评分法、Wong-Baker 面部表情疼痛评估量表及简化 McGill 疼痛问卷评定法;了解疼痛评定的注意事项及结果记录;达到独立、规范进行疼痛评定的目的。

评定标准

1.视觉模拟评分法　视觉模拟评分法(visual analogue scale,VAS)有两种。

(1)直线法　在纸上画一条 100 mm 长的直线,不作任何划分。横线的一端为 0,注明"无痛";另一端为 100,注明"极痛";中间部分表示不同程度的疼痛(图 2-60)。被评定者根据疼痛的自我感觉,在直线上标出疼痛程度的具体位置。30 以下表示被评定者有能忍受的轻微疼痛;40～60 表示疼痛稍重,但不影响睡眠,尚能忍受;70～100 表示疼痛难以忍受,影响睡眠。

(2)数字评分法　一根直尺上有 0～10 共 11 个点,要求被评定者用 0～10 这 11 个点来描述疼痛强度,疼痛强度随着数字的增加而增强,0 表示无痛,10 表示剧痛(图 2-61)。

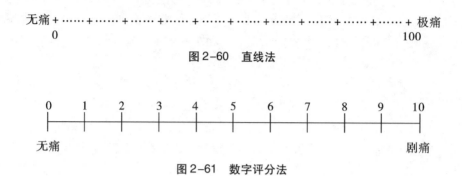

图2-60 直线法

图2-61 数字评分法

注意:①最好是以"小时(h)"为单位进行间歇评定;②不宜过度频繁使用周期性动态评分,否则使被评定者焦虑而不合作。③被评定者自控丧失和焦虑可加重疼痛感觉,影响评定结果。

2. 口述分级评分法　应用言语评价量表进行疼痛评价,言语评价量表由一系列用于描述疼痛的形容词组成,描述词以疼痛从最轻到最强的顺序排列,最轻程度疼痛的描述常被评定为0分,以后每级增加1分,因此每个形容疼痛的词都有相应的评分,以便于定量分析疼痛。分级标准:①四点口述分级评分法,分为无痛、轻微疼痛、中等度疼痛、剧烈的疼痛。请被评定者选择,各级分别为0、1、2、3分。②五点口述分级评分法,无痛为0分,轻微痛为1分,中度痛为2分,重度痛为3分,极重度痛、不可忍受的痛为4分。

注意:①等级的划分常取决于被评定者自身的经验而非自发的临床疼痛。②采用不同的口述分级评分法进行疼痛评定时,它们的结果难以相互比较。③该方法仅能为疼痛感觉程度提供级别次序而非疼痛程度变化的数字表达。④该方法对细微的感觉变化不敏感,并且易受情感变化的影响,不适合语言表达障碍者。⑤不同性质的疾病对评分结果有影响。如对于恶性肿瘤,被评定者常倾向于降低疼痛强度;对于慢性神经性疼痛,被评定者常使用多个形容词来描绘他们的疼痛感受,如烧灼痛、抽痛、刺痛、痒痛等。

3. Wong-Baker 面部表情疼痛评估量表　Wong-Baker 面部表情疼痛评估量表(Wong-Baker faces pain rating scale)于1990年开始用于临床评估,是将易于理解的代表不同疼痛程度的面部表情依次排列在标尺上,其中一端为显露笑容的面孔(表示无痛),另一端为痛苦面容(表示极端疼痛),见图2-62。该量表适用于7岁以上人群,特别适用于儿童或疼痛形容困难者。

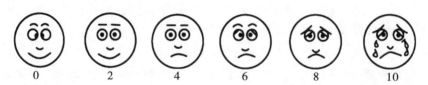

0表示无痛;2表示有点痛;4表示稍痛;6表示更痛;8表示很痛;10表示极端疼痛。

图2-62 Wong-Baker 面部表情疼痛评估量表

4. 简化 McGill 疼痛问卷　简化 McGill 疼痛问卷(simplified McGill pain questionaire, SF-MPQ)(表2-8)是在麦吉尔疼痛问卷基础上简化而来,由感觉类和情感类对疼痛的描述词及现时疼痛强度(PPI)和视觉模拟评分法(VAS)组成。进行疼痛分级数(PRI)评定时,评定人员向被评定者逐项提问,并根据被评定者回答的疼痛程度在相应级别做记号。采用 VAS 进行评定时,嘱被评定者用笔根据自己的疼痛感受在直线上标明相应的点。进行 PPI 评定时,评定人员可根据被评定者的主观感受在相应分值上做记号。最后对 PRI、VAS、PPI 进行总评,分数越高表示疼痛越严重。

表 2-8　简化 McGill 疼痛问卷

项目	感觉性质	疼痛程度/分			
		无	轻	中	重
Ⅰ.疼痛分级数(PRI)	感觉项	刺痛　　0	1	2	3
		刀割痛　0	1	2	3
		锐痛　　0	1	2	3
		跳痛　　0	1	2	3
		痉挛牵扯痛　0	1	2	3
		绞痛　　0	1	2	3
		热灼痛　0	1	2	3
		持续固定痛　0	1	2	3
		胀痛　　0	1	2	3
		触痛　　0	1	2	3
		撕裂痛　0	1	2	3
	感觉项(S)总分				
	情感项	软弱无力　0	1	2	3
		厌烦　　0	1	2	3
		害怕　　0	1	2	3
		罪、惩罚感　0	1	2	3
	情感项(A)总分				
	疼痛总分(S+A)				
Ⅱ.视觉模拟评分法(VAS)	无痛(0)＿＿＿＿＿＿＿＿＿＿＿(100)极痛				
	VAS 得分				
Ⅲ.现实疼痛强度(PPI)	0分(无痛)　1分(轻度不适)　2分(不适)　3分(难受)　4分(可怕的痛)　5分(极痛苦)				
	PPI 评分				

评定方法

1.采集病史　采集与疼痛有关的现病史和既往史,重点了解疼痛的发生时间和诱因,疼痛的部位、性质、程度,缓解或加剧疼痛的因素,伴随症状,以及是否存在日常生活活动受限等。

2.疼痛部位的确定　一般可应用疼痛示意图等方法,以量化疼痛区域的大小、评定疼痛部位的改变,同时可评定疼痛强度和性质。常用的方法为45区体表面积评分法,它适用于疼痛范围相对较广的被评定者,如颈痛、腰痛、肌筋膜痛等患者。

3.疼痛强度的评定　疼痛强度的评定适用于需要对疼痛的强度及强度变化(如治疗前后的对比)进行评定的被评定者。量化评定疼痛强度及其变化的方法较多,临床常用目测类比量表法。

4.疼痛特性的评定　疼痛特性的评定适用于需要对疼痛特性进行评定的被评定者、合并疼痛心理问题者。常采用多因素疼痛调查问卷评分法。

结果记录和分析

1.为患者建立疼痛护理单　护士或治疗师将疼痛评估的结果和给予的相应措施记录在疼痛护理单上,重点记录疼痛的部位、性质、强度,是否服用镇痛药,服用药物的时间,服用药物是否缓解等情况,直到患者出院或者患者疼痛消失。

2.疼痛严重者的处理　对于疼痛严重者,医生根据疼痛情况进行相应处理后,应间隔一段时间再次进行评定,一般口服给药1 h后、静脉给药0.5 h后再次进行疼痛评定。

3.结果记录　准确记录临床疼痛评定的得分和等级,并保留评定数据,方便与以后的评定结果做对比,也可作为评定康复治疗效果的依据。

注意事项

1.疼痛评定工具的选择　选择适合被评定者的疼痛评定工具,如VAS、Wong-Baker面部表情疼痛评估量表等;确保评定工具的可靠性和有效性。

2.尊重被评定者的主观感受　疼痛是主观感受,不同的被评定者对疼痛的感受程度可能不同。在评定过程中,评定人员应充分尊重被评定者的主观感受,引导被评定者准确描述疼痛的性质、强度和持续时间。

3.评定时间　疼痛评定应在被评定者疼痛最严重的时刻进行,以获取最准确的评定结果。同时,还应在治疗前后进行评定,以评估治疗效果。

4.注意疼痛的位置和范围　疼痛可能出现在特定的部位或广泛分布。在评定过程中,评定人员要准确记录疼痛的位置和范围,以便进行针对性的康复治疗。

5.注意疼痛的影响　疼痛可能对被评定者的日常生活、工作及心理状态产生影响。在评定过程中,评定人员要综合考虑疼痛对被评定者的影响,如睡眠质量、情绪状态等。

6.评定的连续性　疼痛评定应进行连续性观察和记录,以了解疼痛的变化趋势和治疗效果。可以使用疼痛日记等方式进行连续性评定。

7.注意疼痛的特殊情况　某些被评定者可能存在特殊的疼痛情况,如神经性疼痛、术后疼痛等。在评定过程中,评定人员要特别关注这些特殊情况,采取相应的评定方法和治疗措施。

（李彦杰）

第八节　平衡功能评定

◉实训目标　掌握平衡功能评定方法;了解平衡功能评定的注意事项;达到独立、规范进行平衡功能评定的目的。

评定标准

（一）观察法

观察法过于粗略和主观,而且缺乏量化,因此不能很好地反映平衡功能。但由于其易于掌握,应用简便,可以对具有平衡功能障碍的患者进行粗略筛查,具有一定的敏感性和判断价值,至今仍在临床上广为应用。常用的观察法如下。

1.主观观察

(1)在静止状态下能否保持平衡。例如,睁、闭眼坐,睁、闭眼站立[共济失调患者不能在闭眼时保持站立的现象称为龙贝格征(Romberg sign)],双足靠拢站,足跟对足尖站,单足交替站等。

(2)在运动状态下能否保持平衡。例如,坐、站立时移动身体,在不同条件下行走,包括脚跟脚尖走、足尖着地走、直线走、走标记物。

(3)侧方走、倒退走、环行走等。

2.三级平衡评定法　三级平衡评定法是临床广为应用的平衡功能评定法,其应用简便,可以对具有平衡障碍的患者进行粗略的筛选,具有一定的敏感性和判断价值。

(1)一级平衡(静态平衡)　静止状态下及无外力作用下,检查被评定者在不同体位时及睁、闭眼时,能否保持平衡及姿势稳定;在一定时间内能否对外界变化做出必要的姿势调整反应。

(2)二级平衡(自我动态平衡)　在无外力作用下从一种姿势调整到另外一种姿势,检查被评定者在整个过程中保持平衡状态的能力。

(3)三级平衡(他人动态平衡)　是指人体在外力的作用下(包括加速度和减速度),

当身体重心发生改变时,迅速调整重心和姿势,保持身体平衡的过程。例如,在行驶的汽车中行走。

(二)量表法

1. Fugl-Meyer 平衡反应测试　该测试由瑞典医生 Fugl-Meyer 等在 Brunnstrom 评定基础上发展而来,是 Fugl-Meyer 偏瘫运动功能评价表的组成部分。检查包括从坐位到站位的 7 项,评分标准分 3 个等级,最低分为 0 分,最高分为 14 分,<14 分说明存在平衡功能障碍,分数越低表示平衡功能障碍越严重(表 2-9)。该测试简单易行,常用于评定偏瘫患者的平衡功能。

表 2-9　Fugl-Meyer 平衡反应测试

测试方法	评定标准	评分/分
1.无支撑坐位	不能保持平衡	0
	能保持平衡,但少于 5 min	1
	能保持平衡,超过 5 min	2
2.支撑站位	不能站立	0
	完全在他人支撑下站立	1
	一人稍给支撑可以站立 1 min	2
3.无支撑站位	不能站立	0
	站立时间少于 1 min 或身体摇摆	1
	站立时间在 1 min 以上	2
4.健侧"展翅"反应	被推动时,无伸肘及肩外展	0
	反应减弱	1
	反应正常	2
5.患侧"展翅"反应	被推动时,无伸肘及肩外展	0
	反应减弱	1
	反应正常	2
6.健侧站立	维持平衡 1~2 s	0
	维持平衡 4~9 s	1
	维持平衡高于 9 s	2
7.患侧站立	维持平衡 1~2 s	0
	维持平衡 4~9 s	1
	维持平衡高于 9 s	2

注:无支撑坐位时双足应落地。检查健侧"展翅"反应时,评定人员从患侧向健侧轻推被评定者至接近失衡点,观察被评定者有无外展健侧上肢至 90°的伸手扶持支撑面的"展翅"反应。检查患侧"展翅"反应同理。

2. Berg 平衡评定量表 该量表由 Katherine Berg 于 1989 年首先发表,最初用来评估老年人跌倒风险。量表包括从坐到站、独立站立、独立走、从站到坐等 14 个项目(表 2-10),每个项目最低分为 0 分,最高分为 4 分,总分为 56 分,总分<40 分表示平衡功能差,预示有跌倒的危险。该量表一般可在 20 min 内完成。根据所代表的活动状态,将评分结果分为 3 组并记记记录表。0~20 分:平衡功能差,只能坐轮椅。21~40 分:平衡功能可,能辅助步行。41~56 分:平衡功能好,能独立步行。

表 2-10 Berg 平衡评定量表

项目	评定标准	评分/分
1. 从坐到站	不用手帮助能够独立地站起并保持稳定	4
	用手帮助能够独立地站起	3
	用手帮助经过努力能够站起	2
	需要他人较小的帮助才能站起或保持稳定	1
	需要他人中等或较大的帮助才能站起或保持稳定	0
2. 独立站立	能够安全站立 2 min	4
	在外人监视下能够站立 2 min	3
	能够独立站立 30 s	2
	需要若干次尝试才能独立站立 30 s	1
	无帮助时不能站立 30 s	0
3. 独立坐	能够安全地保持坐位 2 min	4
	能够在监视下保持坐位 2 min	3
	能坐 30 s	2
	能坐 10 s	1
	没有支撑不能坐 10 s	0
4. 由站到坐	用手稍微帮助能够安全地坐下	4
	借助于双手能够控制身体重心的下降	3
	用小腿的后部顶住椅子来控制身体重心下降	2
	独立地坐,但不能控制身体重心下降	1
	需要帮助才能坐下	0
5. 床-椅转移	稍用手帮助就能够安全地转移	4
	必须用手帮助才能够安全地转移	3
	需要口头提示或监视才能够转移	2
	需要一个人的帮助才能够转移	1
	为了安全,需要两个人的帮助或监视才能够转移	0

续表 2-10

项目	评定标准	评分/分
6. 闭目站立	能够安全站立 10 s	4
	监视下能够安全站立 10 s	3
	能站立 3 s	2
	闭眼不能站立 3 s, 但睁眼站立稳定	1
	需要两个人的帮助以避免摔倒	0
7. 双足并拢站立	能够独立地将双足并拢并安全站立 1 min	4
	能够独立地将双足并拢并在监视下站立 1 min	3
	能够独立地将双足并拢, 但不能保持 30 s	2
	需要别人帮助将双足并拢, 但能双足并拢站立 15 s	1
	需要别人帮助将双足并拢, 双足并拢站立不能保持 15 s	0
8. 站立位上肢前伸	能够向前伸出且>25 cm	4
	能够向前伸出且>12 cm	3
	能够安全地向前伸出且>5 cm	2
	可以向前伸出, 但需要监视	1
	在向前伸展时失去平衡或需要外界支持	0
9. 站立位从地上拾物	能够轻易地且安全地将鞋捡起	4
	能够在监护下将鞋捡起	3
	不能将鞋捡起, 但伸手向下达 2~5 cm 且独立保持平衡	2
	不能将鞋捡起, 试着做伸手向下捡鞋动作时需要监护	1
	不能试着做伸手向下捡鞋的动作, 或需要帮助免于失去平衡摔倒	0
10. 站立位转身向后	从左或右侧向后看, 体重转移良好	4
	只能从一侧向后看, 另一侧体重转移较差	3
	仅能转向侧面, 但身体的平衡可以维持	2
	转身时需要监视	1
	需要帮助以避免失去平衡或摔倒	0
11. 转体 360°	在≤4 s 内安全地转一圈	4
	在≤4 s 内仅能从一个方向安全地转一圈	3
	能够安全地转一圈, 但动作缓慢	2
	需要密切监视或口头提示	1
	转身时需要帮助	0

续表 2-10

项目	评定标准	评分/分
12.双足交替踏台阶	能够安全且独立地站立,在 20 s 内完成 8 个动作	4
	能够独立站立,但完成 8 个动作的时间>20 s	3
	在监视下能够独立完成 4 个动作	2
	需要少量帮助才能完成≥2 个动作	1
	需要帮助以防止摔倒或完全不能做	0
13.双足前后站立	能独立将双足一前一后地排列(无间距)并保持 30 s	4
	能独立将一只足放在另一只足前方(有间距)并保持 30 s	3
	能够独立将一只足向前迈一小步并保持 30 s	2
	需要帮助才能向前迈步,但能够保持 15 s	1
	当迈步或站立时失去平衡	0
14.单足站立	能够独立抬腿并保持 10 s	4
	能够独立抬腿并保持 5 ~ 10 s	3
	能够独立抬腿并保持≥3 s	2
	试图抬腿,不能保持 3 s,但可维持独立站立	1
	不能抬腿或需要帮助以防摔倒	0

3.脊髓损伤患者的平衡测试 该测试方法适用于能采取坐位的脊髓损伤患者,其平衡功能可采用表 2-11 进行评定。

表 2-11 脊髓损伤患者的平衡测试

平衡障碍等级	评定标准
V:正常	能对抗各个方向的用力推,并保持平衡
IV:优	轻推能保持平衡,用力推则不能保持平衡
III:良	两上肢向前上方举时能保持平衡,轻推则不能保持平衡
II:尚可	能采取坐位,但手不能上举,不能对抗轻推
I:差	能在超短时间内采取坐位,但不能维持
0:不能	根本不能采取坐位

(三)仪器测量法

仪器测量法包括静态平衡功能测试仪、动态平衡功能测试仪、动态姿势描记图等。

评定方法

1. 收集基本信息　了解被评定者的个人信息、病史、受伤或疾病的原因。

2. 进行初步评估　通过观察被评定者的站立、行走、转身等基本动作,初步评估其平衡功能。

3. 使用平衡评定工具　根据被评定者的具体情况选择适当的平衡评定工具,如 Berg 平衡量表,对被评定者进行详细的平衡功能评估。

4. 评估平衡控制及调节　通过观察被评定者的站立姿势、步态和动作控制及在不同平衡任务中的表现,评估被评定者的平衡控制及调节能力。

5. 分析评估结果　根据评估结果,分析被评定者的平衡功能状况,确定康复治疗的目标和计划。

结果记录和分析

1. 结果记录　将每个评定项目的评分记录下来,确保准确记录每个项目的评分,包括每个项目的具体表现和所得的分数。

2. 结果分析　根据评定结果分析被评定者的弱点和问题,确定被评定者在平衡控制、平衡反应或平衡调节方面存在的困难。将不同康复时间的评定结果进行比较,观察评分的变化趋势,了解被评定者的康复进展和治疗效果。同时,将评定结果与被评定者的日常功能进行关联分析,例如,观察评分与被评定者的步行能力、日常生活活动能力等功能之间的关系,了解平衡功能对被评定者功能的影响。

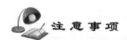

注意事项

1. 评定顺序　评定顺序应由易到难。

2. 评定环境　评定时保持环境安静,不要说话或提示。

3. 防止意外发生　①下肢骨折未愈合、严重的心血管疾病患者不宜进行平衡功能评定。②被评定者不能安全独立完成要求动作时,要注意予以保护和帮助,以免其摔倒,必要时给予其帮助。③对于不能站立的被评定者,可评定其坐位平衡功能。

(李彦杰)

第九节　协调功能评定

◎ **实训目标**　掌握协调功能评定标准及评定方法;了解协调功能评定的注意事项;达到独立、规范进行协调功能评定的目的。

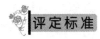评定标准

（一）平衡性协调试验

平衡性协调试验是评估身体在直立位时的姿势、平衡及静和动的成分,是粗大协调运动的常用检查项目,反映与平衡控制有关的肌肉协调运动功能。

1.试验方法　平衡性协调试验方法见表2-12。

表2-12　平衡性协调试验方法

测试方法	评分/分
1.双足站立:正常舒适位	
2.双足站立:两足并拢站立	
3.双足站立:一足在另一足前方	
4.单足站立	
5.站立位,上肢交替地放在身旁、头上方或腰部	
6.在保护下,出其不意地让被评定者失去平衡	
7.弯腰,返回直立位	
8.身体侧弯	
9.直线走,一足跟在另一足尖之前	
10.侧方走和倒退走	
11.正步走	
12.变换速度走	
13.突然停止后再走	
14.环形走和变换方向走	
15.足跟或足尖着地走	
16.站立位睁眼和闭眼	
总分	

2.评分标准　4分表示能完成活动;3分表示能完成活动,需要较少帮助;2分表示能完成活动,需要较大帮助;1分表示不能完成活动。

（二）非平衡性协调试验

该试验是评估身体不在直立位时静止和运动的成分,可反映肢体的协调运动和手的精细运动水平。

1.试验方法

（1）指鼻试验　被评定者肩关节外展90°，肘关节伸直，然后用示指头触及自己鼻尖。

（2）指-他人指试验　评定人员将示指举在被评定者面前，被评定者用示指触及评定人员示指头；评定人员改变示指距离、方向，被评定者再用示指触及。

（3）指指试验　被评定者双肩外展90°，肘伸直，然后双手靠近，用一手示指触及另一手示指头。

（4）指鼻和指-他人指试验　被评定者用示指交替地触及自己鼻尖和评定人员示指头，后者可改变方向和距离。

（5）对指试验　被评定者用拇指头依次触及其他手指头，并逐步增加对指速度。

（6）抓握试验　被评定者用力握拳、释放并充分伸展各指，速度逐步增加。

（7）前臂旋转试验　被评定者上臂靠近躯干，肘屈曲90°，掌心交替地向上和向下，速度逐步增加。

（8）反跳试验　被评定者屈肘，评定人员让被评定者被动伸肘，保持屈肘姿势，评定人员突然释手，正常肱二头肌将控制前臂使之不向被评定者头部冲击。

（9）轻叩手　被评定者屈肘，前臂旋前，在膝上轻叩手。

（10）轻叩足　被评定者取坐位，足触地，用跖球（足趾球）轻叩地板，膝不能抬起，足跟不能离地。

（11）指示准确试验　被评定者与评定人员面对面站或坐，评定人员屈肩90°，伸肘、伸出示指，让被评定者示指头与评定人员示指头相触及；被评定者充分屈肩，上肢指向天花板，然后返回原位与评定人员示指相触及。

（12）交替跟-膝、跟-趾试验　被评定者仰卧，用一侧足跟交替地触及另一侧膝和拇趾。

（13）趾-他人指试验　被评定者仰卧，用足趾触及评定人员手指，后者可改变方向和距离。

（14）跟-膝-胫试验　被评定者仰卧，用一侧足跟在另一侧胫骨前缘至足部向下滑动。

（15）绘圆或横"8"字试验　被评定者用上肢或下肢在空气中画一圆或横"8"字；评定下肢时被评定者取仰卧位。

（16）肢体保持试验　被评定者取坐位，将上肢保持在前上方水平位，将下肢膝关节保持在伸直位。

2.评分标准　5分表示正常；4分表示轻度障碍，能完成指定的活动，但速度和熟练程度比正常稍差；3分表示中度障碍，能完成指定的活动，但协调缺陷极明显，动作慢、笨拙和不稳定；2分表示重度障碍，只能发起运动而不能完成；1分表示不能活动。

（三）姿势变换的协调运动检查

重度姿势变换的协调运动检查是评估在各种体位和姿势下启动和停止动作是否准确，姿势和体位变换时运动是否平滑、顺畅，以及在各种体位和姿势下的姿势控制和平衡功能，是粗大协调运动检查的必查项目，对中枢神经系统损伤后协调运动障碍的治疗有重要的临床指导意义。

1. 坐位保持与坐位平衡协调 需要观察坐位时的稳定性、重心的控制与移动、躯干与肢体的动作关系、失衡后恢复的能力等。正常人坐位时稍许调整重心的位置，会产生向稳定位置恢复的平衡反应运动。小脑蚓部的损害使得躯干协调运动失调，坐位保持和坐位平衡困难。

（1）坐位姿势调节的预测性检查 在进行坐位躯干协调性检查前，可先做坐位姿势调节的预测性检查。被评定者取端坐位时，分别进行膝伸展、髋关节屈曲、上肢上抬，观察躯干肌的协同运动与稳定性。

（2）坐位躯干协调性检查 检查时被评定者取端坐位，双上肢交叉于胸前。被评定者在无外力作用时，出现躯干摇摆，为轻度功能失调；评定人员轻轻给予外力，被评定者出现明显摆动，但可恢复到原来的稳定位置，表明有坐位平衡功能低下；如受外力后，躯干的摆动无法恢复到稳定的位置，则说明坐位平衡功能明显低下。

2. 立位保持与立位平衡协调

（1）静态立位保持 被评定者头部直立，面向前方，双足并拢，双上肢向前平伸，分别在睁眼和闭眼的两种情况下，保持站立姿势30 s。评定人员注意观察被评定者身体晃动的程度和有无跌倒的倾向。

（2）动态立位保持 被评定者双足分开站立（两足间距20 cm）和双足并拢站立，分别检测睁眼与闭眼时身体重心晃动的情况及站立所持续的时间。当小脑共济失调在闭眼并足可以维持30 s时，有步行的可能。

（3）立位姿势调节的预测性检查 同坐位保持与坐位平衡协调性检查一样，在站立位施加外力前，可先做立位姿势调节的预测性检查。被评定者取站立位，上肢向前方、侧方、后方上举时，观察躯干肌的协同运动与稳定性。

（4）立位平衡反应 被评定者取站立位，评定人员用手推拉被评定者，检查调整反应与平衡反应，评定反应出现的时间、反应运动的正确性。反应时间延迟、运动的方向与运动的幅度异常，说明平衡与协调运动功能障碍。

（5）立位时身体侧方移动 被评定者双足分离20 cm保持静止站立时，评定人员从侧方对被评定者肩部或骨盆施加外力，使其身体重心向侧方移动达10 cm处，并以此姿势保持数秒。观察运动的速度、达到目标点运动的正确性和运动开始后身体摇摆的情况。身体侧方移动对行走迈步时重心向支撑腿转移是十分重要的。

（6）立位躯干屈伸时的协同运动 正常的模式是躯干屈曲时，伴骨盆向后方移动（髋关节屈曲，膝伸展位），下肢稍向后方倾斜（足踝关节背屈）；躯干伸展时，骨盆向前方移动（髋关节伸展），膝关节屈曲，下肢向前方移动（足踝关节背屈）。这是躯干运动伴身体重心移动的最低限度的必要条件。

3. 步行轨迹测验 被评定者两眼被蒙住，向正前方行走5步，继之后退5步，依法如此行走5次。观察其步态，并计算起点与终点之间的偏差角。正常人往返5次后不见显著偏斜，偏斜度不超过15°。

（四）东京大学康复部协调测试

测试1：被评定者在肘悬空的情况下用铅笔对准外径约6 cm圆的中心，从距离纸面

10 cm 高处出发向中心画点,每秒 1 点,画 50 点,左、右手各 1 次(图 2-63)。记录准确的点数和偏离圆心在 1～5 圈内的点数。

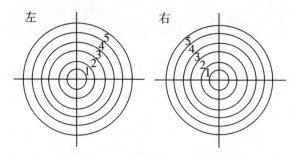

图 2-63　东京大学康复部协调性测试 1

测试 2:纸张大小为 8 cm×20 cm 左右,被评定者用笔从左至右通过垂直线的断开处画连续的曲线,肘不能摆动,越快越好,且不能触及垂直线。上栏用于右手测试,正常应在 16 s 内完成(错 0～2 处);下栏用于左手测试,正常应在 14～21 s 完成(图 2-64)。

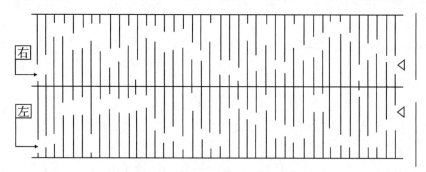

图 2-64　东京大学康复部协调性测试 2

测试 3:被评定者用铅笔尖从左至右在圈内点点,肘不移动,越快越准越好。上栏供右手测试用,正常每完成一条需要 3～5 s,画点 5～10 个(约错 1 个);下栏供左手测试用,完成 1 条需要 3～5 s,画点 2～8 个(错 1 个左右)。右方斜线的左方记错误数,右方记画点数,如 1/(5～10)表示画了 5～10 个点,错 1 个,见图 2-65。

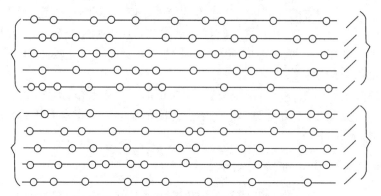

图 2-65　东京大学康复部协调性试验 3

（五）手功能协调试验

1. Jebsen-Taylor 手功能检查　该方法通过 7 个方面的功能活动检查手功能:写字(写一句话)、翻卡片(模仿翻书)、捡拾小件物品、模仿进食、堆叠积木、拿起大而轻的物品、拿起大而重的物品。

2. Purdue pegboard 测试　该测试可以检查手的精细动作与协调性。所需物品:上有两列、每列 25 个小孔的模板,细铁柱,垫圈,项圈。检查方法:坐位,先分别用左、右手单独操作,再左、右手同时操作捏起细铁柱尽快插入小孔,记录 30 s 内插入数量;将 1 个垫圈、1 个项圈依次套装在铁柱上,记录 1 min 完成的数量。

3. Crawford 灵巧性检查　该检查通过使用镊子、螺丝刀或徒手将细铁柱、项圈、螺钉插入或拧入模板上的小孔,检查使用工具对物品的操作。该检查常用作职业能力评估。

4. 手灵巧度测定　该方法常用手指协调 9 孔插板试验,将 9 根细棒快速插入标准模板上的 9 个小孔,记录所需时间。

（六）协调试验的选择

可根据运动缺陷选择相应的协调试验方法,见表 2-13。

表2-13　不同运动缺陷者的协调试验方法

运动缺陷类型	试验方法
Ⅰ.轮替运动障碍	指鼻试验,交替指鼻和指指试验,旋前旋后,屈伸膝,变速走
Ⅱ.辨距不良	指示准确,绘圆或横"8"字试验,跟-膝-胫试验,走路时将足放在地板的标记上
Ⅲ.运动分解	指鼻试验,指-他人指试验,交替跟-膝、跟-趾试验,趾-他人指试验
Ⅳ.意向震颤	在功能活动中观察被评定者,接近靶心时加重;交替指鼻和指;对指试验;指-他人指试验;趾-他人指试验
Ⅴ.静止震颤	在静止时观察被评定者;在功能活动时观察被评定者,活动时缺陷减轻或消失
Ⅵ.姿势性震颤	观察正常的站立姿势
Ⅶ.运动徐动	走路中观察手的摆动;变换速度和方向走路;要求被评定者突然停止运动或走路;观察被评定者功能活动
Ⅷ.姿势紊乱	上、下肢固定或保持在某一位置上;在坐或站位上出其不意地使之脱离平衡;改变站姿;单足站
Ⅸ.步态紊乱	沿直线走;向侧方、后方走;正步走;步行中变换速度;沿圆走

评定方法

（1）明确评估的目的和范围,确定需要评估的协调功能和相关指标。

（2）根据被评定者功能障碍情况,使用合适的评估工具或方法对其协调功能进行评估。常用的评估工具包括九孔板测试、动态协调测试、手眼协调测试等。

（3）根据评估结果,针对性地制定协调功能的康复目标和具体的康复措施。

（4）定期对被评定者的协调功能进行评估,根据评估结果进行调整和改进康复计划,确保被评定者的协调功能得到持续改善。

结果记录和分析

1. 结果记录　将评定结果进行详细的记录,包括被评定者的基本信息、评估日期、评估工具或方法、评估指标的具体数值等。

2. 结果分析　根据评定结果进行分析,比较被评定者的评定指标与正常范围或标准值的差异,判断被评定者的协调功能水平。如果进行了多次评估,将不同时间的评估结果进行比较,了解被评定者的功能改善情况。

注意事项

1. 评定前准备　评定前要充分向被评定者说明目的和检查方法,以获取被评定者的配合。

2. 评估环境　周围环境要舒适整洁,避免有其他障碍物,防止被评定者发生意外。

3. 双侧对比　评定时应注意双侧对比,注意协调障碍是一侧性的还是双侧性的。

4. 评定肌力　在该评定前要注意被检肢体的肌力,当肌力不足4级时,该项评定无意义。

（李彦杰）

第十节　步态分析

◎ **实训目标**　掌握步态分析的评定标准及评定方法;了解临床常见的异常步态;达到独立、规范进行步态分析的目的。

评定标准

（一）定性分析

步态的定性分析是由康复医师或治疗师以肉眼观察被评定者的行走过程,然后根据所得印象或按照一定的观察项目逐项评定的结果对步态做出结论,因其不需要昂贵的设备、没有复杂的数据分析,故为目前最常用的步态分析手段。

1. 步行时相四期分析法 在步态分析中,最常用的方法是步行时相四期分析法,即2个双支撑相、1个单支撑相、1个摆动相。正常人平地行走时的理想状态是左右对称,2个双支撑相大致相等,约各占步行周期12%的时间;支撑相占步行周期60%~62%(包括双支撑相)的时间,摆动相占步行周期38%~40%的时间。各时相的长短与步行速度直接有关。行走快时,双支撑相减小,跑时双支撑相消失,为0。当一侧下肢有疾病时,由于患腿往往不能负重,倾向于健侧负重,故患侧支撑相所占时间相对减少,健侧支撑相所占时间相对增加。

2. RLA 八分法 该方法是由美国加利福尼亚州 Rancho Los Amigos(RLA)医学中心设计提出的步态目测观察分析方法,评定人员可按照表2-14中提示的内容,依次对每个关节或部位在步行周期的各个分期中的表现进行观察、分析。对 RLA 步态观察结果的分析,可帮助评定人员发现被评定者在步行中存在的异常及在何时出现该异常,并对导致异常的可能原因及需要进一步检查的项目进行归纳总结。

表 2-14 RLA 八分法

观察项目		负重		单腿支撑		摆动腿向前迈进			
		首次着地	承重反应	站立中期	站立末期	迈步前期	迈步初期	迈步中期	迈步末期
躯干	前屈								
	后伸								
	侧弯(左右)								
	旋后								
	旋前								
骨盆	一侧抬高								
	后倾								
	前倾								
	旋前不足								
	旋后不足								
	过度旋前								
	过度旋后								
	同侧下降								
	对侧下降								

续表2-14

观察项目			负重		单腿支撑		摆动腿向前迈进			
			首次着地	承重反应	站立中期	站立末期	迈步前期	迈步初期	迈步中期	迈步末期
髋关节	屈曲	受限								
		过度								
		消失								
	伸展不充分									
	后撤									
	外旋									
	内旋									
	内收									
	外展									
膝关节	屈曲	受限								
		过度								
		消失								
	伸展不充分									
	不稳定									
	过伸展									
	膝反张									
	内翻									
	外翻									
	对侧膝过度屈曲									
踝关节	前脚掌着地									
	全足底着地									
	足拍击地面									
	过度跖屈									
	过度背屈									
	内翻									
	外翻									
	足跟离地									
	无足跟离地									
	足趾或前脚掌拖地									
	对侧前脚掌跖起									

续表2-14

观察项目		负重		单腿支撑		摆动腿向前迈进			
		首次着地	承重反应	站立中期	站立末期	迈步前期	迈步初期	迈步中期	迈步末期
足趾	过度伸展(上翘)								
	伸展不充分								
	过度屈曲								

3.行走能力的评定方法 Hoffer步行能力分级是一种客观的分级方法,通过分析可以了解被评定者是否可以步行及确定是哪一种行走的方式(表2-15)。

表2-15 Hoffer步行能力分级

分级	评定标准
Ⅰ.不能步行	完全不能步行
Ⅱ.非功能性步行	借助膝-踝-足矫形器、手杖等能在室内行走,又称治疗性步行
Ⅲ.家庭性步行	借助踝-足矫形器、手杖等可在室内行走自如,但在室外不能长时间行走
Ⅳ.社区性步行	借助踝-足矫形器、手杖或独立可在室外和社区内行走、散步、去公园、去诊所、购物等,但时间不持久。如需要离开社区长时间步行,仍需坐轮椅

4.功能独立性评定方法 功能独立性评定是以被评定者行走独立的程度、对辅助器具的需求及他人给予帮助的量为依据,根据行走的距离和辅助量两个方面按照7分制的原则进行评分,见表2-16。

表2-16 功能独立性评定

评分/分	功能独立性	评定标准
7	完全独立	被评定者不用辅助设备或用具,在合理的时间内至少能安全地步行50 m
6	有条件的独立	被评定者可独立步行50 m,但需要使用辅助器具,如下肢矫形器、假肢、特殊改制的鞋、手杖、步行器等,行走时需要比正常时间长并考虑安全因素。若不能步行,应能独立操作手动或电动轮椅前进50 m,能转弯,能驱动轮椅到餐桌、床边或厕所;可上行30°的斜坡,能在地毯上操作轮椅,能通过门槛
5	监护、规劝或准备	被评定者可以步行50 m,但需要他人的监护、提示及做行走前的准备工作。被评定者不能独立步行50 m,但在没有他人帮助的情况下,不管是否使用辅助器具,均能步行17 m到达室内生活功能区

续表2-16

评分/分	功能独立性	评定标准
4	最小量帮助	被评定者步行时需要他人轻轻地用手接触或偶尔帮助,至少独立完成行走距离37.5 m
3	中等量帮助	被评定者步行时需要他人轻轻地上提自己的身体,至少独立完成行走距离25~39 m
2	最大量帮助	被评定者至少独立完成步行距离12.5~24.5 m,仅需要1人帮助
1	完全帮助	被评定者仅完成不足12.5 m的步行距离,需要2人的帮助

5.步行能力恢复的预测

(1)偏瘫患者 一般用美国加利福尼亚州RLA医学中心的直立控制试验(upright control test,UCT)来评定。它通过对患者屈髋、伸髋和伸踝能力的检查,预测患者将来行走能力的恢复情况。若3个项目均达不到强级,则将来难以有良好的步行能力。

1)屈髋:助手站在患者健侧,在股骨大转子处扶住患者。检查者令患者站直,尽可能快地将患膝屈向胸部,越快越好。①强:屈髋>60°,且10 s内能完成3次。②中:屈髋30°~60°,10 s内能做3次。③弱:屈髋在30°以下,10 s内能做3次。

2)伸髋:助手蹲在患者的患腿后方,一手握住患股前方,另一手握住患胫前方,使患膝保持在中立位,并稳定踝关节。检查者站在患者患侧,用手扶住患者上肢或手,先让患者用双腿站直,然后提起健腿,仅用患腿站立。①强:能使躯干在髋上伸直或使躯干在髋的最大伸展范围上伸直。②中:不能完全伸直,但能控制躯干不再前倾,或躯干虽前后摆动,但不倾倒,或在髋上过伸躯干。③弱:躯干在髋上发生不受控制的屈曲或不能维持站立。

3)伸踝:助手站在患者健侧,支持躯干伸直。检查者蹲在患腿后方,保持患膝于中立位,让患者用双腿站立。然后让患者提起健腿,让患腿单足站立,进而让足跟离地,用足前部支撑全身。①强:患腿能单足站,并能按命令使足跟离地,用足前部支撑全身。②弱:不能。

(2)截瘫患者 脊髓损伤后截瘫的步行功能预测可以用步行运动指数(ambulatory motor index,AMI),AMI的内容如下。①方法和标准:评测屈髋肌、伸髋肌、髋外展肌、膝伸展肌、膝屈肌5组肌群的肌力。0分表示无肌力;1分表示肌力差;2分表示肌力尚可;3分表示肌力良;4分表示肌力正常。AMI最高分为20分。②判断预后:AMI 6分,表示有可能步行;6分<AMI<8分,表示需要在膝-踝-足矫形器及双拐帮助下行走;AMI≥12分,表示可以在社区内行走。

(3)脑瘫患者 以下内容对步行能力的预测有一定的参考价值。4~6岁:4岁时仍不能独坐或6岁时仍不能独立跪立行走,是将来不能独立步行的指征。1岁或1岁以后为了预测步行能力,可做以下7项检查:①非对称性紧张性颈反射;②颈翻正反射;③拥抱反射;④对称性紧张性颈反射;⑤伸肌挺伸;⑥紧张性迷路反射;⑦足放置反应。上述7项,每一项有反应记1分。总分为0分,表示预后良好;1分,表示慎重考虑预后;≥2分,表示预后不良。

（二）定量分析

步态的定量分析是通过器械或专门的设备获得的客观数据对步态进行分析的方法。所用的器械或设备可以非常简单,如卷尺、秒表、量角器等测量工具及能留下足印的设备;也可以是较复杂的设备,如电子角度计、肌电图、录像、高速摄影,甚至步态分析仪等设备,通过获得的运动学参数、动力学参数、肌电活动参数和能量参数分析步态特征。

1.足印分析法　足印分析法是一种简便、定量、客观而实用的临床研究方法。所需设施和器械:绘画颜料、1 100 cm×45 cm 硬纸或地板胶、秒表、剪刀、直尺、量角器。步态采集:选用走廊、操场等可留下足印的地面作为步道,宽 45 cm,长 1 100 cm,在距离两端各 250 cm 处画一横线,中间 600 cm 作为测量正式步态用。被评定者赤脚,足底涂上颜料。先在步道旁试走 2～3 次,然后两眼平视前方,以自然行走方式走过准备好的步道。当被评定者走过起始端横线处时按动秒表,直到走到终端的横线外停止秒表,记录走过的步道中间 600 cm 所需的时间。要求在上述 600 cm 的步道中至少包括连续 6 个步印,供测量使用,见图 2-66。

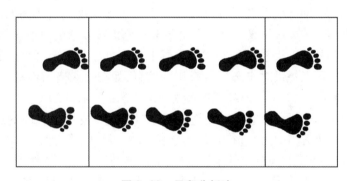

图 2-66　足印分析法

结果分析记录:画出每个足印的中轴线(AJ 线),即足底最凸点(J)与第 2～3 足趾之间(A)的连线。把每个足印分成三等分,画出足印后 1/3 的水平线(CD 线),CD 线与 AJ 线垂直相交,交点为 F;其他足印也用相同的方式画出上述线。连接同侧连续两个足印的 F 点,即成 FF 线,这是被评定者行走时的前进线;FF 线与 AJ 线的夹角即足角;两条平行的 FF 线之间的垂直距离即步宽(BS)。根据有关定义,可测算左右步幅(SD)、步长(ST)、步速(等于 600 cm÷所需时间)及步频(等于 600 cm 内所走步数÷所用秒数×60)。

2.吸水纸法　吸水纸法可以穿鞋测试,故不会引起被评定者不愉快的触觉,被评定者依从性强。该方法可以很容易地得到一个准确、永久的步行记录。具体操作方法:在步道上铺三层纸,下层为具有防水能力的褐色纸,中层为含水的潮湿纸(如餐巾纸),上层为能吸水的纸巾。被评定者体重的压力使中层纸的水分被上层干纸吸收,形成清晰的湿足印,再用记号笔描出留在上层吸水纸上的足印,晾干后进行测量并记录。其测量参数与足印分析法相同。

3.鞋跟绑缚标记笔法　用尼龙搭扣将两支水性记号笔分别绑缚在鞋跟处,调整记号笔使足跟着地时能准确定位。测量方法与足印分析法相似,用此法可以获得被评定者的步幅、步长、步宽、步速及步频,从而记录治疗前后的行走能力。

4.三维步态分析系统 该系统通常由以下4个部分组成。①运动捕捉系统:在同一空间、分布在不同位置的一组带有红外线发射源的红外摄像机,以及能粘贴在待测部位(一般为关节部位)的红外反光标记点。②测力台:用以测量行走时地面支撑反应力。③肌电遥测系统:用以观察动态肌电图。④计算机处理系统:调控以上3组装置同步运行并对观察结果进行分析处理的计算机及其外围设备。三维步态分析系统可以提供多方面的参数和图形,进行深入细致的分析,做出全面的结论,特别适用于科研工作,但因价格高昂,目前难以普及。

5.足底压力步态分析仪 足底压力步态分析仪是计算机化测量人站立或行走中足底接触面压力分布的系统。它以直观、形象的二维和三维彩色图像实时显示压力分布的轮廓和各种数据。与以往传统的测量方法相比,它是一种经济、高效、精确、快速、直观、方便的足底压力分布测量工具。足底压力步态分析仪除可以进行步态分析外,还可用于:①神经系统疾病的诊断与康复评定;②高危足病的诊断与预防;③足-踝矫形器疗效的监测;④手术效果的评定。

6.动态肌电图 动态肌电图通过贴在皮肤上的表面电极测量肌肉的活动。表面肌电图使用可处理的黏胶电极记录来自表面电极或针电极放大前的肌电图信号,由电缆或无线遥控器传送到与计算机系统相连的接收器上。通过显示的信号可以鉴别和分析步态的相关因素。它可以提供对步态分析有用的信息,如有关肌肉与活动是否恰当、非相位活动如何影响步态等,尤其可对痉挛性瘫痪者的步态进行有效的分析。

7.超声定位步态分析仪 它可对站立或行走时足底与支撑面之间的压力(冠状面、矢状面和水平面3个方向的力)进行测量和分析,包括对足底压力曲线、矢量图、功率谱、拟合曲线等参数分析,获得反映人体下肢的结构、功能乃至全身协调性等方面的信息。

8.电子测角器 它是装有电子计算机的简单测角装置,临床上通常用于测量关节活动度,主要的缺点是准确性欠佳。

(三)常见异常步态模式的评定

任何神经、肌肉及骨关节疾病均有可能导致步行功能障碍,因此,对异常步态的分析和评定,首先应采集病史和进行体格检查,然后进一步区分是上运动神经元疾病、下运动神经元疾病、小脑或基底神经节紊乱,还是骨骼肌肉疾病或心理疾病等,继而分析异常步态模式的特征,制订适宜的康复治疗计划。

1.中枢神经受损所致异常步态

(1)偏瘫步态 偏瘫步态是指脑卒中导致偏瘫的患者由于受下肢伸肌痉挛模式的影响,骨盆后缩、髋关节伸展内旋、膝关节伸展、足内翻和跖屈,行走时因患侧膝关节不能充分屈曲,患者为将偏瘫侧向前迈步而出现提髋、下肢外旋外展,使患侧下肢经外侧划一个半圆弧而将患侧下肢回旋向前迈出,故又称划圈步态。同时,行走时因足背屈受限而缺乏足跟着地与蹬离动作,使用前足甚至足外缘着地,导致迈步相活动范围减小,患侧足下垂内翻。严重者在行走时上肢不能前后摆动,且肩内收屈曲,肘、腕、指骨关节屈曲,前臂旋前,表现为典型的偏瘫步态。

（2）脑瘫步态

1）马蹄内翻足：常见于脑瘫患者，其足部畸形特点如下。①马蹄样足下垂。②足内翻。③足前部内收、跖屈。④学龄期以后患者多伴有胫骨内旋。⑤通常足下垂合并跟腱挛缩，而足前部跖屈，且常合并跖筋膜挛缩和高弓足畸形。随着年龄的增长，骨骼负重和长期在畸形位置，畸形会进一步加重。畸形越严重，治疗越困难。行走时比目鱼肌、腓肠肌或胫骨后肌的不协调运动，使摆动相出现踝过度跖屈；由于跟腱挛缩或踝背屈肌无力，表现为支撑相多用足尖或足外侧缘着地，甚至用足背外侧着地行走，负重处出现胼胝和滑囊，故步态稳定性差，能量消耗高。

2）蹲位步态：常见于脑瘫患者。由于腘绳肌痉挛，或屈髋肌痉挛、跖屈肌无力、跟腱痉挛等，患者支撑相髋内收和内旋，膝关节过度屈曲，同时足呈马蹄形，足趾外展；在摆动相中期屈膝减少，末期缺乏伸膝。行走时能量消耗明显加大，稳定性差。

3）剪刀步态：脑瘫患者由于髋内收肌张力过高，双膝内侧常呈并拢状，行走时双足尖（相对或分开）点地，交叉前行，呈剪刀状。摆动相缺乏屈膝、屈髋动作，支撑相足尖着地，支撑面小。行走时能量消耗大，稳定性差。

4）舞蹈步态：为双下肢大关节的快速、无目的、不对称的运动，多见于四肢肌张力均增高的脑瘫患者。支撑相足内翻，踝缺乏背屈，足尖着地，身体不能保持平衡。摆动相双侧髋关节、膝关节屈曲困难。行走时双上肢屈曲，不协调抖动，双下肢跳跃，呈舞蹈状。行走时能量消耗大，稳定性差。

5）共济失调步态：多见于小脑或其传导通路受损的患者。行走时两上肢外展以保持身体平衡，两足间距加宽，高抬腿，足落地沉重；不能走直线，而呈曲线或呈"Z"形前进；因重心不易控制，故步行摇晃不稳，状如醉汉，又称酩酊步态或醉汉步态。共济失调步态亦见于下肢感觉缺损患者，表现为步宽加大，步调急促，由于缺乏本体感觉反馈，患者行走时常需要低头看着自己的脚，因此在晚间或黑暗中行走会感到特别困难。

6）慌张步态：又称帕金森步态，主要见于帕金森病或其他基底节病变患者。患者由于基底节病变而表现为双侧性运动控制障碍和功能障碍，以面部、躯干、上下肢肌肉运动缺乏、僵硬为特征。步态表现为步行启动困难、双支撑期时间延长，行走时躯干前倾、髋膝关节轻度屈曲、关节活动范围缩小，踝关节于迈步相时无跖屈，双下肢交替迈步动作消失而呈足擦地而行，步长、跨步长缩短表现为步伐细小。由于躯干前倾致使身体重心前移，为了保持平衡，患者以小步幅快速向前行走。患者虽启动行走困难，但一旦启动却又难以止步，不能随意骤停或转向，呈前冲或慌张步态。

2.周围神经受损所致异常步态

（1）臀大肌步态　臀大肌是主要的伸髋肌、髋外旋肌和脊柱稳定肌，在足触地时控制重心向前。臀下神经损伤时，导致臀大肌无力，髋关节伸展和外旋受限。行走时，由于臀大肌无力，表现为挺胸、凸腹、躯干后仰、过度伸髋，膝绷直或微屈，重力线落在髋后，又称孕妇步态。整个行走过程重心在水平面前后方向的移位要大于在垂直面内的移位，行走速度和稳定性都会受到影响。

（2）臀中肌步态　臀上神经损伤或髋关节骨关节炎时，髋关节外展、内旋（前部肌束）和外旋（后部肌束）均受限，又称 Trendelenburg 步态。行走时，由于臀中肌无力，骨盆控制能力下降,支撑相受累侧的躯干和骨盆过度倾斜,摆动相身体向两侧摇摆,整个行走过程重心在水平面左右方向的移位要大于在垂直面内的移位,行走速度和稳定性都会受到影响。

(3)股四头肌步态 股四头肌是稳定膝关节的主要肌肉。股神经损伤时,屈髋关节、伸膝关节受限。行走时,由于股四头肌无力,不能维持膝关节的稳定性,膝将倾向于"屈服",支撑相膝后伸,躯干前倾,重力线落在膝前。为避免膝关节过度屈曲,患者足跟着地时可代偿性使髋关节伸展并将膝关节锁定在过伸展位。伴有髋关节伸肌无力时,患者常在站立相时俯身用手按压大腿以使膝关节伸展。如果伸膝过度,有发生膝后关节囊和韧带损伤的危险。整个行走过程重心垂直位移动的幅度较大。

(4)胫前肌步态 腓深神经损伤时,足背屈、内翻受限,患者首次着地时以全脚掌或足前部接触地面,足跟着地后由于踝背屈肌不能进行有效的离心性收缩控制踝跖屈的速度而出现"拍地",承重反应期缩短,迅速进入支撑中期。摆动相时因足不能背屈,患者以过度屈髋、屈膝,提起患腿,形同跨门槛,故又称跨阈步态。整个行走过程身体左右摆动、骨盆侧位移动幅度增大。由于足下垂拖地,跌倒的危险增加。

(5)腓肠肌步态 腓肠肌的作用是在支撑相末期通过强大的向心性收缩使踝关节产生暴发性跖屈,强而有力的蹬地动作将身体的中心推向上、前方。胫神经损伤时,屈膝关节、足跖屈受限。行走时,由于腓肠肌无力,支撑相足跟着地后,身体稍向患侧倾斜,患侧髋关节下垂,蹬地无力。整个行走过程重心在水平面左右方向的移位要大于在垂直面内的移位,行走速度和稳定性都会受到影响。

3.骨关节疾病所致异常步态

(1)疼痛步态 各种原因引起腰部和下肢疼痛时均可出现疼痛步态,患者可通过改变步态减少疼痛下肢的负重,即未受累的下肢快速向前摆动以缩短患肢的支撑相。疼痛的部位不同,表现可有差异。根据患者行走时的形态又可以将疼痛步态分为4种。

1)直腰步态:脊柱疾病(脊柱结核、肿瘤等)患者行走时,为避免脊柱振动,压迫神经而引起疼痛,常挺直腰板,小步慢走,步幅均等。

2)侧弯步态:腰椎间盘突出,压迫神经,导致一侧腿痛的患者,行走时为了减轻疼痛,躯干向健侧倾斜,脊柱侧弯,足跟着地后,患腿支撑相缩短。

3)踮脚步态:各种原因引起一侧下肢负重疼痛者,行走时患侧支撑相缩短,健侧摆动相提前并加快,以减少患肢负重,防止疼痛,呈踮脚步态。

4)足尖步态:髋关节疼痛者,行走时支撑相以足尖着地为主,躯干向患侧倾斜,以减少髋关节负重。膝关节疼痛者,行走时支撑相足尖着地,膝不敢伸直,健侧摆动加快。

(2)关节挛缩或强直步态

1)髋关节:髋关节屈曲挛缩者,行走时骨盆前倾,腰椎过伸,足尖点地,步幅短小;髋关节伸直挛缩者,行走时骨盆上提,过度屈膝,躯干旋转,完成摆动。整个行走过程重心左右、上下移位均明显增加。

2)膝关节:膝关节屈曲挛缩20°以上者,可出现斜肩步态;膝关节伸直挛缩者,行走时摆动相躯干向健侧倾斜,患侧骨盆上提,髋外展,以提起患腿,完成摆动。整个行走过程重心左右、上下移位均明显增加。

3)踝关节:踝跖屈曲挛缩15°以上者,行走时支撑相足跟不能着地;摆动相过度屈髋、屈膝、足尖点地,呈跨栏步态。踝背屈曲挛缩15°以上者,行走时足尖不能着地,患侧支撑相缩短,健侧摆动加快,亦呈踮脚步态。整个行走过程重心左右、上下移位均明显增加。

(3)短腿步态　患肢缩短达2.5 cm以上者,该腿着地时同侧骨盆下降,导致同侧肩倾斜下沉,对侧摆动腿的髋、膝过度屈曲,踝背屈加大,出现斜肩步。如缩短超过4 cm,则步态可改变为患肢用足尖着地以代偿。整个行走过程重心上下、左右移位均加大,能量消耗增加。

(4)平足　又称扁平足,可见内侧纵弓变低,距骨向前、内和下方移位,跟骨向下和旋前,舟骨粗隆凹陷,腓骨长、短肌和伸趾肌短缩,胫后肌和趾长屈肌拉长。平足又分僵硬性平足和可屈性平足两类:僵硬性平足是结构畸形,内侧纵弓在非负重体位、足趾站立和正常负重情况下均不存在;可屈性平足是内侧纵弓在负重时缺如,而在足趾站立或非负重情况下出现。它与牵拉足底跟舟韧带,第2~4跖骨头负重增加,并可能有距骨头胼胝形成,行走时足蹬地动作差等因素有关。

(5)老年步态　老年人因运动功能、感觉功能、平衡功能等随年龄的增长逐渐退化,步行能力也逐渐降低,主要表现为步行速度减慢、关节活动范围减小、步幅缩短。

评定方法

(1)对行走时步态的观察,包括步态的对称性、平衡性、步幅、步频,以及踝、膝、髋关节的活动范围等。

(2)采用一些标准化的评定工具如RLA八分法、Hoffer步行能力分级等,评估步行功能,包括平衡、协调性、步行速度等。

(3)使用运动捕捉系统、力板等仪器,对步态进行定量分析,包括步态周期、步态参数、关节角度等。

结果记录和分析

1.结果记录　①记录各步态参数,包括步态周期、步幅、步频等,以及关节角度的变化情况;②记录被评定者行走中存在的异常,如跛行、拖步、摆动期异常等。

2.结果分析　对记录结果进行分析,评定异常步态,以揭示步态异常的关键环节和影响因素,从而指导康复评估和治疗。

注意事项

1.被评定者准备　评定前对被评定者进行详细说明,取得其配合,使其按照评定人员的指示进行步态行走,以保证结果的确定性。

2.评定环境　评定时应选择平坦、安全的地面,避免被评定者受伤。

3.评定工具选择　根据被评定者的具体情况选择合适的评定工具,包括标准化评定工具和运动分析仪器。

4.把握禁忌证　严重心肺疾病、下肢骨折未愈合、检查不配合者不宜进行步态分析。

（李彦杰）

第十一节　失语症评定

◎**实训目标**　掌握失语症的分类、特点及评定方法；了解失语症评定的注意事项；达到独立、规范进行失语症评定的目的。

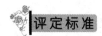**评定标准**

（一）失语症主要类型

失语症主要类型有布罗卡失语（Broca's aphasia，BA）、感觉性失语（sensory aphasia，又称韦尼克失语，Wernicke aphasia，WA）、传导性失语（conduction aphasia，CA）、经皮质运动性失语（transcortical motor aphasia，TMA）、经皮质感觉性失语（transcortical sensory aphasia，TSA）、经皮质混合性失语（mixed transcortical aphasia，MTA）、完全性失语（global aphasia，GA）、命名性失语（anomic aphasia，AA）、皮质下失语（subcortical aphasia，SA），不同类型失语症的特点见表2-17。

表2-17　不同类型失语症的特点

失语症类型	特点
布罗卡失语	又称运动性失语。以口语表达障碍突出为特点，无构音肌瘫痪，自发语言呈非流利性、语量少，言语表达能力丧失或仅能说出个别单字，听理解和阅读理解相对保留，但复述、命名、朗读及书写都有严重障碍。病灶部位大多累及优势半球额下回后部（布罗卡区）
感觉性失语	又称韦尼克失语。以严重的听理解障碍为突出特点，患者语调正常，自发语言呈流利性，但口语中有大量错语，他人听不懂，也不能正确复述和书写，对言语和书写文字（阅读）的理解能力丧失。病灶部位大多在优势半球颞上回后部（韦尼克区）
传导性失语	以复述不成比例受损突出为特点。患者自发语言呈流利性，但找词困难，用字发音不准；患者能听懂词和句，却不能正确复述。病灶部位大多在优势半球弓状束及缘上回

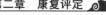

续表2-17

失语症类型	特点
经皮质运动性失语	患者表现为非流畅性失语,但自发语言少,与布罗卡失语的最大区别在于可以复述较长的句子,构音失用现象较少。病灶部位大多在优势半球布罗卡区的前上部
经皮质感觉性失语	患者自发语言流畅,错语较多,命名严重障碍,复述较好,但有模仿言语现象。病灶部位大多为优势半球颞、顶叶分水岭区
经皮质混合性失语	除口语复述稍好外,所有语言功能均有严重障碍为其特点。患者自发语言严重障碍,完全不能表达自我意思。病灶部分大多在优势半球分水岭区,病灶较大
完全性失语	完全性失语是最严重的一种失语症类型,是听、说、读、写所有语言模式受到严重损害的一种失语症。患者自发语言极少,不能命名、复述、读词,听觉理解、文字理解严重障碍。病灶部位大多在优势半球大脑中动脉分布区的广泛区域
命名性失语	主要表现为命名障碍。患者口语流利、言语理解基本正常,复述好,但有找词困难和命名困难,呈现迂回现象。听理解、复述、阅读、书写均较好。病灶大多在优势半球颞顶枕结合区
皮质下失语	主要包括丘脑性失语和基底节性失语。①丘脑性失语:表现为音量较小、语调低,可有语音性错语,找词困难,可伴有错语、杂乱语,有模仿语言和言语持续现象。复述相对较好,听理解和阅读理解障碍,书写大多数有障碍。②基底节性失语:病变部位靠前时,自发语言倾向于非流畅性;靠后时,倾向于流畅性,有发音障碍、错语。复述和阅读相对较好,命名和书写有明显障碍

(二)国际常用的失语症评定标准

1.波士顿诊断性失语症检查　波士顿诊断性失语症检查(Boston diagnostic aphasia examination,BDAE)是目前英语国家普遍应用的标准失语症检查。此检查分为5个大项目,由27个分测验组成:①会话和自发语言;②听理解;③口语表达;④书面语言理解;⑤书写。该检查设计全面,既包括语言功能本身的检查,又包括非语言功能的检查;既可对被评定者语言交流水平进行定量分析,又可对语言特征(包括节奏、短语长度、构音能力、语法形式、错语、复述、找词能力等)进行定性分析。同时,该检查还制定了被评定者失语症严重程度、发音和语言特征的分级标准。该检查能详细、全面地测出语言各种模式,但有检查时间长和评分困难的缺点。

2.西方失语症成套测验　西方失语症成套测验(western aphasia battery,WAB)是由加拿大人Andrew Kertesz参考BDAE后修改制定的短缩版,它克服了BDAE用时长的缺点,在1h内即可完成检查,而且可单独检查口语部分。检查内容如下。①自发语言:以对话及图片叙述的形式,检测患者自发语言的信息量、流畅度、语法功能等。②听理解:回答是非题;听词辨认,即指出所听单词对应物体、图片或具体部位等;执行口头指令等。③复述:复述字、词、句、数字等。④命名:物体命名,即说出事物的名称;列名,即1 min内说出动物的名称;以名称完成(填充)句子;反应命名,即以名称应答。⑤阅读:理解句子并选择填空;朗读并执行文字指令;词–物(图)匹配、字母辨别等。⑥书写:按要求书写(姓名、地址);书写表情表达情景画;听写词句、数字、字母;抄写等。⑦相关认知功能:包括运用能力、结构能力、视空间能力和计算能力;还可应用Raven彩色推理测验。

通过上述7项的前4项检查结果(5个评分项目,包括信息量、流畅度、听理解、复述、命名,每项满分为10分,共50分,然后乘以2)可求出失语商(aphasia quotient, AQ)(表2–18),以反映口语障碍程度和失语症的严重程度。AQ<93.8可诊断为失语症,并以流畅度、听理解、复述、命名的评定结果诊断失语症类型(表2–19)。通过上述7项的后3项检查(阅读、书写、相关认知功能)可求出操作商(performance quotient, PQ),PQ反映大脑的非口语功能。综合各项结果,求出大脑皮质商(cortical quotient, CQ),CQ反映大脑认知功能全貌。

表2–18　失语商(AQ)的求法

项目		折算	评分/分
1. 自发语言	(1)信息量		10
	(2)流畅度、文法完整性和错语		10
2. 听理解	(1)是否题	60	
	(2)听词辨认	60	
	(3)相继指令	80	
	小计	200÷20	10
3. 复述		100÷10	10
4. 命名	(1)物体命名	60	
	(2)自发命名	20	
	(3)完成句子	10	
	(4)反应性命名	10	
	小计	100÷10	10
合计			50

注:①AQ=右侧评分之和×2=50×2=100。②AQ在98.4~99.6为正常;AQ<93.8可评为失语症;93.8≤AQ<98.4,可能为弥漫性脑损伤或皮质下损伤。

表2-19　WAB法确定失语症类型的评分特点　　　　单位:分

失语类型	评分			
	流畅度	听理解	复述	命名
布罗卡失语	0~4	4~10	0~7.9	0~8
感觉性失语	5~10	0~6.9	0~7.9	0~9
传导性失语	5~10	7~10	0~6.9	0~9
完全性失语	0~4	0~3.9	0~4.9	0~6
经皮质运动性失语	0~4	4~10	8~10	0~8
经皮质感觉性失语	5~10	0~6.9	8~10	0~9
经皮质混合性失语	0~4	0~3.9	5~10	0~6
命名性失语	5~10	7~10	7~10	0~9

3. Token测验　Token测验是De Renzi和Vignolo于1962年编制,是检查失语症患者言语理解能力的单项检查方法。这项测验是为了那些在正常交谈中言语障碍轻微或完全没有失语症的被评定者设计的。测验得分与听理解测验的得分高度相关,也涉及言语次序的短时记忆度和句法能力,可鉴别那些由于其他能力的低下而掩盖了伴随语言功能障碍的患者,或那些在处理符号过程中仅存在轻微的不易被觉察出问题的患者。但被评定者有色盲、视觉空间认识障碍、色觉认知障碍时,不适合使用该项测验。

4. 日本标准失语症检查　日本标准失语症检查(standard language test of aphasia, SLTA)是日本失语症研究会设计完成的。检查包括听、说、读、写、计算5个项目,共26个分测验,按6个等级评分。在图册检查设计上以多图选一的形式,避免了被评定者对检查内容的熟悉,使检查更客观。另外,该检查易于操作,对失语症的训练有重要的指导作用。

(三)国内常用的失语症评定标准

1. 汉语标准失语症检查　此检查是中国康复研究中心听力语言科李胜利等于1990年编制完成。该量表主要借鉴日本SLTA的设计理论和框架,同时借鉴国外有影响力的失语症评定量表的优点,按照汉语的语言特点和中国人的文化习惯所编制,也称中国康复研究中心失语症检查法。此检查方法包括两部分内容:第一部分包括被评定者的一般情况、利手、疾病诊断等,通过被评定者回答12个问题来了解其言语的一般状况。第二部分由30个分测验组成,分为9大项目。具体内容包括:①听理解(名词、动词、句子的理解、执行口头命令);②复述(名词、动词、句子);③说(命名、动作说明、画面说明、漫画说明、水果举例);④出声读(名词、动词、句子);⑤阅读(名词、动词、句子的理解、执行口头命令);⑥抄写(名词、动词、句子);⑦描写(命名书写、动作描写、画面描写、漫画说明);⑧听写(名词、动词、句子);⑨计算(加、减、乘、除)。为了不使检查时间太长,该检查未将身体部位辨别、空间结构等高级皮质功能检查包括在内,故该检查只适合成人失语症患者。另外,该检查在被评定者的反应时间和提示方法上都有比较严格的要求,并且还设定了终止标准。因此,该检查适用于我国不同地区的成人汉语失语症患者的诊断和治疗评估,临床使用较广泛。

2.汉语失语症成套测验 汉语失语症成套测验(aphasia battery of Chinese,ABC)是由北京大学医学部神经心理研究室王新德、高素荣等于1988年参考WAB和BDAE并结合中国国情修改制定的。ABC由两部分构成,第一部分包括被评定者的一般情况、利手、病情、神经系统检查等,第二部分包括9大项目的评定。具体评定内容包括:①会话(问答、系列语言);②理解(是/否问题、听辨认、执行口头指令);③复述(词复述、句复述);④命名(词命名、颜色命名、反应命名);⑤阅读(视-读、听字-辨认、字-画匹配、读指令并执行、读句选答案填空);⑥书写(写姓名与地址、抄写、系列书写、听写、看图写字、写病情);⑦结构与视空间(照画图、摆方块);⑧运用(面部、上肢、复杂动作);⑨计算(加、减、乘、除)。该量表与WAB不同的是,可以根据命名能力的高低区分出经皮质运动性失语(词命名能力好)和皮质下失语(基底节性失语和丘脑性失语,词命名能力差)。

3.汉语波士顿失语症检查 此检查法是由河北省人民医院康复中心对BDAE进行翻译并按照汉语特点编制而成。目前已用于临床,且通过了标准化研究,客观有效。目前除了传统的神经心理学方法外,还出现了脑功能成像技术[正电子发射体层成像(positron emission tomography,PET)、功能磁共振成像(functional magnetic resonance imaging,fMRI)、脑磁图(magnetoencephalography,MEG)等]、事件相关电位、脑功能成像和事件相关电位的联合应用等方法,为人们认识语言认知的脑内机制提供了一种较客观、直接的途径,是方法学上的重大进展。

(四)失语症严重程度的评定标准

目前,国际上多采用BDAE中的失语症严重程度分级标准对失语症的严重程度进行评定(表2-20)。

表2-20 BDAE中的失语症严重程度分级

分级	失语程度
0级	无有意义的言语或听理解能力
1级	言语交流中有不连续的言语表达,但大部分需要听者去推测、询问或猜测,可交流的信息范围有限,听者在言语交流中感到困难
2级	在听者的帮助下,可以进行熟悉话题的交谈,但对陌生话题常不能表达出自己的思想,患者与评测者都感到言语交流有困难
3级	在少量帮助下或无帮助下,患者可以讨论几乎所有的日常问题,但由于言语和/或理解能力减弱,某些谈话出现困难或不大可能
4级	言语流利,可观察到有理解障碍,但思想和言语表达尚无明显限制
5级	有极少可分辨出的言语障碍,患者主观上可能有点困难,但听者不一定能明显观察到

评定方法

1. 了解病史和症状　收集患者的病史信息,包括发病时间、病因、既往病史等。了解患者目前的症状。

2. 评估言语功能　选择适合的量表对患者进行语言功能评定,包括语言流利度、词汇与语法、理解力、语言表达能力、非语言表达能力、沟通能力等。

结果记录和分析

1. 失语症评定　应严格按照相关量表基本要求进行失语症评定。在记录结果时,需要注明被评定者有无突出的语言功能障碍(如听理解障碍、刻板言语、复述极差等),标记清楚各测试量表中各分项分值及总分值、共测定项目数,是否有缺项、漏项等现象,是否存在影响评定的外在因素(如环境、被评定者精神状态等),经确认无误后,分析失语症类型,并制订康复训练计划。

2. 结果记录　记录结果时应注意评定的影响因素,如被评定者的配合程度、精神状态,环境是否安静,评定时是否有他人提示。

3. 结果分析　由于心理因素、认知水平、环境等因素的影响,如情绪不佳、过度疲劳、严重认知障碍、环境嘈杂均可导致测试结果不准确,因此在进行分析时应全面考虑。

注意事项

1. 评定环境　评定环境要安静,气氛要融洽,避免干扰,最好采取"一对一"形式评定。陪伴人员在旁时不可暗示、提示被评定者。

2. 评定前准备　准备好评定用具,如录音机、图片等。

3. 影响评定结果的因素　①评定过程中不要随意纠正被评定者的错误,注意记录被评定者各种反应(如替代语、手势、肢体语言、书写表达等)。②评定时注意观察被评定者的情况,避免其劳累。

4. 特殊患者的评定　意识障碍,情感、行为异常,以及精神病患者不适合进行语言功能评定。

(李彦杰)

第十二节　构音障碍评定

◎ **实训目标**　掌握构音障碍评定标准及评定方法;了解构音障碍的类型和严重程度,以及构音障碍评定的注意事项;达到独立、规范进行构音障碍评定的目的。

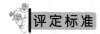评定标准

（一）构音障碍的类型

构音障碍主要分为三大类：运动性构音障碍、器质性构音障碍和功能性构音障碍。

1.运动性构音障碍 运动性构音障碍是指参与构音的诸器官（肺、声带、软腭、舌、下颌、口唇等）的肌肉系统或神经系统的疾病所致肌肉麻痹、运动不协调，致使言语障碍。多见于脑卒中、脑瘫、多发性硬化、帕金森病等疾病。

2.器官性构音障碍 器官性构音障碍是指构音器官先天和后天的形态、结构异常导致功能异常而出现的构音障碍。常见病因包括先天性唇腭裂、先天性面裂、巨舌症、神经疾病所致的构音器官麻痹、齿列咬合异常、外伤、先天性腭咽闭合不全等。临床上最常见的是先天性唇腭裂所致的构音障碍，其次是舌系带的短缩。

3.功能性构音障碍 功能性构音障碍是指发音错误，表现为固定状态，但找不到明显原因的构音障碍。即构音器官无形态、结构异常和运动功能异常，听力在正常水平，语言发育已达4岁以上水平。功能性构音障碍的原因尚不清楚，可能与语音的听觉接受、辨别、认知、获得性构音动作的技能因素等有关，大多数患儿通过构音训练可以完全治愈。

（二）构音器官的评定

在安静状态下观察构音器官的同时，通过指示和模仿，使被评定者做粗大运动，并对以下方面做出评定。

1.部位 判断构音器官哪个部位存在运动障碍。

2.形态 确认各构音器官的形态是否正常。

3.程度 判定构音器官的异常程度。

4.性质 判断异常是中枢性、周围性或失调性。

5.运动速度 判断是单纯运动，还是反复运动，是否速度低下或有无节律变化。

6.运动范围 判断运动范围是否受限，协调运动控制是否低下。

7.运动的力 判断肌力是否低下。

8.运动的精确性、圆滑性 可通过协调运动和连续运动判断。

（三）构音障碍的评定

构音障碍的评定是以普通话语音为标准音，结合构音类似运动，对被评定者的各个言语水平及其异常的运动障碍进行系统评定。

1.会话 可以通过询问被评定者的姓名、年龄、职业等观察其是否可以会话，音量、音调变化是否清晰，有无气息音、粗糙声、鼻音化、震颤等。一般5 min即可，需要录音。

2.单词评定 此项由50个单词组成，根据单词的意思制成50张图片，将图片按记录表中词的顺序排好或在背面注上单词的号码，检查时可以节省时间。

3. 音节复述评定　该评定是按照普通话发音方法设计,共 140 个音节,均为常用和比较常用的音节,目的是在被评定者复述时,在观察发音点的同时注意被评定者的异常构音运动,发现其构音特点及规律。同时把被评定者异常的构音运动记入构音操作栏,确定发声机制,以利制订训练计划。

4. 文章水平评定　文章水平评定是指在限定连续的言语运动中,观察被评定者的音调、音量、韵律、呼吸运动。选用的文章通常是一首儿歌,有朗读能力者自己朗读,不能朗读的由复述引出,记录方法同前。

5. 构音类型运动评定　依据普通话的特点,选用有代表性的 15 个音的构音类似运动进行评定。由评定人员示范,被评定者模仿,观察被评定者的执行情况,并在结果栏标出。此检查可发现被评定者构音异常的运动基础,对指导训练有重要意义。

(四)Frenchay 评定法

河北省人民医院康复中心张清丽、汪洁等依据汉语的特点,对 Frenchay 构音障碍评定方法进行了增补和修改。该评定包括 8 大项、29 个分项目。具体内容包括:①反射(咳嗽、吞咽、流涎);②呼吸(静止状态、言语时);③唇的运动(静止状态、唇角外展、闭唇鼓腮、交替动作、言语时);④颌的位置(静止状态、言语时);⑤软腭运动(反流、抬高、言语时);⑥喉的运动(发音时间、音高、音量、言语);⑦舌的运动(静止状态、伸舌、上下运动、两侧运动、交替发音、言语时);⑧言语(读字、读句子、会话、速度)。

改良的 Frenchay 构音障碍评定法有详细的评定标准。每个分项目均根据障碍严重程度由轻到重分为 a ~ e 5 个级别,a 级为正常,e 级为最严重的障碍。将每一分项目的评定结果标示在一总结表上,就可清晰地看出被评定者存在哪些构音障碍及受损程度。另外,根据 29 个分项目中评定为 a 级的项目数与总项目数(29)的比值,还可以评定构音障碍的损伤程度(表 2-21)。

表 2-21　构音障碍的损伤程度评定

评定指标	损伤程度				
	正常	轻度障碍	中度障碍	重度障碍	极重度障碍
a 级项目数/总项数	(28~29)/29	(18~27)/29	(14~17)/29	(7~13)/29	(0~6)/29

评定方法

(1)选择安静的房间进行评定。准备好评定用具,做每项检查前应向被评定者解释检查目的。

(2)明确构音器官检查范围,包括肺(呼吸情况)、喉、面部、口部肌肉、硬腭、腭咽机制、下颌、反射。

(3)构音障碍评定和构音器官检查方法要求准确记录。将前面单词、音节、文章、构音运动评定发现的异常加以分析,确定类型,制订训练计划。

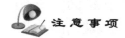

结果记录和分析

通过构音器官的形态和粗大运动检查来确定构音器官是否存在异常和运动障碍。常需要结合医学、实验室检查、言语评定才能做出诊断。另外，病史、既往史、听觉和整个运动功能的检查可促进诊断的确立。

1.结果记录　记录结果时应注意评定的影响因素。①环境因素：房间内应安静，光线充足，通风良好，椅子的高度以评定人员与被评定者处于同一水平为准。检查时，为避免被评定者注意力分散，除非是年幼儿童，被评定者的亲属或护理人员不要在室内陪伴。②被评定者的配合程度。③被评定者的精神状态。

2.结果分析　单纯的构音评定不足以支持构音类型及严重程度的确定，还应结合相关实验室检查和其他检查予以辅助诊断。此外，情绪不佳、过度疲劳、严重认知障碍、环境嘈杂、有提示语均可能导致测试结果的不准确，因此在进行分析时应全面考虑。

注意事项

1.评定环境　环境要安静，气氛要融洽，避免干扰，最好采取"一对一"形式评定。陪伴人员在旁时不可暗示、提示被评定者。

2.获取被评定者的配合　做每项检查前应向被评定者解释检查目的，以获取被评定者的配合。

3.结果记录准确　对于构音评定量表中单词、音节、文章、构音运动评定发现的异常要准确记录，并归纳分析被评定者的构音障碍特点。

4.特殊被评定者评定　意识障碍、听觉障碍，情感、行为异常，以及精神病患者不适合进行语言功能评定。

（李彦杰）

第十三节　吞咽功能评定

◎ **实训目标**　掌握吞咽功能评定标准及评定方法；了解吞咽功能评定的注意事项；达到独立、规范进行吞咽功能评定的目的。

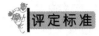评定标准

（一）吞咽障碍临床检查法

吞咽障碍临床检查法包括患者主观上吞咽异常的详细描述（主诉）、既往史、临床观察和物理检查，见表2-22。

表2-22　吞咽障碍临床检查法

评定项目	评定内容
主诉	①吞咽困难的持续时间；②吞咽困难的频度；③间断还是连续的吞咽困难；④加重与缓解因素（固体、半固体和流食及热冷的影响）；⑤症状（梗阻感、口与咽喉痛、鼻腔反流、口腔气味、吞咽时伴哽噎和咳嗽、既往肺炎史、其他呼吸系统症状、胃食管反流、胸痛等）；⑥继发症状（体重减轻、饮食习惯改变、食欲改变、味觉变化、口腔干燥或唾液黏稠、言语和嗓音异常、睡眠不好等）
既往史	①一般状况；②家族史；③以前的吞咽检查；④神经病学状况；⑤肺部情况；⑥外科情况；⑦精神、心理病史；⑧目前的治疗；⑨服药情况（现在和既往服药情况，以及服用处方药、非处方药等）
临床观察	①胃管；②气管切开术（种类）；③营养、脱水情况；④流涎；⑤精神状态（注意力、定向、视知觉/运动功能、记忆障碍等）
物理检查	①言语功能（嗓声、共鸣、发音）；②体重；③吞咽肌和结构（面部表情肌、咀嚼肌、口腔黏膜、牙齿、腭咽肌、舌、喉内肌、喉外肌、病理反射、感觉及吞咽测试）

（二）摄食-吞咽过程评估

1. 是否对食物认识障碍　给被评定者看食物，观察其有无反应。将食物触及其口唇，观察被评定者是否张口或有张口的意图。意识障碍患者常有这方面的困难。

2. 是否入口障碍　三叉神经受损者舌骨肌、腹肌失支配而张口困难，食物不能送入口中。神经受损时口轮匝肌失支配而不能闭唇，食物往往由口腔外流。鼻腔反流是腭咽功能不全或无力的伴随症状。

3. 进食所需时间及吞咽时间　正常的吞咽包括了一些要求肌肉精确控制的复杂的运动程序，这些运动快速产生，仅需要2~3 s就把食物或液体从口腔送到胃中，吞咽困难时吞咽时间延长。

4. 送入咽部障碍　主要表现为流涎、食物在患侧面颊堆积或嵌塞于硬腭、舌搅拌运动减弱或失调，致使食物送至咽部困难或不能。

5. 经咽部至食管障碍　主要表现为哽噎和呛咳，尤其是试图吞咽时尤为明显。这是环咽肌不能及时松弛所致。

6. 与吞咽有关的其他功能　①进食的姿势：当被评定者不能对称地坐直时，常躯干

前屈,向后伸颈,颈前部肌肉被牵拉,舌头与咽喉的运动困难,难以将食物置于口腔中,更无法控制食物。②呼吸状况,正常吞咽需要暂停呼吸一瞬间(会厌关闭呼吸道 0.3 ~ 0.5 s),让食物通过咽部;咀嚼时,用鼻呼吸。如果被评定者在进食过程中呼吸急速,咀嚼时用口呼吸或吞咽瞬间呼吸,均容易引起误吸。此时主要观察呼吸节律,用口呼吸还是用鼻呼吸,以及咀嚼和吞咽时呼吸情况。

(三)反复唾液吞咽测试

被评定者取坐位或卧位,评定人员将手指放在被评定者的喉结及舌骨处,让其尽量快速反复吞咽,喉结和舌骨随着吞咽运动,越过手指,向前上方移动再复位,确认这种上下运动,下降时刻即为吞咽完成时刻。观察被评定者在 30 s 内吞咽的次数和动度。健康成人在规定时间内至少完成 5 次。若少于 3 次,则提示需要做进一步检查。如果被评定者口腔干燥无法吞咽,可在舌面注入约 1 mL 水后再让其吞咽。高龄者在 30 s 内完成3 次即可。

(四)饮水吞咽试验

被评定者取坐位,饮水 30 mL,观察饮水经过并记录时间,见表 2-23。

表 2-23　饮水吞咽试验评分标准

吞咽困难程度	评分/分
一饮而尽无呛咳为正常,若 5 s 以上喝完为可疑	1
两次以上喝完无呛咳为可疑	2
一次喝完有呛咳为异常	3
两次以上喝完有呛咳为可疑	4
多次呛咳且不能将水喝完为异常	5

(五)摄食-吞咽功能等级评定

摄食-吞咽功能等级评定见表 2-24。

表 2-24　摄食-吞咽功能等级评定

评定内容	摄食-吞咽功能等级
1.吞咽困难或无法进行,不适合吞咽训练 2.误咽严重,吞咽困难或无法进行,只适合基础性吞咽训练 3.条件具备时误咽减少,可进行摄食训练	Ⅰ.重度:无法经口腔进食,完全辅助进食

续表2-24

评定内容	摄食-吞咽功能等级
4.可以少量、兴趣性进食 5.一部分(1～2餐)营养摄取可经口腔进行 6.三餐均可经口腔摄取营养	Ⅱ.中度:经口腔和辅助混合进食
7.三餐均可经口腔摄取,能吞咽食物 8.除特别难吞咽的食物外,三餐均可经口腔摄取 9.可以吞咽普通食物,但需要临床观察和指导	Ⅲ.轻度:完全口腔进食,需辅以代偿和适应等方法
10.摄食-吞咽能力正常	Ⅴ.正常:完全口腔进食,无须代偿和适应等方法

（六）实验室检查

1.电视荧光吞咽造影检查 电视荧光吞咽造影检查是在 X 射线透视下,针对口、咽、喉、食管的吞咽运动所进行的造影检查,是目前公认最全面、可靠、有价值的吞咽功能检查方法。

2.电视内镜吞咽功能检查 电视内镜吞咽功能检查是使用喉镜,经过咽腔或鼻腔观察下咽部和喉部,直接在直视下观察会厌软骨、杓状软骨、声带等咽及喉的解剖结构和功能状况。如梨状窝的泡沫状唾液潴留、唾液流入喉部的状况,声门闭锁的程度、食管入口处的状态、有无器质性异常等。还可以让被评定者吞咽经亚甲蓝染色技术染成蓝色的液体、浓汤或固体等不同黏稠度的食物,更好地观察吞咽启动的速度、吞咽后咽腔(尤其在会厌谷和梨状窝)残留,以及是否出现会厌下气道染色,由此评估吞咽能力及估计吸入的程度。

（七）其他评定方法

其他评定方法有内镜检查、超声检查、吞咽压检查等。除此之外,还应常规对被评定者进行高级脑功能检查(包括失语、失用、失认、智力等),因为认知功能低下等高级脑功能障碍同样可以导致吞咽困难。

评定方法

（1）明确被评定者意识状况及智力,检查被评定者意识是否清楚并能否配合检查。

（2）被评定者取坐位,卧床者宜取放松体位。

（3）询问被评定者的病史,确定其是否存在吞咽障碍;确定被评定者有无误咽的危险因素;确定是否需要改变营养方式,为吞咽障碍进一步检查和治疗提供依据。

（4）各专业人员组成治疗小组进行综合评定。

结果记录和分析

1. 结果记录　吞咽功能的评定结束后,将吞咽功能评定的结果进行详细记录,包括吞咽的频率、吞咽的困难程度、吞咽过程中是否有疼痛或不适感等信息,以及各种吞咽功能评定量表结果,以便于进一步分析是否存在吞咽障碍及其病因、程度。

2. 结果分析　①将吞咽功能评定结果与其他相关指标进行关联分析,如与被评定者的病情、康复治疗方案、康复效果等进行关联分析,以评估吞咽功能评定结果的临床意义和预测价值。②根据吞咽功能评定的结果,结合被评定者的具体情况,提供相应的康复建议,如调整饮食习惯、进行吞咽功能锻炼、采取辅助治疗措施等,以促进吞咽功能的恢复和改善。

注意事项

1. 评定前准备　进行吞咽功能的评定与治疗之前,应向被评定者或家属说明评定与治疗的目的及主要内容,以获得其理解和配合。尤其应声明检查或治疗中及后期可能出现的特殊情况,如呛咳、吸入性肺炎、窒息;局部黏膜损伤、出血、疼痛、感染;牙(义)齿脱落、误咽等。

2. 评定工具选择　选择合适的吞咽功能评定工具,如洼田饮水试验量表,以标准化评定过程,提高评定的准确性和可比性。

3. 做好安全措施　在评定过程中,要确保被评定者的安全,旁边应备有吸痰器,同时应在具备临床急救技术的医务人员监护下进行,以保证被评定者在吞咽过程中的稳定和安全。在急性期进行吞咽功能评定与治疗,应在被评定者病情稳定且主管医师允许后方可进行。

(李彦杰)

第十四节　认知功能评定

◎ 实训目标　掌握认知功能评定标准及评定方法;了解认知障碍的严重程度分级;了解认知功能评定的注意事项;达到独立、规范进行认知功能评定的目的。

评定标准

（一）简明精神状态检查量表

简明精神状态检查量表（mini-mental state examination，MMSE）总分为 30 分，评定时间为 5~10 min。根据被评定者受教育程度的不同设立不同的认知障碍界值：一般文盲，总分≤17 分；小学文化，总分≤20 分；中学及以上文化，总分≤24 分。在标准分数线下考虑存在认知障碍，需要进一步检查。表中包括定向力、记忆力、注意力、计算力、回忆力、命名、复述、3 级指令、阅读、书写、临摹，如答错可进行单项检测，见表 2-25。

表 2-25　简明精神状态检查量表（MMSE）

问题	评分/分	
	答对	答错
1. 今年是哪一年	1	0
2. 现在是什么季节	1	0
3. 今天是几号	1	0
4. 今天是星期几	1	0
5. 现在是几月份	1	0
6. 你现在在哪一省（市）	1	0
7. 你现在在哪一县（区）	1	0
8. 你现在在哪一层楼	1	0
9. 你现在在哪一乡（镇、街道）	1	0
10. 这里是什么地方	1	0
11. 复述：皮球	1	0
12. 复述：国旗	1	0
13. 复述：树木	1	0
14. 100-7	1	0
15. 辨认：铅笔	1	0
16. 复述：44 只石狮子	1	0
17. 复述并执行卡片上"闭眼睛"的指令	1	0
18. 用右手拿纸	1	0
19. 将纸对折	1	0
20. 放在大腿上	1	0

续表 2-25

问题	评分/分	
	答对	答错
21. 说一句完整的句子	1	0
22. 93-7	1	0
23. 86-7	1	0
24. 79-7	1	0
25. 72-7	1	0
26. 回忆:皮球	1	0
27. 回忆:国旗	1	0
28. 回忆:树木	1	0
29. 辨认:手表	1	0
30. 按样图作图:	1	0

(二)蒙特利尔认知评估

蒙特利尔认知评估量表(Montreal cognitive assessment,MoCA)包括视结构技能、执行功能、记忆、语言、注意与集中力、计算、抽象思维和定向力 8 个认知领域。总分为 30 分,评分≥26 分正常,其敏感性高,覆盖重要的认知领域,测试时间短,适合临床运用。见表 2-26。

表 2-26　蒙特利尔认知评估量表(MoCA)

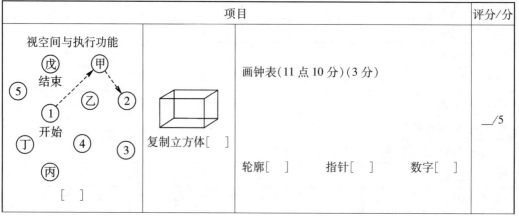

续表 2-26

项目							评分/分
命名 [ ]　　　　　　　[ ]　　　　　　[ ]							__/3

记忆	读出右侧词语,然后由被评定者重复,重复 2 次,5 min 后回忆		面孔	天鹅绒	教堂	雏菊	红色	不计分
		第 1 次						
		第 2 次						

注意力	读出右侧数字,请被评定者重复(每秒 1 个)	顺背[ ] 21854 倒背[ ] 742	__/2

读出下列字母,每当读到 A 时请被评价者用手敲打一下桌面(错 2 个或更多得 0 分) [ ] FBACMNAAJKLBAFAKDEAAAJAMOFAAB	__/1

100 连续减 7 [ ]93 [ ]86 [ ]79 [ ]72 [ ]65 (4~5 个正确得 3 分,2~3 个正确得 2 分,1 个正确得 1 分,0 个正确得 0 分)	__/3

语言	重复:我只知道今天李明是帮过忙的人[ ] 狗在房间里的时候,猫总是藏在沙发下[ ]	__/2
	流畅性:在 1 min 内尽可能多地说出动物的名字[ ](≥11 个词)	__/1

抽象	请说出它们的相似性,例如香蕉—橘子=水果　[ ]火车—自行车　[ ]手表—尺子	__/2

延迟回忆	没有提示	面孔[ ]	天鹅绒[ ]	教堂[ ]	雏菊[ ]	红色[ ]	只在没有提示的情况下给分	__/5
	类别提示							
	多选提示							

定向	[ ]日期　[ ]月份　[ ]年份　[ ]星期几　[ ]地点　[ ]城市	__/6

总分		__/30

(三)认知功能筛查量表

认知功能筛查量表(cognitive abilities screening instrument,CASI)与 MMSE 类似,检查内容包括定向、注意、心算、瞬时记忆、短时记忆、结构模仿、语言(命名、理解、书写)、概念判断等(表 2-27)。检查时间为 15~20 min,总分为 30 分,总分≤20 分为异常。

表2-27 认知功能筛查量表

序号	检查内容	评分/分	
1	今天是星期几	1	0
2	现在是几月份	1	0
3	今天是几号	1	0
4	今天是哪一年	1	0
5	这是什么地方	1	0
6	请说出8、7、2这三个数	1	0
7	请倒数刚才说出的数字	1	0
8	请说出2、5、9、7这四个数字	1	0
9	请听清9、7、5三个数,然后数1~10,再重复刚刚听过的数字	1	0
10	请听清7、5、6、9四个数字,然后数1~10,再重复刚刚听过的数字	1	0
11	从星期日倒数至星期一	1	0
12	9+3等于几	1	0
13	再加6等于几(在9+3基础上)	1	0
14	18减去5等于几 请记住下面几个词,一会儿我会问你:帽子、汽车、大树、26	1	0
15	快的反义词是慢,上的反义词是什么	1	0
16	大和硬的反义词是什么	1	0
17	橘子和香蕉属于水果类,红和蓝属于哪一类	1	0
18	你面前有几张纸币,你看是多少钱	1	0
19	我刚才让你记住的词中第一个词是什么	1	0
20	第二个词是什么	1	0
21	第三个词是什么	1	0
22	第四个词是什么	1	0
23	100-7等于几	1	0
24	再减去7等于几	1	0
25	再减去7等于几	1	0
26	再减去7等于几	1	0
27	再减去7等于几	1	0
28	再减去7等于几	1	0
29	再减去7等于几	1	0
30	再减去7等于几	1	0
总分			

(四)洛文斯顿作业疗法认知评定成套测验

洛文斯顿作业疗法认知评定成套测验(Loewenstein occupational therapy cognition assessment battery,LOTCA)是以色列希伯来大学和洛文斯顿康复中心的专家于1989年提出的一种认知评定方法,最先用于脑损伤患者认知能力的评定。该方法与其他方法相比,有效果肯定、项目简单、费时少的优点,可将认知功能的检查时间从2 h左右缩短到30 min左右,而且具有良好的信度和效度检验。

近年来,LOTCA的研制者在原版的基础上将测试领域由4项增加到6项(定向、视知觉、空间知觉、动作运用、视运动组织、思维运作),其测试条目也由20项增加到26项。目前国内已有学者对第2版LOTCA进行引进和汉化,并以我国脑部疾病患者为研究对象,对其进行信度、效度检验。

(五)记忆测验

1. 韦氏记忆量表 韦氏记忆量表是应用较广的成套记忆测验,可用于7岁以上儿童及成人。中国的标准化量表已由龚耀先等修订,共计10项分测验。此量表是临床上使用的客观检查方法,有助于鉴别器质性记忆障碍和功能性记忆障碍。

2. 临床记忆量表 该量表是由中国学者根据国外单项测验编制的成套记忆量表,用于成人(20~90岁),有甲、乙两套。由于临床常见的记忆障碍多为近事记忆障碍或学习新事物困难,故该量表各个分测验都用于检查持续数分钟的一次性记忆或学习能力。它包括5项分测验。①指向记忆:要求记忆需识记的词,其中混入了无须识记的词。②联想学习:要求记忆成对的词,其中有容易联想(有逻辑联系)的和困难联想(无逻辑联系)的。③图像自由回忆。④无意义图形再认。⑤人像特点(姓名、职业、爱好)回忆。其中④是非文字测验,因图形是无意义的,不通过词再认;③和⑤是介于文字和非文字之间的测验,通过词来识词和回忆,所以本量表也可用于无文化的被评定者。此量表经过对脑肿瘤、脑梗死等患者的应用,证明可以鉴别不同类型的记忆障碍,如词语记忆障碍、视觉记忆障碍等。

评分方法:将5个分测验的原始分数换算成量表分,相加即为全量表分。根据年龄查总量表分的等值记忆商表,可得到受试者的记忆商(memory quotient,MQ)。记忆障碍的评定主要从言语记忆和视觉记忆两大方面进行:记忆商的等级和百分数。

(六)注意功能评定

注意是心理活动指向一个符合当前活动需要的特定刺激,同时忽略或抑制无关刺激的能力。注意是一切意识活动的基础,与皮质觉醒程度有关。注意障碍主要包括以下问题:觉醒状态低下、注意范围缩小、选择注意障碍、保持注意障碍、转移注意障碍、分配注意障碍等。

评定方法包括反应时检查、等速拍击试验、数字复述、连减或连加测验、轨迹连线测验、"A"无意义文字测验、听运动检查法、删字测验等。

（七）知觉障碍评定

1. **空间障碍的评定**　在失认症中,发病率最高的为单侧忽略、疾病失认和格斯特曼综合征(Gerstmann syndrome)。其中单侧忽略可采用 Albert 划杠测验、Schenkenberg 等分线段测验、高声朗读测验、字母删除测验等进行评定;疾病失认及格斯特曼综合征主要通过临床表现和医生检查发现进行评定。

2. **失用症的评定**　失用症是中枢神经损伤后,在运动、感觉和反射均无障碍的情况下,不能按命令完成原先学会的动作。在失用症中,发病率最高的为结构性失用、运动失用和穿衣失用。

评定方法

1. **确认被评定者意识是否清楚**　判断意识障碍的程度,被评定者意识清楚是认知功能评定的前提条件。

2. **认知障碍的筛查**　在被评定者意识清楚的条件下,通过简明精神状态检查量表(MMSE)或认知能力检查量表(CCSE),筛查其是否存在认知障碍,这是认知功能评定的关键步骤。

3. **认知功能的特异性检查**　根据认知功能筛查的结果,初步确定被评定者可能存在某种认知障碍,并进行有针对性的认知功能评定。

结果记录和分析

1. **结果记录**　检查过程中应记录被评定者如何完成该项作业、如何获得最终的分数,以及检查过程中所给予的提示对其表现产生的影响。通过细致的观察,对可能的原因进行分析、判断、记录,为选择治疗方案提供更加明确的依据。

2. **记录结果时应注意评定的影响因素**　①评定人员主观评价恰当;②被评定者的努力程度;③被评定者的精神因素;④环境变化;⑤评定时被评定者的体位。

注意事项

1. **操作环境**　检查时安静、无干扰,以便被评定者能够集中注意力执行认知任务。

2. **评定前准备**　在评定前,评定人员应该了解被评定者的病史、药物使用情况等,以便更准确地评定其认知功能;向被评定者简要介绍测试内容,多鼓励,且态度要随和,与被评定者建立良好的关系;备物齐全(铅笔、手表、纸张等)。

3. **评定中的指导**　使用统一的指导语,避免超过规定内容的暗示。同时应对被评定者进行清晰的指导,确保其理解评定任务的要求,并且能够正确执行。

4. **评定的重复性**　在评定过程中,可以进行多次评定,以便观察被评定者认知功能的变化情况,评估康复效果。注意被评定者的态度,正性反馈。

5.评定的限制　评定结果仅仅是对被评定者认知功能的一个快速评估,可能存在一定的误差,不能作为诊断的唯一依据。

(李彦杰)

第十五节　日常生活活动能力评定

◎**实训目标**　掌握日常生活活动能力评定的方法及结果记录;了解日常生活活动能力评定的注意事项;达到独立、规范进行日常生活活动能力评定的目的。

评定标准

目前,有关日常生活活动(activity of daily living,ADL)能力评定的量表非常多,从内容、信度、效度、简明实用性等方面考虑,临床上进行 ADL 能力评定时首选巴塞尔指数(Barthel index,BI)。BI 包括 10 项内容,根据是否需要帮助及其程度分为 15、10、5、0 共 4 个等级,满分为 100 分(表 2-28)。我国 1987 年修订的 BI 较常用,改良 BI 评定是在 BI 内容的基础上将每一项评分分为 5 个等级,其评分标准见表 2-29。

表 2-28　巴塞尔指数评定

项目	评分标准	评分/分
1.大便	0 分=失禁或昏迷 5 分=偶尔失禁(每周<1 次) 10 分=能控制	
2.小便	0 分=失禁或昏迷或需由他人导尿 5 分=偶尔失禁(每 24 h<1 次,每周>1 次) 10 分=能控制	
3.修饰	0 分=需要帮助 5 分=独立洗脸、梳头、刷牙、剃须	
4.如厕	0 分=依赖别人 5 分=需要部分帮助 10 分=自理	
5.吃饭	0 分=依赖别人 5 分=需要部分帮助(夹饭、盛饭、切面包、抹黄油) 10 分=全面自理	

续表2-28

项目	评分标准	评分/分
6.转移(床椅)	0分=完全依赖别人,不能坐 5分=需要大量帮助(2人),能坐 10分=需要少量帮助(1人)或指导 15分=自理	
7.活动(步行)	0分=不能动 5分=在轮椅上独立行动 10分=需要1人帮助步行(体力或语言指导) 15分=独立步行(可用辅助器)	
8.穿衣	0分=依赖 5分=需要一半帮助 10分=自理(系、解纽扣,开、闭拉锁,穿鞋等)	
9.上楼梯	0分=不能 5分=需要帮助(体力或语言指导) 10分=自理	
10.洗澡	0分=依赖 5分=自理	
总分		

表2-29　改良巴塞尔指数评定　　　　　　　　　　　　单位:分

ADL项目	自理	监督提示	较依赖	尝试但不安全	不能完成	评分
进食	10	8	5	2	0	
洗澡	5	4	3	2	0	
修饰	5	4	3	2	0	
更衣	10	8	5	2	0	
控制大便	10	8	5	2	0	
控制小便	10	8	5	2	0	
如厕	10	8	5	2	0	
床椅转移	15	12	8	3	0	
行走	15	12	8	3	0	
上下楼梯	10	8	5	2	0	
总分						

评分细则如下。

1.进食 10分:能在合适的时间内独立进食各种正常食物,可使用必要的辅助器具,不包括取饭、做饭。5分:需要部分帮助(如夹菜、切割、搅拌食物等)或需要较长时间。0分:较多或完全依赖他人。

2.洗澡 5分:无须指导和帮助,能独立进出浴池并完成洗澡全过程(可为浴池洗浴、盆浴或淋浴)。0分:不能独立完成,需要依赖他人。

3.修饰 5分:能独立完成刷牙(包括固定义齿)、洗脸、梳头、剃须(使用电动剃须刀者应会插插头)等。0分:不能独立完成,需要依赖他人。

4.更衣 10分:能独立穿脱全部衣服,包括系扣、开闭拉锁、穿脱鞋、系鞋带、穿脱支具等。5分:需要部分帮助,但在正常时间内至少能独自完成一半。0分:较多或完全依赖他人。

5.控制大便 10分:能控制,没有失禁,如需要能使用栓剂或灌肠剂。5分:偶尔失禁(每周少于1次),或需要在帮助下用栓剂或灌肠剂。0分:失禁或昏迷。

6.控制小便 10分:能控制,没有失禁,如需要使用器具,可无须帮助自行处理。5分:偶尔失禁(每日少于1次,每周多于1次)。0分:失禁或昏迷。

7.上厕所 10分:能独立进出厕所或使用便盆,无助手能解、穿衣裤和进行便后擦拭、冲洗或清洁便盆。5分:在保持平衡、解穿衣裤或处理卫生等方面需要帮助。0分:依赖他人。

8.床椅转移 15分:能独立完成床到轮椅、轮椅到床的转移全过程,包括从床上坐起锁住车闸,移开脚踏板。10分:需较少帮助(1人帮助)或语言的指导、监督。5分:可以从床上坐起,但在进行转移时需较多帮助(2人帮助)。0分:不能坐起,完全依赖他人完成转移过程。

9.平地行走45 m 15分:能独立平地行走45 m,可以使用矫形器、假肢、拐杖、助行器,但不包括带轮的助行器。10分:在1人帮助(体力帮助或语言指导)下能平地行走45 m。0分:不能完成。

10.上下楼梯 10分:能独立完成,可以使用辅助器械。5分:活动中需要帮助或监护。0分:不能完成。

ADL能力缺陷程度:0~20分,极严重功能缺陷;25~45分,严重功能缺陷;50~70分,中度功能缺陷;75~95分,轻度功能缺陷;100分,ADL能自理。

评定方法

1.直接观察法 在被评定者实际生活环境或在ADL能力评定室,由主试者直接观察ADL完成情况。此法结果准确,但费时较长,有时需要分次进行。

2.间接评定法 有些不便完成或不易按指令完成的动作,如穿脱紧身衣裤,大、小便,以及洗澡等,可通过询问被评定者或其家属来间接评定。此法简单,但欠准确。

结果记录和分析

1. 结果记录　通过观察和记录被评定者所需要的帮助方式(使用辅助器具、人或动物)和帮助的量来确定特定的功能活动受限的程度。评定时,应记录被评定者确实能做什么,而不是可能或应达到什么程度。

2. 结果分析　①在评定独立程度时,最低分表示活动功能水平最低,最高分表示活动功能水平最高。②在评定残疾程度时,则分值越高表示活动功能水平越低。对于不能独立完成的活动,被评定者需要进一步检查和分析影响这些活动完成的限制因素。

注意事项

1. 评定环境　评定环境应该模拟真实的日常生活场景,以便更准确地评估被评定者的 ADL 能力。

2. 评定步骤　评定步骤要灵活安排,如收集资料、初次面试、量表测试等的时间安排及先后顺序应因人而异。先从简单、安全的项目开始,逐步检查比较复杂的项目。在进餐时评定进食能力,在晨间穿衣时评定穿衣能力。

(李彦杰)

第三章 中医康复治疗技术

本章主要讲解了中医康复治疗技术的常用方法,包括针刺技术、艾灸疗法、推拿疗法、拔罐疗法、刮痧疗法、膏敷疗法、冷疗技术及传统运动疗法。这些方法都是中医传统的治疗技术,经过千百年的实践验证,在康复治疗中发挥着重要的作用。书中在讲解这些方法的同时,还详细介绍了它们的操作方法和注意事项,为学生的临床实践提供了重要的参考依据。

第一节　针刺技术

一、体针技术

◎**实训目标**　掌握体针技术的基本操作方法;了解体针的手法及注意事项;达到独立、规范进行体针治疗的目的。

(一)进针手法

常用的进针方法有以下4种。

1.指切进针法　操作时以左手拇、示或示、中二指的指甲压在穴位上,右手所持的针尖紧靠指甲缘刺入皮肤。此法多用于短针的进针。

2.夹持进针法　用左手拇、示二指夹持针身下端,将针尖固定在针刺穴位的皮肤表面部位,右手持针柄使针体垂直,在右手指力下压时,左手拇、示二指同时用力协助将针插入皮肤。此法适用长针进针。

也有单用右手拇、示二指持针体下端,露出针尖二三分,对准穴位,快速刺入,然后根据需要选用适当的押手方法进针。

3.舒张进针法　左手五指平伸,示、中二指稍分开置于穴位上,右手持针从示、中二指之间刺入,行针时,左示、中二指可挟住针身,避免针身弯曲。长针深刺时应用此法。

对于皮肤松弛或有皱纹的部位,可以拇、示二指或示、中二指将穴位部的皮肤向两侧撑开,使之紧张,以便针刺。

4.提捏进针法　左手拇、示二指将穴位处的皮肤捏起,右手持针于捏起处刺入。

(二)针刺的角度、方向和深度

针刺操作分刺手和押手。持针的手称为刺手,按压穴位局部的手称为押手,故在针刺治疗时,掌握正确的角度、方向和深度是针刺操作过程中的一个重要环节。取穴正确与否,不仅要找准皮肤表面的位置,还必须与正确的针刺角度、方向和深度结合起来,才能充分发挥治疗效果。临床上针刺穴位的角度、方向和深度虽然应根据穴位的特点来决定,但还要兼顾被评定者的体质、病情等不同情况灵活运用。

1.角度和方向 针刺角度,根据穴位的部位和所要求达到的组织等情况来综合考虑,后者则是决定针刺方向的重要因素,所以针刺的角度必须有一定的方向。

(1)直刺 针刺方向与皮肤呈90°角刺入,用于肌肉丰厚处。

(2)斜刺 一般针刺方向与皮肤呈40°~60°角刺入,用于骨骼边缘和不宜深刺的穴位。

(3)横刺 又称沿皮刺,一般针体与皮肤呈15°左右角刺入,多用于头部皮肤浅薄处的穴位,有时施行透穴时也应用。

2.深度 针刺进针的深度要适当。部位不同、疾病不同及穴位下面组织器官不同,进针深度亦有不同的要求。《素问·刺要论》指出:"病有浮沉,刺有浅深,各至其理,尤过其道。"就是说要根据不同深浅组织及病情的需要来决定针刺的深浅。同一个穴位,往往由于治疗不同的疾病而需要有不同的深浅刺法。

(三)基本手法及辅助手法

1.基本手法 基本手法是针刺的基本动作,有以下两种。

(1)提插 当针尖穿透表皮层,针身在皮下或肌肉内进行上下、进退的运动,称为提插。向下进入为插,向上引退为提。运用此法时指力要均匀,提插幅度不宜过大。施手法1~3 min为宜。

(2)捻转 在进针达到一定深度后,以右手拇指和示、中二指执住针柄,一前一后交替转动,即为捻转手法。在运用时,捻转的幅度一般在180°~360°,必须注意不能只是单向转动,否则针身可牵缠肌肉纤维,使被评定者增加疼痛。

2.辅助手法 辅助手法是进行针刺时在某些情况下应用的辅助方法,包括循法、摇法、弹法、飞法、刮法、震颤法。

(四)常见异常情况处理

1.滞针和弯针

(1)现象 针刺入后,捻转和提插时感觉针下沉重紧沉,捻转提插均困难或针柄歪斜而不易退针。

(2)原因 进针过猛,提插时指力不均匀或单向捻转使肌纤维缠绕针体,患者精神高度紧张而导致肌肉痉挛或进针后患者体位的改变,均易引起滞针和弯针。

(3)处理 对于患者紧张或局部肌肉紧张而导致的滞针,可以延长留针时间或在滞针邻近部位再刺一针,以宣散气血,缓解痉挛。对于捻转时肌纤维缠绕太紧而导致的滞针,可以向反方向轻轻退转,使之松解。对于体位移动而导致的滞针,先纠正体位。折针时,嘱患者保持原有体位,切勿惊慌乱动。若折断后有部分针身暴露于皮肤外面,可以用镊子夹住折断针身拔出。如果断针深入皮下或肌肉层,必须立即行外科手术取出。若折在重要脏器附近,更要维持原有体位,防止活动后残留体内的针体刺伤器官,待外科手术后方可活动。

2. 晕针　凡在针刺后突发面色苍白、多汗、心悸、头晕、眼花、胸闷、泛恶、四肢发冷、脉象沉细,严重者昏迷、仆倒于地、唇甲青紫或大、小便失禁,均称晕针。此种情况多发生于初次接受针刺者,主要是患者体虚、精神过度紧张或空腹所致。只要针刺前对患者多加解释,了解其当时的体质情况、精神状态及最近饮食睡眠情况,患者尽量采用卧位,针刺时手法必须由弱到强,随时观察患者的神态变化,是可以防止晕针的。

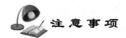

注意事项

进行体针疗法时,应注意避免损伤重要的脏器组织。

1. 外伤性气胸　发生外伤性气胸的原因是胸背部及锁骨附近针刺过深而刺伤肺脏,患者突发胸痛、胸闷憋气、呼吸困难、发绀并有血压下降、休克现象;X 射线胸透检查可进一步确诊,并可观察漏出的空气多少和肺组织受压的情况。注意:有的病例在针刺当时并无明显异常现象,隔几小时后才慢慢出现胸痛、呼吸困难等症状。

为防止发生气胸,针刺时医生必须注意力集中,选择适当体位,根据患者胖瘦掌握进针深度,提插手法的幅度不宜过大,胸背部可采用斜刺或横刺。一旦发生气胸,轻者可给予镇咳药,取半卧位休息片刻,气胸可以自行恢复,但应严密观察。如果发生呼吸困难,有发绀、休克现象,应立即采取急救措施。

2. 刺伤脑、脊髓　在项部正中的哑门、风府及两侧的风池穴、$C_1 \sim C_2$ 夹脊等穴进行针刺时,如果方向、角度和深度不适当,可能误伤延髓,延髓部位受损后果严重。

3. 刺伤心、肝、脾、肾等重要脏器　在邻近重要脏器部位的穴位进行针刺时,应注意捻转幅度及提插深度,对肝脾大、心脏肥大、脏器下垂者尤其要慎重。刺伤脏器会引起内出血,出现腹膜刺激征、剧烈疼痛、血压下降,导致休克。少量出血可采用局部冷敷止血,待瘀血吸收后症状可以缓解;如果症状不缓解,血压继续下降,必须迅速进行急救处理。大血管也有被刺伤的可能,一旦发生会造成大量出血,也必须注意防止。

4. 刺伤神经干　针刺神经干和神经根部位的穴位时,手法不当可能损伤神经组织,出现沿神经分布路线发生灼痛、麻木、运动障碍等神经炎症状。可用按摩理疗等方法帮助其缓解症状;如果用针刺缓解症状,要防止再次伤及神经根及神经主干。

5. 局部血肿　微量出血时,针孔局部出现小块青紫,是刺破小血管所引起的,一般不加处理自可消失。如果出现青肿、疼痛较严重、活动受限,可先用冷敷止血,再用热敷等物理疗法帮助血肿吸收。针刺前必须仔细检查针具有无问题,进针时避开毛细血管。毛细血管丰富部位进针时尤需注意。

二、电针技术

◎**实训目标**　掌握电针技术的刺激参数、选穴原则及操作方法;了解电针的适用范围、注意事项;达到独立、规范进行电针治疗的目的。

（一）刺激参数

刺激参数包括波形、波幅、波宽、节律、持续时间及刺激强度，这里主要介绍频率、刺激强度、时间与波形。

1.频率　脉冲电流的频率不同，其作用也不同，频率有每分钟几十次至每秒几百次不等。频率快的叫密波，频率一般为 50～100 次/s；频率慢的叫疏波，频率一般为 2～5 次/s。密波和疏波都属于连续波，还有疏密波、断续波、锯齿波等，临床使用时根据不同病情选择适当波形。

（1）密波　密波能降低神经应激功能，常用于镇痛、镇静、缓解肌肉和血管痉挛，也用于针刺麻醉等。

（2）疏波　其刺激作用较强，能引起肌肉收缩，提高肌肉、韧带的张力。常用于治疗痿证，以及各种肌肉、关节、韧带、肌腱的损伤。

（3）疏密波　疏密波是疏波和密波交替出现的一种波形，疏密交替持续的时间各约 1.5 s。该波能克服单一波形易产生适应的特点，并能促进代谢和血液循环、改善组织营养、消除炎症水肿等。常用于治疗外伤、关节炎、痛证、面瘫、肌肉无力等。

（4）断续波　断续波是有节律的时断时续自动出现的一种疏波。断时，在 1.5 s 时间内无脉冲电输出；续时，密波连续工作 1.5 s。这种波形机体不易产生适应性，其作用较强，能提高肌肉组织的兴奋性，对横纹肌有良好的刺激收缩作用。常用于治疗痿证、瘫痪。

（5）锯齿波　锯齿波是脉冲波幅按锯齿自动改变的起伏波。频率为 16～20 次/min 或 20～25 次/min，其频率接近人体呼吸频率，故可用于刺激膈神经，做人工电动呼吸，抢救呼吸衰竭。该波还有提高神经肌肉兴奋性、调整经络功能、改善气血循环的作用。

2.刺激强度　当电流开到一定强度时，患者有麻刺感，这时的电流强度称为"感觉阈"。如电流强度再稍增加，患者会突然产生刺痛感，能引起疼痛感觉的电流强度称为电流的痛阈。脉冲电流的痛阈强度因人而异，在各种病态情况下差异也较大。一般情况下，感觉阈和痛阈之间的电流强度是最适宜的治疗刺激强度。超过痛阈以上的电流强度，患者不能接受。临床上刺激强度常以患者能耐受为宜，一般穴位可见针体的跳动，肢体的穴位通电后可见肢体有节律的抽动，患者能耐受为度。

3.时间　电针的治疗时间也是影响疗效的 1 个因素。临床上通电时间一般在 5～20 min，用于镇痛则一般在 15～45 min。治疗次数为每天或隔天 1 次。

4.波形　常用的电针刺激波形有尖波、方波、正弦波。尖波容易通过皮肤扩散到组织器官中去，对运动神经和肌肉起兴奋作用，可以改善肌肉的血液循环和组织营养，加快新陈代谢，促使神经再生。方波具有消炎镇痛、镇静催眠、解痉、恢复肢体功能、促进组织吸收、止痒、降血压等作用。正弦波可以调节肌肉神经的紧张。

（二）取穴原则

1.按传统针灸理论取穴　按传统针灸理论，进行循经取穴、辨证取穴、局部与远端穴位相结合取穴。

2. 按疼痛点取穴 疼痛点即阿是穴,将压痛点最明显处作为电刺激点。

3. 沿神经分布取穴 沿神经分布,选取有神经干通过的穴位及肌肉神经运动点作为电刺激点。

4. 配对取穴 电流回路要求电针治疗尽量成对,邻近配对取穴。如选用针刺治疗,尽量成对、邻近配对取穴。如在选用针刺治疗处方中的主穴的同时,选其邻近的1个配穴与其主穴成对。例如,胃痛在选用足阳明胃经的足三里穴时,也应取同侧足太阴脾经的公孙穴以配成对。一般根据受损部位的神经支配取穴。

(1)面神经麻痹 取听会或翳风为主穴,额部配阳白,颧部配颧髎,口角配地仓,眼睑配瞳子髎。

(2)上肢瘫痪 以天鼎或缺盆为主穴,当三角肌瘫痪配肩髃或臑上,肱三头肌配臑会,肱二头肌配天府,屈腕和伸指肌以曲池为主,配手三里或四渎。

(3)下肢瘫痪 股前部以冲门或外阴廉为主,加配髀关或箕门,臀、腿后部以环跳或秩边为主,小腿后面配委中,小腿外侧配阳陵泉。

在针刺主穴和配穴时,最好在针感达到疾病部位后再通电。

(三)操作方法

1. 备齐用物 用物包括治疗盘、电针仪、毫针盒、无菌持物镊、棉签、棉球、皮肤消毒液、弯盘、浴巾、屏风。

2. 电针选穴 电针法的处方配穴与毫针法相同。一般选用同侧肢体的1~3对穴位为宜。

3. 消毒、进针 选好穴位后,先消毒皮肤,再按毫针刺法进针,使患者有得气感。

4. 操作电针仪 先将电针仪(多为6805型)输出电位器调至"0",再将电针仪的2根导线分别连接在2根针柄上。打开电源开关,选择适当波形,慢慢调至所需电流量(有酸麻感,局部肌肉抽动),以患者能够承受为宜。通电时间一般为15~20 min。

5. 调节刺激强度 需要强刺激时,应由小到大调节电流量,切勿突然增强。

6. 观察患者反应 在行针过程中,应注意观察患者的反应,以防发生意外。

7. 起针 电针完毕,将电位器拨至"0"位,关闭电源,拆除输出导线,按毫针起针方法取针。

注意事项

1. 电流参数 根据患者的病情和需要,选择合适的电流参数,包括电流强度、频率、脉宽等,以确保治疗效果和安全性。

2. 针具选择 根据患者的病情和需要选择合适的电针头。例如,在对严重的心脏病、高血压病患者用电针时,要密切观察心率、血压变化情况,确保针具的质量和适用性。

3. 监测患者反应 在进行电针疗法时,密切观察患者的反应和症状变化,及时调整治疗参数或采取必要的措施。

三、头针技术

◎**实训目标** 掌握头针技术的定位、主治及操作方法;了解头针的适用范围、注意事项;达到独立、规范进行头针治疗的目的。

(一)定位标准

1. 额区

(1)额中线 定位在额部正中,前发际上下各 0.5 寸(1 寸 ≈ 3.33 cm),即自神庭穴向下针 1 寸,属督脉,主治癫痫等。

(2)额旁 1 线 定位在额中线外两旁直对目内眦角,发际上下各 0.5 寸,即自眉冲穴沿经向下针 1 寸,属足太阳膀胱经,主治冠心病、支气管哮喘等。

(3)额旁 2 线 定位在额旁 1 线的外侧,直对瞳孔,发际上下各 0.5 寸,即自头临泣穴向下针 1 寸,属足少阳胆经,主治急、慢性胃炎和肝胆疾病等。

(4)额旁 3 线 定位在额旁 2 线的外侧,直对目外眦角,发际上下各 0.5 寸,即自头维穴向下针 1 寸,属足阳明胃经,主治功能性子宫出血、阳痿、子宫脱垂、尿频尿急等。

2. 顶区

(1)顶中线 定位在头顶正中线上,自百会穴向前 1.5 寸,属督脉,主治腰腿足病证及皮质性多尿、脱肛、高血压等。

(2)顶颞前斜线 定位在头顶部侧面,从前顶止于悬厘穴,全线分 5 等分。上 1/5 治下肢瘫痪;中 2/5 治上肢瘫痪;下 2/5 治中枢性面瘫、运动性失语、流涎、脑动脉硬化等。

(3)顶颞后斜线 定位自督脉和百会穴到胆经的曲鬓穴,全线分 5 等分,上 1/5 治下肢感觉异常;中 2/5 治上肢感觉异常;下 2/5 治头面部感觉异常。

(4)顶旁 1 线 定位顶中线外侧,两线相距 1 寸,自通天穴起往后刺 2 寸,属足太阳膀胱经,主治腰腿病证。

(5)顶旁 2 线 定位顶旁 1 线的外侧,两线相距 1 寸,自正营穴起往后针 2 寸,属足少阳胆经,主治肩、臂、手病证。

3. 颞区

(1)颞前线定位 自颔厌穴到悬厘穴,属足少阳胆经,主治偏头痛、运动性失语等。

(2)颞后线定位 在耳尖直上自率谷穴到曲鬓穴,属足少阳胆经,主治偏头痛、眩晕、耳聋、耳鸣等。

4. 枕区

(1)枕上正中线定位 自强间穴到脑户穴,属督脉,主治眼病。

(2)枕上旁线定位 于枕上正中线平行往外 0.5 寸,属足太阳膀胱经,主治皮质性视力障碍、白内障等。

(3)枕下旁线定位 自玉枕穴到天柱穴,主治平衡障碍、后头痛等。

(二)操作方法

1. 体位 患者取坐位或卧位,根据辨证选定标准线,局部常规消毒。

2. **进针**　一般选用 28～30 号，长 1.5～2.5 寸的毫针，针与头皮呈 30°左右夹角。快速将针刺入头皮下，当针达到帽状腱膜下层时，指下感到阻力减小，然后将针与头皮平行继续捻转进针，根据不同标准线，可刺入 0.5～2.0 寸，然后运针。

3. **运针**　术者肩、肘、腕关节及拇指固定，示指半屈曲状，用拇指第 1 节的掌侧面与示指桡侧面夹持针柄，以示指的掌指关节快速连续屈伸，使针体左右旋转。旋转速度应在 200 转/min 左右，捻转持续 2～3 min，然后留针 5～10 min，再重复捻转。用同样的方法再捻转 2 次，即可起针。偏瘫患者留针或捻转时嘱其活动肢体（重症患者可做被动活动），加强患肢功能锻炼，有助于提高疗效。一般经 3～5 min 刺激后，部分患者在病变部位会出现热、麻、胀、凉、抽动等感应，这种患者的疗效通常较好。也可用电针代替手捻进行治疗。

4. **出针**　刺手夹持针柄轻转松动针身，如针下无紧涩感，即可快速抽拔出针，也可缓缓出针。出针后必须用消毒干棉球按压针孔片刻，以防出血。

（三）配对选穴

1. **中风（中经络）**　取顶颞前斜线、顶颞后斜线、顶中线、顶旁 1 线等穴区。沿皮下刺入 0.5～2.0 寸，频频捻针，同时鼓励患者做患肢运动。

2. **面瘫**　取穴顶中线、顶颞前斜线下 2/5、顶颞后斜线下 2/5、颞前线。先沿百会穴向前刺入 1.5 寸，然后取顶颞前、后斜线的下 2/5 刺入 1.5 寸。

3. **眩晕**　取颞后线。在颞部耳上方，自率谷穴向曲鬓穴透刺。

4. **偏头痛**　取颞前线、颞后线。颞前线自颔厌穴到悬厘穴透刺，颞后线自率谷穴向曲鬓穴透刺。

5. **舞蹈病**　取枕下旁线。在枕部，自玉枕穴向天柱穴透刺。

6. **咳喘**　取额旁 1 线。直对目内眦，自眉冲穴沿足太阳膀胱经向下针 1 寸。

7. **冠心病**　取额旁 1 线。针刺方法同上。

8. **胃脘痛**　取额旁 2 线。直对瞳孔，自头临泣穴沿足少阳胆经向下针 1 寸。

9. **阳痿**　取额旁 3 线，直对目外眦，自头维穴向下针 1 寸。

10. **子宫脱垂**　取额旁 3 线、顶中线。间歇捻针，留针 15～20 min。

11. **腰腿痛**　取顶旁 1 线、顶中线。顶中线自百会穴向前刺 1.5 寸；顶旁 1 线自通天穴沿足太阳膀胱经往后针 2 寸。间歇捻针，留针 15 min。

注意事项

1. **刺激量**　治疗时需掌握适当的刺激量及针刺时间，可以根据患者的需要和耐受性进行调整，一般建议初始治疗时间较短，逐渐增加，注意防止晕针。

2. **严格把握禁忌证**　中风（脑卒中）患者急性期，如因脑出血引起昏迷、发热、血压过高，暂不宜用头针治疗。孕妇及囟门、骨缝尚未闭合的婴儿，以及头部颅骨缺损处或开放性脑损伤部位，头皮严重感染、溃疡和创伤者慎用头针治疗。患有严重心脏病、重度糖尿病、重度贫血、高热、急性炎症、心力衰竭等疾病时，慎用头针治疗。

3. 特殊情况处理 头皮血管丰富,容易出血,故起针时要认真检查每一针孔,看有无出血和血肿。如有出血,应用消毒干棉球压迫针孔片刻,直到血止。

四、耳针技术

◎ **实训目标** 掌握耳针技术操作方法;熟悉耳穴的定位、诊断方法及选穴原则;了解耳穴操作的适应证、禁忌证及注意事项;达到独立、规范进行耳针治疗的目的。

(一)适应证和禁忌证

1. 适应证

(1)疼痛性疾病 耳针的最大特点是镇痛,对外伤性疼痛、手术后疼痛、炎症性疼痛、神经性疼痛、肿痛性疼痛等均有显著的疗效。

(2)炎症性病症 耳针对急性结膜炎、中耳炎、牙周炎、咽喉炎、气管炎、肠炎、盆腔炎、风湿性关节炎、面神经炎等有一定的消炎镇痛功效。

(3)功能紊乱性疾病 耳针对眩晕、心律失常、高血压、多汗症、肠功能紊乱、月经不调、遗尿、神经衰弱、癔症等具有良性调整作用,促进病症的缓解和痊愈。

(4)变态反应性疾病 如变应性鼻炎、哮喘、过敏性结肠炎、荨麻疹等病,耳针能消炎、脱敏,改善免疫功能。

(5)内分泌代谢性疾病 对单纯性甲状腺肿、甲状腺功能亢进症、绝经综合征等,耳针有改善症状等辅助治疗作用。

(6)传染性疾病 对急性细菌性痢疾、疟疾、青年扁平疣等,耳针能恢复和提高机体的免疫防御功能,以加速疾病的痊愈。

(7)慢性疾病 对腰腿痛、肩周炎、消化不良、肢体麻木等,耳针可以改善症状,减轻痛苦。

2. 禁忌证

(1)严重心脏病患者不宜使用。

(2)严重慢性疾病伴有高度贫血、血友病患者,不宜针刺,可做耳穴贴压。

(3)孕妇妊娠6周至3个月期间不宜针刺;5个月后,需要治疗者可轻刺激。忌用子宫、腹、卵巢、内分泌穴,有习惯性流产者忌用。

(4)外耳疾病,如溃疡、湿疹、冻疮破溃时,暂不宜针刺。

(二)取穴原则

①按病变的相应部位取穴。②按中医理论取穴。③按现代医学知识取穴。④依穴位功能取穴:耳针各穴都有其功能主治,故还可根据穴位功能取穴。⑤根据临床经验取穴:在耳针的临床实践中,人们发现了许多经验效穴,应适当应用,以提高耳针治疗效果。

(三)操作方法

1. 定穴 根据疾病的诊断确定处方。一方面通过耳诊寻找刺激点,另一方面根据耳穴功能取穴。

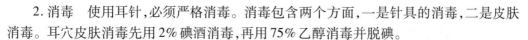

2.消毒　使用耳针,必须严格消毒。消毒包含两个方面,一是针具的消毒,二是皮肤消毒。耳穴皮肤消毒先用2%碘酒消毒,再用75%乙醇消毒并脱碘。

3.治疗方法

(1)毫针刺法　应用毫针针刺耳穴。进针时,术者用左手拇指、示指固定耳郭,中指托着针刺部的耳背。这样既可掌握针刺的深度,又可减轻针刺的疼痛。然后用右手拇指、示指、中指持针,在存有压痕的耳穴或敏感处进针。进针法可分速刺法和慢刺法。刺激的强度和手法应视患者的病情、诊断、体质和耐痛度等综合决定。针刺的深度也应根据患者耳郭局部的厚薄而灵活掌握,一般刺入皮肤约1 mm即可。刺入耳郭后,如局部感应强烈,患者症状即刻有所减轻;若局部无针感,应调整毫针针尖方向。留针时间一般为20～30 min,慢性疾病、疼痛性疾病留针时间可适当延长。儿童、老年人、体弱者,针不宜久留。起针时,左手托住耳背,右手起针,并用消毒干棉球压迫针眼,以免出血。

(2)电针法　电针法是将毫针法与脉冲电流刺激相结合的一种方法,利用不同波形的脉冲刺激以强化针刺耳穴的调节功能,达到增强疗效的目的。凡适宜耳针治疗的疾病均可应用电针,临床上常将电针用于治疗一些神经系统疾病、肌阵挛痛、哮喘等,还可应用于耳针麻醉。

(3)埋针　埋针是将皮内针埋于耳穴内治疗疾病的一种方法。此法运用于一些慢性疼痛,可起到持续刺激、巩固疗效或防止复发的功能。使用时,消毒局部皮肤,左手固定耳郭,绷紧埋针处皮肤,右手用镊子夹住消毒的皮内针柄,轻轻刺入所选穴位皮内。一般刺入针体的2/3,再用胶布固定。一般仅埋患侧单耳,必要时可埋双耳。每天自行按压3次,留针3～5 d。

如果埋针处疼痛较剧烈,以致影响睡眠,应适当调整针尖方向或深浅度。埋针处不宜淋浴浸泡,夏季埋针时间不宜过长,以免感染;局部有胀痛还应及时检查。如果针眼处皮肤红肿或有冻疮则不宜埋针。

(4)压籽法　压籽法是在耳穴表面贴敷小颗粒状药物的一种简易刺激方法。耳穴贴敷压籽法治疗一些病症,不仅能达到毫针、埋针同样的疗效,而且安全无痛、不良反应少、不易感染。其适用于老年人、儿童及惧痛的患者。压籽法能起到持续刺激的作用,患者可以定时或不定时地在贴敷处按压以加强刺激,对于一些老年慢性支气管炎、高血压、胆石症、遗尿症等慢性疾病更适用。

压籽法所用材料可就地取材,如油菜籽、小米、莱菔子、王不留行籽等,以王不留行籽为最好。应用时,将王不留行籽贴在小方块胶布中央,然后贴敷于耳穴上,每天患者可自行按压数次,3～5 d复诊时,酌情增减或更换穴位。

使用中应防止胶布潮湿或污染,以免引起皮肤炎症。个别患者可能对胶布过敏,局部出现红色粟粒样丘疹并伴有痒感,可加用下屏尖穴或改用毫针法治疗。孕妇可用压籽法。

(5)温灸法　温灸法是用温热刺激作用于耳郭以治疗疾病的一种方法,有温经散寒、疏通经络的作用,本法多用于治疗虚证、寒证、痹痛等。

(6)刺血法　刺血法是用三棱针在耳穴处放血的一种治疗方法。凡属血瘀不散所致的疼痛,邪热炽盛所致的高热抽搐,肝阳上亢所致的头晕目眩、结膜红肿疼痛等症,均可采用刺血法。刺血前必须按摩耳郭使其充血,严格消毒,隔天1次,急性病可每天2次。

(7)耳穴药物注射法　耳穴药物注射法又称水针法,是用微量药物注入耳穴,通过针刺及药物作用,以治疗疾病的方法。

(8)梅花针法　梅花针法是用耳梅花针或耳毫针点刺耳穴治疗疾病的方法,具有疏通经络、调节脏腑功能的作用。

(9)划耳敷药法　划耳敷药法是用刀片在耳穴上划破皮肤后敷药的一种方法,具有镇静、镇痛、止痒、脱敏等作用。

(10)耳穴贴膏法　耳穴贴膏法是用有刺激性的药膏贴在耳穴上的一种治疗方法,适用于治疗气管炎、胃痛、头痛、哮喘、冠心病、腰腿痛、四肢关节痛、高血压。

(11)耳穴综合疗法　耳穴综合疗法是把按摩、割耳、放血、针刺和注射疗法结合应用的方法。

(12)放射性核素疗法　放射性核素疗法是应用不同的放射性核素,贴敷耳穴或进行耳穴注射的方法。

(13)磁疗法　磁疗法是用磁场作用于耳穴,治疗疾病的一种方法,分为直接贴敷法、间接贴敷法、埋针加磁法、磁电法、磁泥疗法等。在使用此法的过程中,患者会出现不良反应,但绝大多数患者的不良反应会自行消失,少数需去掉刺激,不良反应即可消失。

(14)光针法　光针法是用激光作用于耳穴以治疗疾病的方法。它以激光对人体组织的刺激作用和热作用来代替古典针刺机械刺激,以提高疗效。

(15)耳夹法　耳夹法是用耳夹作用于耳穴以治疗疾病的方法。本法的优点是患者自己操作,可作为耳针治疗后巩固疗效,对扁桃体炎、结膜炎、头痛、胃痛疗效较好。

(16)按摩法　按摩法是在耳部不同部位用双手进行按摩、提捏的一种治疗方法。它分全耳按摩、摩耳轮、提拉耳垂诸法。

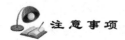 **注意事项**

1. 严格消毒　操作前严格消毒,防止感染。

2. 把握禁忌证　①外耳患有溃疡、湿疹、冻疮破溃诸症时,暂不宜针刺。②有习惯性流产的孕妇禁用耳针,孕妇妊娠40 d至3个月不宜针刺。③严重心脏病患者不宜使用耳针,更不宜采用强刺激。④年老体弱、严重贫血、过度疲劳等情况,耳针慎用或暂不用。

3. 操作频率　如用毫针、电针治疗,一般隔天1次;用激光照射耳穴,每日1次;用压籽法、磁疗法,则每隔5~7 d 1次。

(李彦杰　许国防)

五、眼针技术

◎ **实训目标**　了解眼部经区划分方法;掌握眼针技术操作要点及选穴原则;把握眼针的适应证;达到独立、规范进行眼针操作的目的。

（一）眼球经区划分方法

两眼向前平视，经瞳孔中心做一水平线并延伸过内眦，再经瞳孔中心做该水平线之垂直线，并延伸过上、下眶。这样将眼区分成4个象限，再将每个象限划分成2个相等区（即4个象限，共分8个相等区），此8个相等区就是8个经区。

左眼属阳，阳生于阴，8个区排列顺序是顺时针的。右眼属阴，阴生于阳，8个区排列顺序是逆时针的，但各经区所代表的脏腑，左右皆同。

经穴分布区域与脏腑：1区，肺和大肠；2区，肾和膀胱；3区，上焦；4区，肝和胆；5区，中焦；6区，心和小肠；7区，脾和胃；8区，下焦。

每区占的范围，以钟表作比喻，用时针表示位置区域，例如左眼1区由10：30至12：00；右眼逆行，右1区为6：00至7：30，余类推。8个区计13穴。根据"看眼察病"和经络分布的8个经区，穴位在眼眶外1周，距离眼球1横指以外，上眶在眉毛下际，下眶离眼眶边缘0.2寸许叫"眼周眶区穴"。

（二）观眼识病法

该方法主要观察目睛血络的形状与颜色的变化，作为诊断疾病的依据。如血络根部粗大，为顽固性疾病；血络曲张或怒张，提示病情较重；血络延伸，甚至涉及黑睛或其他区，说明病证多有传变，或有合病、并病发生；血络交叉、分叉多为郁证的传变；血络隆起，多见六腑病证；血络模糊或片状，多见肝胆病证；血络垂露多属血瘀，见于胃区，说明有虫积；血络色鲜红属实证新病，暗无色示病久；紫红是热盛；紫黑当新病转热；深绛为重症；红黄相间示轻症；淡红色主虚证或寒证；淡黄说明病情好转。

（三）取穴原则

1. 循经取穴　看眼眶各经区，取与症状相符合的有血管形态、色泽变化的部位。
2. 看眼取穴　不论何病，只取眼球区血管变化最明显的经区。
3. 三焦取穴　又称病位取穴。如头部、上肢部、胸腔部、心及肺呼吸系统疾病取上焦穴；上腹部、胸背部及肝、胃消化系统疾病取中焦穴；腰骶部、小腹部、下肢及肾、膀胱泌尿生殖系统疾病取下焦穴。

（四）找穴方法

1. 用点眼棒或三棱针柄找穴　在"眼周眶区穴"的范围内均匀用力轻轻按压，出现酸、麻、胀、重、发热、发凉、微痛或舒服等感觉均为穴位的反应。此时可以稍加压，使皮肤出现一个小坑，作为针刺点的标志。也有的患者并无任何感觉，在按压后皮肤上出现的小坑处针刺。
2. 用经络测定仪找穴　以探索棒按压时，仪表上指针读数最高时即是。
3. 按选好经区针刺　以瞳孔为中心找准经区界线，在经区界线沿皮直刺或横刺。

（五）眼针的刺法

1. 点刺法　在选好的穴位上，一手按住眼睑，患者自然闭眼，在穴区轻轻点刺5~

7 次,以不出血为度。

2. 眶内刺法 在眶内紧靠眼眶眼区中心刺入,眶内针刺是无痛的,但手法要熟练,刺入准确。眶内都用直刺,针尖向眼眶方向刺入,进针 0.5 寸。手法不熟时,切勿轻易尝试。

3. 沿皮横刺法 应用在眶外,在选好的经区,找准经区界线,向应刺的方向沿皮刺入,可刺入真皮达到皮下组织中,不可再深。眶外穴距眼眶边缘 2 mm。每区两穴,不可超越界线。

4. 双刺法 不论直刺、横刺,刺入一针之后可在针旁用同一方向再刺入一针,能够加强疗效。

5. 表里配合刺法 也叫内外配合刺法,即在选好的眼穴上,眶内、眶外各刺一针,效果更好。

6. 压穴法 在选好的区穴,用手指压迫,患者感到酸麻为度。有的医师用火柴棒、点眼棒、三棱针柄代用针刺,而效果相同。针刺的效果是有时间性的,患者如有疼痛,在医院针刺已镇痛,夜间在家又发生疼痛,怎么办? 有些患者提出这个问题,可嘱其于疼痛发作时,手压医师针过的地方,效果亦佳。儿童、畏针的患者、路远不能常来医院的患者都可以使用压穴法。

7. 眼区埋针法 对疗效不巩固的患者,在眼区穴埋王不留行籽、皮内针均可。

8. 电针法 不得气者,经用眼针后 5 min 仍不生效的患者,可在针柄上通电以加强刺激,方法与一般电针一样。

9. 缪刺法 一侧有病,针患侧无效时,可在对侧眼区同名穴针刺之。

10. 配合其他疗法 眼针可以单独使用,也可以配合其他疗法使用,如体针、头针、梅花针、耳针、皮内针、按摩、气功、药物、水疗、蜡疗及各种体疗。

（六）操作方法

嘱患者自然闭眼,先以左手拇、示二指压住眼球,并绷紧皮肤,右手持 32 号 0.5 寸不锈钢针,轻轻沿皮下刺入,多取平刺和斜刺,也可直刺。但不可超越所刺的经区,也无须用手法,如针后没有"得气",可将针稍稍提出,重新调整方向刺入。如需补泻时,按照眼针经穴分布,顺行进针为补,逆行进针为泻。

（七）临床应用

本疗法可用于治疗一般常见病、多发病,尤其对中风、眩晕、头痛、腰腿痛等疾病疗效更显著。

1. 中风 取上焦区、下焦区(眼诊时往往在双上、下焦区见到血管粗而色赤的明显变化)。

2. 眩晕 取上焦区、肝区。

3. 胸痹 取上焦区、心区。

4. 头痛 取上焦区。

5. 胃脘痛 取中焦区、胃区、脾区。

6. 漏肩风　取上焦区。

7. 腰腿痛　取中焦区、下焦区、肾区。

8. 遗精　取下焦区、肾区、心区。

9. 胁痛　取肝区、胆区。

10. 痛经　取下焦区、肝区。

11. 遗尿　取下焦区、心区、肾区。

12. 目赤痛　取肝区。

13. 近视　取肝区、内睛明。

14. 眼睑下垂　取脾区、上焦区。

15. 针眼　取脾区。

16. 鼻炎　取上焦区、肺区。

17. 音哑　取肺区、上焦区。

18. 喉痛　取肺区、上焦区。

19. 舌痛　取心区。

20. 牙痛　取上焦区、患侧翳风(龋齿不效)。

21. 耳聋、耳鸣　取肝区、上焦区。

22. 三叉神经痛　取上焦区。第一支痛配瞳子髎,第二支痛配四白,第三支痛配颊车。

23. 面肌痉挛　取上焦区、脾区。

24. 面瘫　取上焦区。

25. 项强　取上焦区、膀胱区。

26. 老年慢性气管炎　取肺区、咳喘穴(大椎两旁5分,向大椎斜刺5分深,不留针)。

27. 胆囊炎　取胆区。

28. 胆道蛔虫病　取肝区、胆区。

29. 胰腺炎　取中焦区、脾区。

30. 呕吐　取中焦区、胃区。

31. 拒食症　取胃区配四缝。

32. 便溏　取大肠区。

33. 痢疾　取下焦区、大肠区。

34. 便秘　取大肠区、左腹结皮内针。

35. 膝关节痛　取下焦区、膝眼。

36. 下肢痿软　取下焦区、肾区。

37. 足跟痛　取下焦区、胆区。

38. 神经衰弱　取上焦区、肾区、心区。

39. 月经不调　取下焦区、肝区、肾区。

40. 阳痿　取下焦区、大赫。

注意事项

1. 眼部清洁及消毒　在进行眼针治疗前,要确保患者的眼部清洁,以降低感染的风险。

2. 针刺技巧　掌握正确针刺的技巧,包括针刺角度、方向及深度,以保护眼球不被刺伤。

3. 穴位选择　根据患者的眼部病情和需要,选择合适的穴位进行眼针治疗,可以参考经典的穴位选择方法或根据个体差异进行选择。

4. 针刺时间　眼针的针刺时间可以根据患者的需要和耐受性进行调整,一般建议初始治疗时间较短,逐渐增加。

(李彦杰　许国防)

第二节　艾灸疗法

一、艾炷灸

◎**实训目标**　掌握艾炷灸基本的操作方法;熟悉艾炷灸的注意事项及不良反应的处理;了解艾炷灸的适应证及禁忌证;达到独立、规范进行艾炷灸的目的。

(一)适应证和禁忌证

1. 适应证　①内科疾病,如感冒、肺气肿、胃炎、慢性结肠炎、胃下垂、消化性溃疡、胃脘痛、呕吐、泄泻、面神经炎、三叉神经痛、坐骨神经痛、糖尿病、痛风。②骨伤科疾病,如肱骨外上髁炎、膝关节炎、颈椎综合征、腰椎间盘突出症、慢性腰肌劳损、强直性脊柱炎。③妇(男)科疾病,如痛经、盆腔炎、闭经、月经不调、阳痿、早泄。④儿科疾病,如小儿腹泻、小儿遗尿。

2. 禁忌证　①无自制能力的人忌灸。②对艾叶过敏者禁灸。③极度疲劳、过饥、过饱、醉酒、大汗淋漓、情绪不稳及身体极度衰竭者忌灸。

(二)材料准备与制备

1. 艾炷准备

(1)艾绒准备　取陈艾叶经过反复晒杵,筛拣干净,除去杂质,令细软如棉,即称为艾绒。

(2)艾炷准备　艾绒做成圆锥形状之小团,称为艾炷,艾炷燃烧1枚称为1壮。

2.其他施灸材料的制备与准备

(1)用物准备 消毒治疗盘、消毒弯盘、消毒棉签、消毒镊子、艾炷、火柴、线香、灰盒、甲紫、磨口瓶。

(2)间隔物准备 根据病情制作不同的间隔物,如姜片、蒜片、食盐及附子饼等。

(3)医师准备 衣、帽、鞋穿整洁,洗手。

(4)患者准备 缓解患者紧张情绪,进食,排空大、小便。

(三)操作方法

1.间接灸(以隔姜灸为例) ①选取整块新鲜生姜,纵切成 2~3 mm 厚的姜片,用三棱针点刺小孔若干。②施灸时,将底面直径为 10 mm、高约 15 mm 的圆锥形艾炷放置于姜片上,从顶端点燃艾炷,待快燃烧尽时在一旁接续 1 个艾炷。③灰烬过多须及时清理。④艾灸过程中要不断地移动姜片,以局部出现大片红晕潮湿、患者觉热为度。⑤每穴灸 5~7 壮,每天或隔天 1 次,15 次为 1 个疗程。此外,可以隔蒜灸、隔盐灸、隔附子饼灸等,操作方法同隔姜灸。

2.直接灸 ①在施灸部位涂上少量凡士林。②放置艾炷后点燃,待艾炷燃至 2/5 左右,患者感到灼痛时,更换新的艾炷再灸。③一般灸 5~7 壮,每天或隔天 1 次,15 次为 1 个疗程。

注意事项

1.施灸环境 施灸环境要干净整洁,注意室内通风。

2.防止意外 ①艾绒团必须捻紧,防止艾灰脱落烫伤皮肤或烧坏衣物。②熄灭后的艾炷应装入小口瓶内,以防复燃而发生火灾。③隔物灸操作过程中应注意勤动勤看,以防起疱。④隔物灸应选择较平坦而不易滑落的部位或穴位处施灸。⑤施灸时要求患者保持原有体位,呼吸匀称,不可乱动,以免烫伤。

3.姜片的制备与选择 隔姜灸用的姜应选用新鲜的老姜,宜现切现用,不可用干姜或嫩姜。姜片的厚薄宜根据部位和病症而定。一般而言,面部等较敏感的部位姜片可厚些;急性或疼痛性病症姜片可切得薄一些。

(四)不良反应及处理

1.艾灸后上火的处理 ①灸后多喝温开水。艾灸可加速新陈代谢和体液循环,补充适当的水分很重要,以温开水为宜。②艾灸治疗期间注意适当休息,调整好生活作息规律,以清淡饮食为宜。③若有上火的感觉,可以灸涌泉穴或泡脚,以引火下行。④上火比较严重的可以稍停灸 1~2 d,待平复后再进行艾灸。

2.艾灸后产生水疱的处理 ①水疱较小的可以不用处理,待其自行复原。②水疱较大者可以用针刺破,涂些甲紫,防止其感染即可,且不可将疱皮剪除。

(李彦杰 许国防)

二、督灸

◎**实训目标**　掌握督灸的基本操作方法;了解督灸的适应证及禁忌证;了解督灸的注意事项及不良反应的处理;达到独立、规范进行督灸操作的目的。

(一)适应证和禁忌证

1.适应证　①颈椎病、腰椎间盘突出症、类风湿关节炎、骨关节炎、肩周炎、腰肌劳损。②肾阳虚、气血瘀滞、寒湿病症、免疫力低下、疲劳综合征等。③宫寒、痛经、产后腹部疼痛、月子病、产后恶露不尽等。④慢性支气管炎、支气管哮喘、慢性肝炎、慢性肠胃炎、慢性腹泻、神经衰弱、病毒性感冒反复发作。

2.禁忌证　①装有心脏起搏器者、局部皮肤破损及感染者、孕妇及过敏者禁用。②高热患者、糖尿病患者、高血压患者,以及有出血倾向或损伤后出血不止者、代偿不全的心脏病患者禁用。另外,以往有重大疾病者亦禁用。③急性损伤者应在损伤 24 h 后应用,用后若皮肤有过敏反应,应禁用。

(二)材料准备与制备

1.陈艾绒　陈艾绒细软如棉,经长期风干后油质已挥发殆尽,易燃烧,速度缓慢,烟雾小,不易灭,火力均匀、温和、持久,渗透力强,能窜透肌肤,直达组织深部。督脉铺灸每次需要用陈艾绒 200 g,搓成三棱锥形的条状,长度约 10 cm,搓好备用。

2.姜泥或蒜泥　施灸部位常需要铺垫姜泥或蒜泥,一般用老姜或大蒜 500 g,捣成泥糊状。姜泥或蒜泥应该捣成现用,不宜久放。大蒜中含有挥发油的大蒜素,有较多的黏性液体,对皮肤的刺激性比较强,灸后发疱较大。生姜对皮肤的刺激性小,不易发疱,易于接受,并可短时间内重复操作,不会因刺激性强度不够而影响功效,常作为通用材料。

3.铺灸药粉　根据不同需要,多选用祛风除湿、活血化瘀、通经镇痛药自行配方制成。可以先不使用药物进行施灸。

(三)操作方法

1.准备用具　准备好督灸需要的用具,包括灸盒、灸粉、姜末、艾绒等。

2.铺灸粉　患者取俯卧位,沿脊柱正中线均匀撒铺灸药粉覆盖局部皮肤,厚度约 0.1 cm,宽度约 5 cm。

3.铺姜　将督灸盒置于施灸部位,将捣碎的姜泥、蒜泥或自行配制的药泥铺在灸盒上,厚度约 2 cm,宽度约 5 cm,从大椎至腰俞铺成带状。铺姜泥、蒜泥或药泥时不宜过薄也不宜过厚,过薄则灼热感太强,过厚则热力不够而渗透力较差。

4.放置艾绒　轻轻按压药泥带的中间部位,使两边微高,中间凹陷。将事先捻成的三角状艾绒条,分段放在药泥带中央的凹陷槽内。

5.点燃艾绒　分别在每节艾绒条的头、身、尾端将其点燃,分 3 段自行燃烧。施灸时患者体表皮肤温度可达 45 ℃,有灼热痛感,此时可以在患者背部自上而下轻轻按摩,使灼痛感扩散。艾炷 1 壮燃尽后,用手轻轻按压熄灭艾火,移去灰渣。重新铺置艾绒,继续施灸。为了保持火力持续,新的 1 壮艾绒最好提前 1 min 点燃,再移到药泥上铺置。以使与前壮的艾火温度相当。督灸时间一般是 1~2 h。

6.灸后处理 艾灸结束后,移除艾灰及药泥,用温水擦洗施灸部位,用热毛巾轻轻擦干即可。交代灸后注意事项。

注意事项

1.确保患者安全 在灸疗的过程中一定要随时经常询问患者施灸的感受,避免患者皮肤烧伤。

2.特殊情况处理 如果有灼伤起疱现象,在 3 d 后用无菌注射器抽吸疱液,外涂甲紫保护疱面。

3.施灸体位选择 督灸时间相对较长,在进行督灸治疗前,要让患者调整为舒适的体位。施灸时,可以根据患者的感受调整灸疗的时间和强度,以确保患者的安全和舒适。

(四)不良反应及处理

1.上火处理 上火比较严重的,可以稍停灸 1~2 d,待平复后再进行艾灸。上火不是很严重的,可以继续进行艾灸,通常再灸 1~2 d,上火现象也就自愈了。

2.水疱处理 艾灸后会产生水汽、水疱、脓疱,这些都是身体向外排邪所致,不必担心。较小的水疱,可以不用处理,待其自行复原。较大的水疱,可以用针刺破,涂甲紫以防感染即可,切不可将疱皮剪除。同时也可以在灸疮上每天敷艾灸膏,促进脓的产生,增强灸效。

3.瘙痒处理 灸时、灸后皮肤奇痒,开始灸出现这种情况说明寒邪在体表,灸了一段时间出现的说明寒邪比较深,都是灸的有效果的表现,坚持灸即可缓解。

4.斑点处理 皮肤灸出花斑或红点,花斑的皮肤会红一块白一块,红点的可能带有痒的感觉。花斑的多见些,为体内寒湿重所致,通常灸一段时间后都会消失,消失的同时,体质大都能得到改善。红点,大多是体内寒湿过重,灸一段时间后才出。出红点后不宜用随身灸来灸,需要烟力直接些的灸法,灸后大都会逐步缓解。

三、脐灸

◎ **实训目标** 掌握传统及现代脐灸基本的操作方法;熟悉脐灸的注意事项及不良反应的处理;了解脐灸疗法的适应证及禁忌证;达到独立、规范进行脐灸操作的目的。

(一)适应证和禁忌证

1.适应证 ①对胃痛、痞满、呕吐、泄泻、痢疾、纳呆等病症有较好的疗效。②可用于遗精、阳痿、早泄及妇女月经不调、痛经、崩漏、带下、滑胎不孕等疾患。③可治疗小便不通、腹腔积液(腹水)、黄疸等病症。④可用于虚劳诸疾和预防保健。

2.禁忌证 ①脐部有损伤、炎症者及孕妇禁用。②皮肤过敏严重者的患处。③过饥过饱、大汗淋漓、醉酒、身体极度疲劳甚至衰竭的状态,不宜进行灸疗。④做过植入性手术(如植入心脏起搏器或金属)者、大血管处、严重糖尿病患者慎灸。

(二)操作方法

1.传统脐灸操作方法 ①用面粉制作一次性的面碗:取面粉适量,以1:(3.5~4.0)的比例用水调和,做成圆桶状,面碗底部中间开孔,开孔应比患者的脐孔稍大,以方便使用。②准备好脐灸罐后,将艾绒搓成艾炷,呈三角锥形,约乒乓球大小。脐灸1次准备5~7个艾绒柱。③令患者仰卧,充分暴露脐部,用75%乙醇在脐局部常规消毒。④将面碗置于患者肚脐上,用毛巾围绕四周,注意保暖,勿使患者受风寒。⑤取一小袋脐灸粉,从脐灸罐内填满脐孔,以脐灸粉填平脐灸罐底部圆孔为宜。⑥将艾炷置于药末上,点燃艾炷,连续施灸5~7壮,约1.5 h,以脐周局部皮肤红润为度。⑦灸后用医用胶布固封脐中药末,12 h后自行揭下,并用温开水清洗脐部。

2.现代脐灸操作方法

(1)艾炷直接灸 将燃烧的艾炷直接悬在脐中上方(1 cm左右)施灸,以觉得有温热感为度。每次灸15~30 min,每日1次,连灸10次为1个疗程。全年可不定时灸3~5个疗程,秋冬季施灸效果更佳。因体质素虚而出现的胃肠功能紊乱、神经衰弱等疾病用此法防治效果较好。

(2)神阙隔姜灸 把姜片上穿刺数孔,覆盖于脐上,点燃艾炷在姜片中啄灸,以感温热且舒适为度。每次灸15~20 min,隔日1次,每月灸10次,冬至开始灸最好。此法对寒邪引起的消化不良、腹痛诸症有预防作用。

注意事项

1.确保患者安全 ①在进行脐灸治疗前,要确保患者不对艾叶过敏。如果患者有对艾叶过敏史,应避免使用艾炷进行灸疗。②艾灸不可离脐部太近,否则易烫伤皮肤。③密切观察患者的反应,如皮肤的红肿、灼热感等。④刚吃完饭或空腹时不宜灸脐。

2.控制灸疗时间和强度 应根据患者的需要和耐受性调整灸疗的时间和强度。初始治疗时间较短,以后逐渐增加。

四、麦粒灸

◎ **实训目标** 掌握麦粒灸基本的操作方法;熟悉麦粒灸的注意事项、不良反应的处理;了解麦粒灸的适应证及禁忌证;达到独立、规范进行麦粒灸操作的目的。

(一)适应证和禁忌证

1.适应证 ①消化道疾病,如胃炎、肠炎、细菌性痢疾、胃脘痛、肠绞痛、肝炎与肝区疼痛。②神经系统疾病,如中风偏瘫等。③呼吸系统疾病,如外感咳嗽、急性气管炎、支气管肺炎等。④泌尿生殖系统疾病,如尿潴留、肾绞痛、尿道炎、睾丸炎等。⑤运动损伤,如网球肘等。⑥皮肤病,如皮肤疣等。

2.禁忌证　①高热:因该疗法温热助阳,所以有高热表现的病证不建议用此疗法治疗,防止助热加重病情,进一步损耗体内津液,甚至导致热盛动风、抽搐痉挛等。②感染性疾病:这类患者多伴有发热、红、肿、热、痛等热毒的表现,也应避免麦粒灸加重病情,尤其是有疮疡、溃烂的部位更应禁止麦粒灸。

(二)操作方法

先将艾绒制作成麦粒大小的艾炷,再在所灸的穴位和病变部位涂以凡士林,使麦粒大小艾炷能黏附于皮肤上而不掉落。点燃后,当艾炷烧近皮肤,患者有温热或轻微灼痛感时,将未燃尽的艾炷移去,再施第2壮;也可在穴位及病变部位周围轻轻拍打,以减轻灼痛感。因艾炷小,灼痛时间极短,约20 s左右,但应以不烫伤皮肤和起疱为准,故患者易于接受,一般可灸10~15壮,灸后不用膏药敷贴。每日1次,10次为1个疗程。

注意事项

1.避免在疼痛或感染部位进行施灸　如果患者有疼痛或感染的部位,应避免在该部位进行灸疗,以免加重疼痛或感染。

2.把握禁忌证　孕妇的腹部和腰骶部不宜用本疗法;颜面、五官、阴部和有大血管处不宜用本疗法。

3.确保患者安全　操作时要注意患者的感受,尤其是有感觉障碍的患者,防止皮肤灼伤、起疱和感染化脓。

五、热敏灸

◎实训目标　掌握穴位热敏的探查、热敏灸的取穴原则、施灸方法及灸量;了解热敏灸的适应证和禁忌证;了解穴位热敏的表现及施灸的注意事项;达到独立、规范进行热敏灸操作的目的。

(一)适应证和禁忌证

1.适应证　支气管哮喘、变应性鼻炎、功能性消化不良、肠易激综合征、功能性便秘、原发性痛经、慢性盆腔炎、阳痿、面瘫、颈椎病、腰椎间盘突出症、骨性膝关节炎、肌筋膜疼痛综合征等患者。

2.禁忌证　昏迷的婴幼儿,感觉障碍、皮肤溃疡、肿瘤晚期、出血性疾病患者,以及孕妇的腰骶部禁灸。过饥、过饱、过劳、醉酒者,不宜施灸。

(二)穴位热敏的探查

1.热敏穴位的粗定位　热敏穴位的粗定位是指在疾病状态下,相关穴位发生热敏化的高概率大致区域。穴位发生热敏化是有规律的,即有其高发部位。如感冒、变应性鼻炎的热敏穴位高发部位在上印堂区域;支气管哮喘的热敏穴位高发部位在肺俞区域;面瘫的热敏穴位高发部位在翳风区域等。

2.热敏穴位的细定位　热敏穴位在艾热的刺激下,会产生以下6种灸感:透热、扩热、传热、局部不(微)热远部热、表面不(微)热深部热、其他非热感觉[施灸(悬灸)部位或远离施灸部位产生酸、胀、压、重、痛、麻、冷等感觉]。只要出现1种或1种以上灸感就表明该穴位已发生热敏化,即为热敏穴位。产生这种灸感的部位即为热敏穴位的准确定位。

细定位的探查手法有4种。

(1)回旋灸　用点燃的艾条的一端与施灸部位距离皮肤3 cm左右,不固定地反复旋转施灸,以患者感觉施灸部位温热潮红为度。有利于温热施灸部位的气血。

(2)循经往返灸　用点燃的艾条在患者体表,距离皮肤3 cm左右,沿经脉方向循行往返匀速移动施灸,以患者感觉施灸路线温热潮红为度。循经往返灸有利于疏通经络,激发经气。

(3)雀啄灸　用点燃的艾条的一端与皮肤不固定在一定的距离,像鸟雀啄食一样,一上一下活动地施灸。雀啄灸有利于施灸部位进一步加强敏化,从而为局部的经气激发,产生灸性感传奠定基础。

(4)温和灸　用艾条的一端点燃,对准穴位或患处,距皮肤3 cm左右施灸,使局部有热感而无灼痛为宜。温和灸有利于施灸部位进一步激发经气,发动感传。

(三)取穴原则

在所有探查出来的热敏穴位中,按照如下原则选取最佳的热敏穴进行热敏灸操作。①以出现热灸感经过,或直达病变部位的热敏穴位为首选热敏穴位。②以出现非热灸感的热敏穴位为首选热敏穴位,而痛感又优于酸胀感。③以出现较强的热敏灸感的热敏穴位为首选热敏穴位。

(四)操作方法

1.单点温和灸　将点燃的艾条对准热敏穴位,在距离皮肤2~3 cm处施行温和灸法,以患者无灼痛感为度。此种灸法有利于激发施灸部位的经气活动,发动灸性感传,开通经络。施灸时间以热敏灸感消失为度(下述施灸剂量),不拘固定的时间。

2.双点温和灸　即同时对两个热敏穴位进行艾条悬灸操作,分单手双点温和灸和双手双点温和灸。操作手法包括回旋灸、雀啄灸、循经往返灸、温和灸。双点灸有利于传导经气,开通经络。临床操作以热敏灸感消失为度,不拘固定的施灸时间。

3.三点温和灸　包括三角灸和T形灸,即同时对3个热敏穴位进行艾条悬灸操作。操作手法包括回旋灸、雀啄灸、循经往返灸、温和灸。三点灸的适用部位为颈项部、背腰部、胸腹部,如风池(双)与大椎、肾俞(双)与腰阳关、天枢(双)与关元等。三点灸有利于接通经气,开通经络。临床操作也以热敏灸感消失为度。

4.接力温和灸　在上述灸法的基础上,若已经找到发生热敏的穴位,如果灸感传导并不理想,可以在感传路线上远离这个穴位的另一点施行艾灸,这样可以延长感传的距离。

5.循经往返灸　循经往返灸是用点燃的艾条在患者体表距离皮肤3 cm左右,沿经脉循行往返匀速移动施灸,以患者感觉施灸路线温热为度。

(五)热敏灸的灸量

不同热敏穴位施灸时从热敏灸感产生[透热、扩热、传热、局部不(微)热远部热、表面不(微)热深部热、其他非热感觉]至热敏灸感消失所需要的时间是不同的,为 10 ~ 200 min,这是热敏穴位的最佳个体化施灸剂量,达到这个剂量灸疗疗效明显提高,这时穴位的热敏态转化为消敏态即非热敏态。

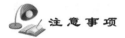
注意事项

1. 施灸准备　施灸前应告知患者操作过程,打消其对艾灸的恐惧感和紧张感。
2. 部位暴露　为了准确寻找热敏点,在施灸时要充分暴露施灸部位。
3. 施灸剂量　个体不同、病情不同,施灸的剂量亦不同。
4. 防止意外　施灸时注意防止艾火脱落灼伤患者,或烧坏衣服、被褥等物品。治疗结束后必须将点燃的艾条熄灭,以防复燃。

六、脐火疗法

◎**实训目标**　掌握蜡筒制作及操作方法;了解脐火疗法的适应证、禁忌证及注意事项。

(一)适应证和禁忌证

1. 适应证　根据中华中医药学会、中医治未病技术操作规范团体标准,以及专家共识推荐方案,可用脐火疗法的有黄疸、慢性乙型病毒性肝炎、肝硬化、腹水、腹部胀满(阳虚型鼓胀)、胸腹冷痛、食欲减退、周身乏力、大便溏泻等脾胃阳虚、脾虚湿盛的患者。

2. 禁忌证　月经期、饥饿状态、实热证、阴虚发热者及脐部皮肤破损者慎用脐火疗法。

(二)材料准备与制备

蜡筒制作:①将草纸卷为筒状;②蜡熔化后,将纸筒浸满蜡。

(三)操作方法

1. 制作药饼　将调配好的中药膏做成药饼放在神阙穴。
2. 点燃蜡筒　放圆盘,置蜡筒并点燃。
3. 更换蜡筒7次　待第1根蜡筒燃尽时,更换第2根蜡筒,依法更换7柱。
4. 蜡液包裹药饼　7柱燃尽后,撤去圆盘,将蜡液包裹在药饼中。
5. 药贴片覆盖药饼　用药贴片覆盖药饼,保留4~6 h。
6. 密切观察药筒燃烧情况　在治疗过程中,注意用火安全,密切观察药筒燃烧情况、局部皮肤及患者反应。

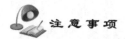

注意事项

1. 施灸准备　治疗前准备好操作物品；向患者详细交代操作事项；询问患者病史，有无皮肤过敏，并根据具体病情选择不同药方。

2. 防止意外　①在调和药饼及治疗过程中，严格掌握热量，防止烫伤患者皮肤。②整个操作过程必须有专人负责，防止燃烧的蜡筒歪斜导致患者烧伤或点燃衣、褥。③久病体弱者、老年患者及皮肤不敏感患者，治疗时间不宜过长，热量不宜过大，防止烫伤患者。

3. 保护隐私　治疗过程中应注意避风保暖，保护患者隐私。

（李彦杰　许国防）

第三节　推拿疗法

◎ **实训目标**　掌握各推拿疗法的操作要领及功效；了解推拿疗法的适应证及禁忌证；达到独立、规范地根据患者病情施以合适的推拿疗法的目的。

适应证和禁忌证

1. 适应证

（1）骨伤科疾病　落枕、颈椎病、颈肩综合征、前斜角肌综合征；肩周炎、冈上肌腱炎、肱二头肌长短头肌腱炎、肩峰下滑囊炎、肱骨外上髁炎、肱骨内上髁炎、桡骨茎突部狭窄性腱鞘炎；胸肋软骨炎、胸腰椎后关节紊乱；急性腰扭伤、第3腰椎横突综合征、腰椎间盘突出症、腰椎管狭窄症、慢性腰肌劳损、骶髂关节半脱位、臀中肌损伤、梨状肌损伤综合征等；四肢关节扭挫伤、退行性脊柱炎、类风湿关节炎等。

（2）内科疾病　中风后遗症、面神经瘫痪、三叉神经痛；高血压、冠心病、阵发性心动过速；糖尿病、老年期痴呆、更年期综合征、神经衰弱；上呼吸道感染、慢性支气管炎、肺气肿；慢性胃炎、慢性肝炎、消化性溃疡、慢性腹泻、便秘、胃下垂；慢性肾炎、尿潴留、遗尿、阳痿；贫血、白细胞减少症；甲状腺功能亢进症等。

（3）外科疾病　腹部手术后肠粘连、慢性前列腺炎、慢性阑尾炎、下肢静脉曲张等。

（4）妇科疾病　月经不调、痛经、闭经、急性乳腺炎、慢性盆腔炎、产后缺乳、产后耻骨联合分离症等。

（5）五官科疾病　鼻炎、咽喉炎、扁桃体炎、声门闭合不全、近视、斜视、视神经萎缩、耳聋、耳鸣、牙痛等。

2.禁忌证

（1）严重心、脑、肺疾患的患者；体质过于虚弱、饥饿、过度疲劳、剧烈运动及酒后者。

（2）诊断不明确的急性脊柱损伤或伴有脊髓症状的患者；各种骨折、骨关节结核、骨髓炎、骨肿瘤及严重的老年性骨质疏松症患者。

（3）开放性损伤患者；急性软组织损伤并且局部肿胀严重的患者；各种急性传染病、胃或十二指肠溃疡病急性穿孔患者。

（4）有出血倾向或有血液病的患者；月经期，可能导致月经量增加，经期延长；妊娠期妇女的腹部、腰部、髋部，手法刺激有引起流产的可能。

（5）手法施术部位有严重皮肤破损或皮肤病患者；精神病患者，不能配合治疗师操作，故亦当列为推拿疗法之禁忌证。

操作方法

（一）一指禅推法

拇指自然伸直，余指的掌指关节和指间关节自然屈曲，以拇指端或螺纹面或偏锋着力于治疗部位，沉肩、垂肘、悬腕、掌虚、指实，前臂摆动，带动腕关节有节律地内外摆动，使所产生的功力通过拇指持续地作用于治疗部位。手法频率为 120～160 次/min。

（二）㨰法

用沉肩、垂肘，以小指掌指关节背侧为支点，手背部第 4～5 掌骨基底部背侧着力于治疗部位，肘关节微屈并放松，腕关节放松，通过前臂主动推旋，带动腕关节屈伸的复合运动，使产生的力持续作用于治疗部位。手法频率为 120～160 次/min。

（三）擦法

1.掌擦法　用掌着力于施治部位，做上述往返直线快速擦动。

2.大鱼际擦法　用大鱼际着力于施治部位，做上述往返直线快速擦动。

3.小鱼际擦法　用手的小鱼际侧着力于施治部位，做上述往返直线快速擦动。

（四）推法

1.指推法

（1）拇指端推法　以拇指端着力于治疗部位，余四指置于对侧或相应的位置以固定，腕关节略屈。拇指做短距离、单方向直线推动。

（2）拇指平推法　以拇指螺纹面着力于治疗部位，余四指置于其前外方以助力，腕关节略屈。拇指向其示指方向做短距离、单方向直线推动。

（3）三指推法　示、中、环指自然并拢，以指端部着力于治疗部位，腕关节略屈。前臂施力，通过腕关节及掌部使示、中、环指做单方向直线推动。

2.掌推法　以掌着力于治疗部位，腕关节略背伸，使掌部做单方向直线推动。

3.肘推法　屈肘,以肘部着力于治疗部位,以肩关节为支点,上臂施力,做缓慢的单方向直线推动。

（五）拿法

拇指指腹与其余四指指腹对合呈钳形,施以夹力,逐渐将捏住的肌肤收紧、提起、放松,有节律地捏拿治疗部位。

（六）按法

1.指按法　以拇指端或螺纹面着力,余四指张开置于相应位置以支撑助力,拇指垂直向下按压,可双拇指重叠按压。

2.掌按法　以单手或双手掌面置于治疗部位,以肩关节为支点,利用身体上半部的重量,通过上臂、前臂传至手掌部,垂直向下按压。

（七）摩法

1.指摩法　示指、中指、环指与小指并拢,指掌自然伸直,腕关节略屈,以四指面附着于治疗部位,做环形而有节律的抚摩。

2.掌摩法　手掌自然伸直,腕关节略背伸,将手掌平置于治疗部位上,使手掌随腕关节连同前臂做环旋摩动。

（八）揉法

1.指揉法　用手指着力于治疗部位,做轻柔和缓的环旋活动,亦可二指、三指揉。

2.掌揉法　用掌着力于治疗部位,做轻柔和缓的环旋活动。一般单掌操作,亦可双掌重叠,着力于治疗部位用力按揉。

3.鱼际揉法　用大鱼际或小鱼际着力于治疗部位,做轻柔缓和的环旋活动。

4.掌根揉法　用掌根着力于治疗部位,做轻柔和缓的环旋活动。

5.前臂揉法　用前臂的尺侧着力于治疗部位,用力做环旋揉动或左右揉动。

6.肘揉法　用肘部着力于治疗部位,用力做环旋揉动或左右揉动。

（九）摇法

一手托住关节近端,一手握住关节远端,做一定幅度的环转运动。

（十）搓法

1.夹搓法　以双手掌面夹住治疗部位,嘱患者肢体放松,前臂与上臂部施力,带动双手做相反方向的快速搓动,同时沿治疗部位缓慢地上下往返移动。

2.推搓法　以单手或双手掌面着力于治疗部位,前臂施力,做较快速的推去、拉回的搓动。

（十一）点法

1.拇指端点法　以拇指端着力于治疗部位,进行持续点按。

2. 屈拇指点法　拇指屈曲,以拇指指间关节桡侧或背侧着力于治疗部位,拇指端可抵于示指中节桡侧缘以助力,进行持续点按。

3. 屈示指点法　示指屈曲,其他手指相握,以示指近侧指间关节突起部着力于治疗部位,进行持续点按。

4. 肘点法　屈肘,以肘部着力于治疗部位,进行持续点按。

(十二)拍法

五指自然并拢,掌指关节微屈,使掌心空虚,腕关节放松,以前臂带动腕关节自由屈伸,指先落,腕后落;腕先抬,指后抬,用虚掌拍打体表。用双掌拍打时,宜交替操作。

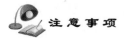

注意事项

1. 手法操作前　①明确诊断,掌握适应证。全面了解患者病情,辨病与辨证相结合,排除推拿禁忌证,并与患者充分沟通和交流,消除患者的紧张情绪。②注意环境和个人卫生,体现人文关怀。

2. 手法操作中　①要注意调神:态度要和蔼,操作要认真,并注意与患者适当交流。同时,操作过程中应密切观察患者的反应,以便适时调整手法刺激量,谨防不良反应或意外发生。一旦发生意外,应立即停止操作,及时给予对症处理。②要注意操作顺序及操作时间,确保时效性:操作顺序一般自上而下、从前到后、由浅入深、循序渐进,并可依据病情适当调整。③要注意操作要领及操作者手法、身法、步法的协调一致:操作者要根据患者的病情合理选择操作部位或穴位,选用恰当的手法,选择既能持续操作而又不容易感觉疲劳的姿势和步态,而且动作变换要自然、协调,注重"点""线""面"的有机结合,确保手法的安全性、准确性和有效性。

3. 手法操作后　①注意观察患者反应,若患者出现晕厥、恶心、疼痛加重等不适,应按推拿异常情况及时处理。②与患者进行有效沟通,让患者尽可能地了解自己的病情及推拿治疗的主要作用。③向患者交代清楚疗程及其他注意事项,以便最大限度地争取患者的理解和支持,提高患者的依从性。

(李彦杰　许国防)

第四节　拔罐疗法

◎**实训目标**　掌握各拔罐疗法的操作要领;熟悉拔罐疗法的适应证及禁忌证;了解拔罐疗法的注意事项。

适应证和禁忌证

1. 适应证 拔罐疗法适用于风湿痹痛、腹痛、消化不良、头痛、高血压、感冒、咳嗽、腰背痛、月经病、软组织损伤、目赤肿痛、睑腺炎、丹毒等患者,尤其适用于小儿患者。

2. 禁忌证 高热、抽搐、痉挛等症,皮肤过敏或溃疡破损处,肌肉瘦削或骨骼凹凸不平及毛发多的部位,不宜使用拔罐疗法;孕妇腰骶部及腹部均慎用拔罐疗法。

操作方法

1. 闪火法操作要点 用镊子夹乙醇棉球并点燃,在罐内绕一圈再抽出;迅速将罐罩在应拔部位,即可吸住。起罐时,一般先用左手夹住火罐,右手拇指或示指在罐口旁边按压一下,使空气进入罐内,即可将罐取下。若罐吸附过强,切不可硬行上提或旋转提拔,以轻缓为宜。

2. 常见的拔罐法 临床应用拔罐法时,可根据不同病情,选用不同的拔罐法。常见的拔罐法有以下6种。

(1)留罐 又称坐罐,即拔罐后将罐子吸附留置于施术部位10~15 min,然后将罐起下。此法一般疾病均可应用,而且单罐、多罐皆可应用。多用于治疗风寒湿痹、颈肩腰腿疼痛。

(2)走罐 又称推罐,一般用于面积较大、肌肉厚的部位,如腰背部、大腿部等。可选用口径较大的玻璃火罐,罐口要平滑,先在罐口或欲拔罐部位涂一些凡士林油膏等润滑剂,再将罐拔住,然后,医生用右手握住罐子,向上、下、左、右需要拔罐的部位往返推动,至所拔部位的皮肤潮红、充血甚或瘀血时,将罐起下。

(3)闪罐 采用闪火法将罐拔住后,又立即起下,再迅速拔住,如此反复多次地拔上起下,起下再拔,直至皮肤潮红为度。

(4)留针拔罐 此法是将针刺和拔罐相结合应用的一种方法。即先针刺,待得气后留针,再以针为中心点将火罐拔上,留置10~15 min,然后起罐拔针。

(5)刺血拔罐 此法又称刺络拔罐,即在应拔部位的皮肤消毒后,用三棱针点刺出血或用皮肤针叩打后再行拔罐,使之出血,以加强刺血治疗的作用。一般针后拔罐留置10~15 min。

(6)药罐法 此法是指先在抽气罐内盛贮一定的药液,一般为罐子的1/2左右,药物常用生姜、辣椒液、两面针酊、风湿酒等,或根据需要配制,然后抽去气罐内的空气,使罐吸附在皮肤上。

注意事项

1. 拔罐部位 拔罐时要选择适当的体位和肌肉丰满的部位。体位不当或有所移动,以及骨骼凹凸不平、毛发较多的部位,均不可拔罐。

2.选罐　拔罐时要根据所拔部位的面积大小来选择大小适宜的罐。

3.特殊情况处理　拔罐时若烫伤或留罐时间太长使皮肤起水疱时,小的水疱无须处理,仅敷以消毒纱布,防止擦破即可。水疱较大时,用消毒针将水疱刺破放出水液,涂以甲紫或用消毒纱布包敷,以防感染。

4.严把禁忌证　皮肤有过敏、溃疡、水肿者,以及大血管分布部位,不宜拔罐。高热抽搐者,以及孕妇的腹部、腰骶部,亦不宜拔罐。

（李彦杰　许国防）

第五节　刮痧疗法

◎**实训目标**　掌握各刮痧手法的操作要领;熟悉刮痧疗法的适应证及禁忌证;了解刮痧疗法的注意事项。

适应证和禁忌证

1.适应证　刮痧疗法具有调气行血、活血化瘀、舒筋通络、驱邪排毒等功效,已广泛应用于内科、外科、妇科、儿科的多种病症及美容、保健领域。尤其适宜于疼痛性疾病、骨关节退行性疾病如颈椎病、肩周炎的康复;对于感冒发热、咳嗽等呼吸系统病症,临床可配合拔罐应用;对于痤疮、黄褐斑等损容性疾病,可配合针灸、刺络放血等疗法;还适用于亚健康、慢性疲劳综合征等疾病的防治。

2.禁忌证　有出血倾向、皮肤高度过敏、极度虚弱、严重心脑血管疾病、肝肾功能不全、全身水肿患者均应禁刮或慎刮;此外,孕妇及月经来潮期间勿施行中医刮痧疗法。

操作方法

1.涂抹介质　充分暴露刮拭部位,在皮肤上均匀涂上刮痧油等介质。

2.持板方法　用手掌握住刮痧板三分之一的位置,刮痧板的底边横靠在手掌心,拇指及另外四指弯曲,分别放在刮痧板两侧(使用手掌心施加向下的按压力,省力,避免手指疲劳)。

3.刮痧顺序　根据经络、肌肉、神经走向疏通,先上后下,先左后右,先阳后阴,面部和胸部由内向外刮拭。

4.刮拭角度　刮痧板与刮拭皮肤保持45°～90°进行操作。

5.刮痧力度　手握刮拭板,先以轻、慢手法为主,待患者适应后,手法逐渐加重、加快,以患者能耐受为度。宜单向、循经络刮拭,遇痛点、穴位时重点刮拭,不必一味追求出痧。

6.擦干皮肤　刮痧完毕后擦干皮肤。

注意事项

1. 准备工作　在进行刮痧治疗前,要确保工具的卫生和消毒。选择合适的刮痧工具,如刮痧板、刮痧牛角等,并对其进行消毒处理,以避免交叉感染和细菌感染的发生。

2. 规范操作　刮痧疗法具有严格的方向、时间、手法、强度等要求,如操作不当,易出现不适反应,甚至病情加重,故应严格遵循操作规范或遵医嘱,不应自行在家中随意操作。

3. 刮后护理　刮痧疗法后 1~2 d 局部出现轻微疼痛、痒感等属正常现象;嘱患者喝姜糖水或者热水,加速新陈代谢,3 h 内不能洗澡,夏季出痧部位忌风扇或空调直吹,冬季应注意保暖。

4. 严把禁忌证　过度饥饱、过度疲劳、醉酒者不可接受重力、大面积刮痧,否则会引起虚脱。

（李彦杰　许国防）

第六节　膏敷疗法

◎**实训目标**　掌握膏敷疗法的操作要领;熟悉膏敷疗法的适应证及禁忌证;了解膏敷疗法的注意事项;达到独立、规范进行膏敷治疗的目的。

适应证和禁忌证

1. 适应证　腰痛、关节痛、硬结不消、红肿疼痛、风湿痛、肌肉痛、扭伤、挫伤、僵直、肌肉麻木、骨折、伤筋、痛疽、疮疖、疔等。

2. 禁忌证

(1)因运动或劳动时不慎造成肌肉扭挫伤或关节、韧带拉伤时,不要立即将膏药贴于患处,因为这类膏药具有活血散瘀的作用,如伤后即贴不但达不到消肿镇痛的目的,反而会使局部软组织充血肿胀、疼痛加重。

(2)对关节扭伤,在皮肤无破损的情况下,应先用冷水冲洗患处或用冰敷患处,使血管收缩,减轻肿胀、疼痛,待 24 h 后再热敷或贴敷膏药,这样既可减轻疼痛和肿胀,又可缩短病程。

(3)孕妇应禁用含有麝香、乳香、没药、红花、桃仁等药物的活血化瘀膏药,如追风膏、麝香镇痛膏等。

操作方法

1. 加热熔化　使用时,先揭去膏药表面的薄膜,将膏药放 90 ℃以上的热水杯上化开,也可在酒精灯或炉火(无烟时为好)上慢慢烘化,待膏药稀软如软膏时,用手轻轻揭开,看是否有硬结和不均匀的现象。如有未化开的硬结,可继续用上法烘化;如不均匀,手持膏药布反复闭合几次,使之沾匀。烘烤时慎勿离火太近,以防烤焦布褙。也可置于锅内蒸化。

2.清洁皮肤　贴膏药之前,应用脱脂棉蘸温盐水,在病灶或穴位局部由内向外如消毒状涂擦数次,以局部皮肤清洁、红润为宜。有毛部位将毛剃去后再行涂擦(每4～5 d重剃1次)。注意涂擦已化脓或破溃疮口时,手要轻并谨防污水沾染疮口。然后用毛巾蘸温水略敷,使皮肤湿润,在气候干燥的季节与地区尤须注意。

3.敷贴方法　用手捏试已温化的膏药,确认软、黏、无硬结时,迅速揭开,将膏药布进行对折摊涂,初摊时可至药布6分,然后将膏药的布面放手背上,试其温度适宜时(略高于体温),立即贴于已经清洁湿润处理的病灶或穴位的皮肤上,再用手掌轻轻地按压片刻,使之充分黏合。注意敷贴时手要快、要轻。此外,如疮已破溃流脓,可在膏药中央开一小口,供脓汁或分泌物溢出。每隔2 d,揭下重新熔化、摊涂(面积较前逐渐扩大),再贴1次。揭下重摊时,如外延之药膏面积过大,需将外延之药膏向中心处摊聚,以免沾染衣物。揭下时,可用药膏沾去皮肤上残留的药膏,然后用松节油类清洗剂一擦即去。

4.防滑防流　这种现象主要决定于膏药的质量、熔化的程度和皮肤是否清洁湿润3个环节。除此之外,其还与敷贴的部位有关,如肌肉丰厚及非活动部位一般不易滑脱。反之,肌肉菲薄或关节周围经常活动则易滑脱。因此,膏药敷贴后,稍待片刻,用手持膏药布的一角,轻轻揭下,如膏药如胶似漆般牢固,则无须防滑;反之若有松动不牢现象,可用胶布粘贴或用布带捆扎,以防膏药滑脱或外流。

注意事项

1.选择合适的膏药　根据患者的病情和需要,选择合适的膏药进行膏敷。膏药的成分和功效应与患者的病情相符合,避免过敏或不适反应发生。

2.操作后护理　①不能用电热毯、热水袋敷贴膏药处,以避免膏药移位或药膏渗出而污染衣被、影响疗效。②在贴膏药期间应注意休息,活动量不宜过大,严禁房事。③为了尽量减少过敏反应的发生,应忌食一些食物,如韭菜、香菜、海鲜、辛辣刺激性食物。

3.严把禁忌证　女性患者在月经来潮期间,应在腰骶部或腹部停贴膏药3～5 d;创伤性骨折前期及严重皮肤病局部不宜贴膏药。

4.膏药保存　未用的膏药一定要密封好后存放在阴凉干燥处,以防药物挥发。如天气炎热,密封后可存放冰箱中,但不宜和茶叶、食品存放在一起。

5.特殊情况　多数人贴膏药后并无明显不适,部分人会感到局部微发热、发痒,这属于正常反应,可以不管。如患部发生瘙痒,经轻轻按摩后不能缓解,可将膏药取下,用酒精涂搽瘙痒部位,再将膏药加温贴上;若患部因贴膏药引起疹子、水疱等过敏反应,应立即将膏药取下,用生理盐水或乳酸依沙吖啶溶液消毒患处,再用纱布包扎;如果水疱大,应到医院用消毒针管将疱内液体抽出,再做相应处理。

(李彦杰　许国防)

第七节　冷疗技术

◎**实训目标**　掌握各种冷疗技术的操作要领;熟悉冷疗的适应证及禁忌证;了解冷疗技术的注意事项。

适应证和禁忌证

1.适应证　适用于外伤、骨折、脱位、软组织损伤的初期、衄血、蜇伤,也适用于感染性皮肤病、过敏性皮肤病及高热、中暑等患者。

2.禁忌证　①阴寒证。②伴有循环障碍,如动脉栓塞、雷诺病等。③急性炎症后期、慢性炎症或深部化脓病灶。④系统性红斑狼疮、冷过敏及断肢再植后等禁用。

操作方法

（一）中药湿冷敷

将中草药放在砂锅内,加水煎汤,过滤去渣冷却后,放冰箱冷藏室保存。用时用消毒纱布7～8层或干净毛巾浸取药液,微挤压至不滴水时为度,外敷患处,并及时更换,以保持患处的纱布层或毛巾保持8～15 ℃的低温。

（二）中药冰敷

1.操作方法　将中草药粉碎,混合均匀制成外用散剂备用。使用时用凉开水将中药散剂调成糊状外敷于患处,厚度为0.5～1.0 cm,面积大于病变部位,其上覆盖3～5层纱布,再用冰袋敷于纱布上以保持低温。其温度控制在-4～-3 ℃,1次冰敷时间在30 min左右。

2.冰袋的制作

（1）盐水冰袋　选用一次性输液袋(100、250、500 mL等规格),灌装20%氯化钠注射液,放入冰箱冷冻室冷冻2～4 h,取出后外观呈霜状液体或冰水混合物即可应用。该方法操作简单,冷冻后表面软硬适度,与患肢接触面积增大,患者舒适度增加。

（2）简易乙醇冰袋　选用规格为2 000 mL的静脉营养输液袋,先用剪刀剪去输液袋活塞远端,保留活塞,再用注射器向袋内注入50%乙醇1 000～1 500 mL,排尽空气,最后关闭活塞平放在冰箱里冷冻备用。该方法取材方便,制作简单;冰箱冷冻室的常用温度为-24～-6 ℃,而50%乙醇的冰点是-30 ℃,故在冰箱内不会结成冰块,可增加患者的舒适度及安全性;可重复使用,减轻患者经济负担。

（3）医用彩色盐水冰袋　选择边缘圆钝的250 mL软包装液体袋,贴上标签纸,用圆珠笔注明"冰袋"。称取 25 g 食盐并添加到 250 mL 自来水中,用搅拌棒搅拌使之完全溶解,成为 10% 盐水。滴入 0.1 mL 蓝墨水,使盐水呈淡蓝色。再用 50 mL 注射器抽取淡蓝色盐水注入软包装液体袋。最后将该软包装盐水袋置于 5 ℃ 冰箱内预冷 1 h(可使盐水冰粒体积减小),再置 -20 ℃(或 -18 ℃)冰箱内 24 h 后即成冰袋。该方法制作的冰袋呈淡蓝色冰霜状,在融化过程中其形态为冰水混合物,冰袋松软,能充分接触体表面积,易于固定,避免给患者造成不适和压伤,并且标识明显、醒目,杜绝了差错隐患。

(4)芒硝冰袋 用芒硝 10 g 加清水 100 mL 配制成 10% 芒硝溶液。根据患处大小分别采用 3 种规格的棉垫(大号为 25 cm×20 cm×2 cm,中号为 20 cm×15 cm×2 cm,小号为 10 cm×10 cm×2 cm),用 50、30、20 mL 芒硝水分别将大、中、小棉垫浸润,装入透水无纺布袋中(按棉垫规格制成,一面为透水层,另一面为隔水层),放置于 -18 ℃ 冰箱中 12 h,即成芒硝冰袋。取出后冰袋呈冰霜状,松软、可塑形。该方法制作成的冰袋低温持续时间长,放在室温 18~24 ℃ 持续 3 h 温度仍在 -5 ℃,与传统方法相比,冰袋松软,能与体表接触充分,易于固定,患者感到舒适。

(三)中药酊剂凉涂法

将中草药放入密闭的玻璃容器内,加入 60% 乙醇,密闭静置 2 周,过滤去渣,将澄清的中药液灌入喷雾瓶内,放冰箱冷藏室保存。使用时喷涂于病变部位,喷 2~3 层,面积大于病变部位,其上覆盖 3~5 层纱布,再用冰袋敷于纱布上以保持低温。其温度控制在 -4~-3 ℃,1 次冰敷时间在 30 min 左右。

(四)中药散剂冷敷法

将中草药粉碎,过筛,按《中华人民共和国药典》(第二版)把固体粉末加工成最细粉,混合均匀后,放冰箱冷藏室保存。使用时揉于患处,直径为 1~2 cm,之后用含有凉性物理介质的膏贴敷于患处,1 h 后去除膏贴。

注意事项

1. 冷敷时间 单次冷敷时间不宜过长,每次 20~30 min 为度。
2. 观察患者情况 经常观察皮肤变化,特别是创伤靠近关节、皮下脂肪少的患者,每 30 min 至 1 h 观察 1 次患肢末梢血运,了解患者局部感受。注意冰袋不能与皮肤直接接触。直接将冰袋置于患处,可能引起严重的冻伤,如发现皮肤苍白、青紫,有麻木感,表示静脉血淤积,应停止冷敷,否则会造成冻伤。
3. 操作后护理 冷敷完毕后,注意保持局部干燥,注意保温。

(李彦杰 许国防)

第八节　传统运动疗法

一、太极拳

◎**实训目标**　掌握太极拳的功法特点、练习要领及练习方法,形成巩固的动作技能。

(一)功法特点

1. **练拳**　动以入门,入门先练拳。练身正、体松、气匀、意专。

2. **练意**　有为以始,无为以成。练拳要先练意。形体、动作、呼吸、松身、行气、使劲,全凭心意用功夫。法具于心,心使意动而成招,招法精明全在意。

3. **放松**　放松是练气、练劲、练神的基础。太极拳采用随息放松法。随息放松法是锻炼顺应能力的一种功法。通过随息放松练到顺应生理节律、通体松透,方能身心松舒、气血顺畅,于是可以得气(有气感),可以入道,进阶练气、更向上进。

4. **练气**　太极拳练拳练气和静功练气,动静相修,得气快、显效迅速。功法有聚气养气——练丹田气,意气升降——气通任督,升降开合——行气通经。这是疗疾健身和功夫性锻炼的太极修炼基础功夫。

(二)练习要领

1. **虚灵顶劲,气沉丹田**　虚灵顶劲,即通过意念以内劲轻轻上拔,以头顶虚虚领起全身。它是在保持头颈松活自然前提下,颈项肌肉微微向上拔伸。丹田或下丹田,乃脐下小腹之区域,其前有肚脐,后有命门,下有会阴,包括关元、气海、神阙、命门等穴。气沉丹田,一是要意守丹田,二是要卷腰敛臀,命门后撑,臀部向下垂溜。气沉丹田则实腹空胸,下盘稳健。

2. **沉肩坠肘,含胸拔背**　沉肩者,肩松开下垂也,即两肩锁关节分别向外侧松开,两肩下沉,手臂有增长之意。否则,若两肩端起,则气亦随之而上,全身皆不得力矣。坠肘者,肘往下松坠矣。坠肘往往影响沉肩,肘若悬起,则肩不能沉,故欲垂肩则先坠肘。含胸者,即两肩锁关节分别向外侧松开,两臂微内旋,胸略内含,两肩有向前微合之意。含胸有助于卷腰敛臀,以使气沉于丹田。若胸不含而挺之,则会气拥胸际,上重下轻,脚跟易于浮起。拔背者,百会上领,尾闾微前收下坠,脊柱有拉伸之意,使气贴于背。

3. **尾闾中正,虚实分明**　尾闾中正,是在腰、胯、尾闾放松的基础上,随着屈膝沉胯、卷腰敛臀,命门后撑,尾椎稍稍前收。尾椎前收不能太过,亦不能不及,过于前收则为"挺胯",收之不及则为"突臀"。主要的用力部位或用以攻击的部位,其状态和感觉为实,辅助的用力部位或用以防御的部位,其状态和感觉为虚。下肢支撑腿为实,辅助支撑腿为虚;上肢攻击发力之换步臂为实,辅助配合之臂为虚;动作刚者为实,柔者为虚;攻击发劲为实,防御化劲为虚;击敌为实,诱敌为虚。一般是下肢较实,上体较虚,脊背较实前胸较虚。

4. 上下相随,内外相合　上下相随,是行拳时上肢、下肢和躯干等各部之间相系相随,协调配合,完整一气。内外相合,主要是指内三合与外三合。内三合即心与意合,意与气合,气与力合;外三合即肩与胯合,肘与膝合,手与足合。内外三合亦称周身六合。

(三)练习方法

1. 预备式

(1)姿势　面南直立,自然中正,全身放松,两眼平视,头正直,项松竖,头顶虚灵,仿佛上顶有线悬梁之意;下颌微收,齿轻合,唇轻闭,内舌轻触硬腭;两臂坠肘下垂,沉肩松胸,气含小腹,肘不贴肋,手心向里,中指肚轻贴腿侧(裤缝);松胯,两膝微弯,分脚,两脚与肩同宽,脚尖朝前,十趾随意动而抓地;呼吸顺遂平畅,意守丹田。

(2)要点　头顶悬意不可缺,长腰松胯,护肋,胸间不凹不凸,背要圆,十趾抓地空涌泉穴。

2. 双手托天,气沉丹田

(1)双手托天　两臂分别从两侧,意动、手动、腕、肘整体一起向上缓慢抬起,向斜前方起手(与身体呈180°)抬至与肩平,沉肩坠肘,搭腕。此时是吸气和意念吸收地之灵气之势和灵气向上运行之中,手指领意,劳宫吸天之精华,手臂从裤缝侧上行时,捧天之精华之气,当到达头顶时,又转腕向内,掌心遂变朝下,十指相对,意念天地之精灵汇聚百会穴。

(2)气沉丹田　接上动作(在十指相对掌心朝下时),沿体前前臂以抱球状下行,做不明显呼气,意念百会真气下行人中穴,达鹊桥,沿任脉,经天突、璇玑、华盖、膻中、中脘、神阙,聚回丹田。双手亦同达下腹,后分别沿带脉斜下胯边,回至无极式。

3. 起式

(1)提手上绷　两臂分别内动,向上搠起,手心由相对变为向下,上绷同时胯膝下坐,成马步,气在丹田,慢慢屈膝呈115°。屈膝度根据架式高、中、低而定,通常以中架为例,以下均同中架。搠至臂与肩平,要意达指梢而微微坐腕,手变勾手。

(2)虚步下切　接上动作,重心在左脚,坐胯,右脚变虚,脚尖着地,同时右勾手顺左手腕下切,在重心转移到右边,同时左手顺右手完下切至右边,45°角至膝下足三里侧,屈臂沉肘格架在与肩平。

4. 退步崩式

(1)抱球独立　接上式,重心移至右脚,右手与左手由勾手变掌成抱球式,脚成丁字步,右45°角。身体保持正中,背直不屈,两掌心相对,右腿微屈。

(2)转身崩式　接上式,由腰转带动左腿向后(东北),脚跟先着地,成左弓步;左手随身体由下朝上划弧崩起,掌心朝里,右掌由眼下经胸前向左腋下推出,横掌于丹田处,掌心向下定型时,手、脚、身、步一起到位。

5. 回身抽掌　接上式,由腰身带动右手,由横掌前按变内旋成仰掌,往右回分,左手外旋变压掌和外切掌;左脚回扣(即以脚跟为轴,脚尖向内转30°),身体变成右靠弓进步。

6. 虚步拧转　上动不停,重心移至左腿,右肘下沉,右手外翻,带前臂滚旋,右脚变虚;左手由胯下翻掌向左前方到左侧上方,至左侧时,脚下左脚变实,承担重心;左右手掌心相对成抱球式。

7. 上步靠绷 上动不停,左脚落地着实,右脚急上步于右侧,向斜前方45°出步,身、肩、膝同到;右手由胸前划内旋弧至裆前,左手随按劲沉肘,转回头前掌心朝面。

8. 撩肘绷 右手由裆前朝外,由下至上,再由肩、肘、手节节贯穿,划弧上绷至右侧前方。左手在后,掌心与右手相对。

9. 马虚搬 右手向右前方绷至与肩高,膝与肘相合,手尖与脚尖相对时不再往前。接着右手开始由内向外翻掌,左手由外向内翻掌,重心移至左脚,左手在前,右手在后,向左边捋过,右脚变虚,右掌心向下,左掌心向上。

10. 上步挤 左手从左脚后收再向右肘处,掌心朝上捅出;同时重心移至右脚,左脚跟左手一起上步,先脚跟落地,承担重心;右手从左手至左肘下抽回,再沉左肘滑滚向左手,掌心向外。

11. 落步按 当左右两手交叉会于右膝时,两手随臂转翻掌,并搂过右膝,收回腰间后从腋下推按出去;同时当手搂过膝盖时,右脚提起,蹬脚后落地,肘到、脚到、手到,成马步双按掌式。

(四)现代研究进展

1. 太极拳在神经系统疾病中的研究进展

(1)太极拳对脑卒中的影响 太极拳能提高老年脑卒中患者认知功能及最大耗氧量,原因可能与练习太极拳增加心脏副交感神经控制和前额叶活动有关。练习太极拳(2年以上)的老年人的肺活量、躯体感觉、平衡、前庭功能优于不练太极拳的老年人,跌倒频率下降,身体稳定性与反应力提高。

(2)太极拳对帕金森病的影响 在非运动症状方面,太极拳可以有效改善不良情绪、呼吸障碍、认知障碍、疼痛及疲乏等不适症状,提高患者生活质量。太极拳能够有效改善帕金森病患者的运动症状,如改善运动能力,增加运动的灵活性,调节平衡,减少跌倒。

2. 太极拳在呼吸系统疾病中的研究进展

(1)太极拳对新型冠状病毒感染的影响 太极拳可有效缓解新型冠状病毒感染患者的心理压力,缓解其抑郁情绪,提高其希望水平,促进患者以积极的心态面对疾病和治疗。

(2)太极拳对慢性阻塞性肺疾病的影响 太极拳能够改善慢性阻塞性肺疾病患者的肺功能和血氧饱和度,延缓病情进展,并且能够提高患者的运动耐力。这些表明太极拳是适合慢性阻塞性肺疾病稳定期患者康复锻炼的有效疗法之一。

3. 太极拳在心血管系统疾病中的研究进展

(1)太极拳对冠心病的影响 太极拳对心率变异性参数存在积极影响;太极拳可能通过调节自主神经而改善心肌供血;太极拳可改善经皮冠状动脉介入治疗后患者6 min步行距离、生活质量和左室射血分数,并与脑钠肽和心率显著降低有关。太极拳锻炼时要求动作柔和连贯,动静结合,具有舒经通络、行气活血的作用,其规律和缓的动作使全身肌肉产生有节律的收缩、舒张运动,对血管平滑肌起到自然按摩作用,有效改善心肌供血,减轻临床症状,改善心功能。

（2）太极拳对慢性心力衰竭的影响 太极拳通过肢体活动，结合吐纳法和经络学，以心行气，以气运身，有助于调和气血、通畅气机，提高机体免疫力，达到调养气血的目的。只有阳气充足，全身气血通畅，才能使脉道通利，脏腑经络得到濡养，进而改善心力衰竭症状。

4.太极拳在内分泌系统疾病中的研究进展 太极拳对糖尿病患者的具体作用表现在降低空腹血糖、糖化血红蛋白、三酰甘油、低密度脂蛋白等，提高机体组织细胞膜上胰岛素受体的活性，减轻胰岛素抵抗，提高血钙水平并改善骨代谢。太极拳对内分泌系统的影响还表现在提高人体骨密度，增加骨强度，降低骨质疏松症、骨折发病率，因此对于绝经后女性及中老年人骨质疏松症可起到良好的防治效果。

二、八段锦

◉ **实训目标** 掌握八段锦的功法特点、练习要领及练习方法；熟悉八段锦在各疾病中的研究进展。

（一）功法特点

1.柔和缓慢，圆活连贯 柔和，是指练习时动作不僵不拘，轻松自如，舒展大方。缓慢，是指练习时身体重心平稳，虚实分明，轻飘徐缓。圆活，是指动作路线带有弧形，不起棱角，不直来直往，符合人体各关节自然弯曲的状态。连贯，是要求动作的虚实变化和姿势的转换衔接，不僵不滞，速度均匀，无停顿断续之处。

2.松紧结合，动静相兼 松，是指练习时肌肉、关节、中枢神经系统及内脏器官的放松。紧，是指练习中适当用力且缓慢进行，主要体现在前一动作的结束与下一动作的开始之前。动，就是在意念的引导下，动作轻灵活泼、节节贯穿、舒适自然。静，是指在动作的节分处做到沉稳，特别是在动作的缓慢用力之处，在外观上看略有停顿之感，但内劲没有停，肌肉继续用力，保持牵引抻拉。

3.神与形合，气寓其中 神，是指人的精神状态和正常的意识活动。形，是指人的形体运动。要求动作做到意动形随，神形兼备。气寓其中，是指通过精神修养和形体锻炼，即可促进真气在体内运行，达到强身健体的功效。

（二）练习要领

1.松静自然 松静自然是练功的基本要领，也是最根本的法则。松，是指精神与形体两方面的放松。这里的"自然"不能理解为"听其自然""任其自然"，而是指"道法自然"。

2.准确灵活 准确，主要是指练功时的姿势与方法要正确，合乎规格。灵活，是指练习时对动作幅度的大小、姿势的高低、用力的大小、练习的数量、意念的运用、呼吸的调整等，都要根据自身情况灵活掌握。

3.练养相兼 练，是指形体运动、呼吸调整与心理调节有机结合的锻炼过程。养，是指通过上述练习，身体出现的轻松舒适、呼吸柔和、意守绵绵的静养状态。

4.循序渐进 只有经过一段时间和数量的练习，才会做到姿势逐渐工整，方法逐步准确,动作的连贯性与控制能力得到提高,对动作要领的体会不断加深。

(三)练习方法

1.第一段　双手托天理三焦。

(1)两脚平行开立,与肩同宽。两臂徐徐分别自左右身侧向上高举过头,十指交叉,翻转掌心极力向上托,使两臂充分伸展,不可紧张,恰似伸懒腰状。同时缓缓抬头上观,要有擎天柱地的神态,此时缓缓吸气。

(2)翻转掌心朝下,在身前正落至胸高时,随落随翻转掌心再朝上,微低头,眼随手运。同时配以缓缓呼气。

如此两掌上托下落,练习4~8次。

2.第二段　左右开弓似射雕。

(1)两脚平行开立,略宽于肩,成马步站式。上体正直,两臂平屈于胸前,左臂在上,右臂在下。

(2)手握拳,示指与拇指呈八字形撑开,左手缓缓向左平推,左臂展直,同时右臂屈肘向右拉回,右拳停于右肋前,拳心朝上,如拉弓状。眼看左手。

(3)、(4)动作与(1)、(2)动作相同,唯左右相反,如此左右开弓各4~8次。

3.第三段　调理脾胃须单举。

(1)左手自身前成竖掌向上高举,继而翻掌上撑,指尖向右,同时右掌心向下按,指尖朝前。

(2)左手俯掌在身前下落,同时引气血下行,全身随之放松,恢复自然站立。

(3)、(4)动作与(1)、(2)动作同,唯左右相反,如此左右手交替上举各4~8次。

4.第四段　五劳七伤往后瞧。

(1)两脚平行开立,与肩同宽。两臂自然下垂或叉腰。头颈带动脊柱缓缓向左拧转,眼看后方,同时配合吸气。

(2)头颈带动脊柱徐徐向右转,恢复前平视。同时配合呼气,全身放松。

(3)、(4)动作与(1)、(2)动作同,唯左右相反,如此左右后瞧各4~8次。

5.第五段　摇头摆尾去心火。

(1)马步站立,两手叉腰,缓缓呼气后拧腰向左,屈身下俯,将余气缓缓呼出。动作不停,头自左下方经体前至右下方,像小勺舀水似的引颈前伸,自右侧慢慢将头抬起,同时配以吸气;拧腰向左,身体恢复马步桩,缓缓深长呼气。同时全身放松,呼气末尾,两手同时做节律性掐腰动作数次。

(2)动作与(1)动作同,唯左右相反,如此(1)、(2)动作交替进行各做4~8次。

6.第六段　双手攀足固肾腰。

(1)两脚平行开立,与肩同宽,两掌分按脐旁。

(2)两掌沿带脉分向后腰。

(3)上体缓缓前倾,两膝保持挺直,同时两掌沿尾骨、大腿向下按摩至脚跟。沿脚外侧按摩至脚内侧。

(4)上体展直,同时两手沿两大腿内侧按摩至脐两旁。如此反复俯仰4~8次。

7.第七段　攒拳怒目增气力。预备姿势:两脚开立,成马步桩,两手握拳分置腰间,拳心朝上,两眼睁大。

(1)左拳向前方缓缓击出,成立拳或俯拳皆可。击拳时宜微微拧腰向右,左肩随之前顺展拳变掌,臂外旋,握拳抓回,呈仰拳置于腰间。

(2)与(1)动作同,唯左右相反,如此左右交替各击出4~8次。

8.第八段　背后七颠百病消。预备姿势:两脚平行开立,与肩同宽,或两脚相并。

两臂自身侧上举过头,脚跟提起,同时配合吸气。两臂自身前下落,脚跟亦随之下落,并配合呼气。全身放松,如此起落4~8次。

(四)现代研究进展

1.八段锦在神经系统疾病中的研究进展

(1)八段锦对脑卒中的影响　目前八段锦应用于脑卒中研究多集中在脑卒中后的认知障碍、运动功能、抑郁等。

(2)八段锦对帕金森病的影响　八段锦可以改善帕金森病患者下肢肌肉力量和平衡功能,防跌倒,疏通经络,调整负面情绪,缓解身心疲劳,达到身心和谐统一。此外,八段锦对帕金森病患者的睡眠质量、帕金森病后抑郁等非运动症状也具有积极作用。

2.八段锦在呼吸系统疾病中的研究进展

(1)八段锦对新型冠状病毒感染的影响　八段锦"左右开弓似射雕"的段式中,该式通过双手的开弓对拉,展肩扩胸,刺激督脉和背部腧穴,可调节手太阴肺经等经脉之穴,对手太阴肺经和手厥阴心包经进行有效抻拉,从而调理心肺功能,能够更有效地开胸顺气、清肺舒心。八段锦功法在新型冠状病毒感染抗疫期间具有强身健体、调理脏腑、提高免疫的独特防控效果,还可以调节民众心情,缓解恐惧心理。

(2)八段锦对慢性阻塞性肺疾病的影响　八段锦训练集腹式、缩唇呼吸训练与上下肢、扩胸运动等为一体,促成了慢性阻塞性肺疾病患者通气量、机体氧摄量、新陈代谢、免疫功能的提升,减轻炎症反应水平,增强了患者的运动耐力,使患者体力提升,呼吸困难程度减轻,日常生活活动能力逐渐恢复,生理症状与心境状态得到有效改善。

3.八段锦在心血管系统疾病中的研究进展

(1)八段锦对冠心病的影响　八段锦锻炼可改善心血管功能,促进冠状动脉侧支循环建立,提高冠状动脉的扩张能力,增加心脏供血量,改善心肌缺氧、缺血等症状。

(2)八段锦对慢性心力衰竭的影响　八段锦是一种简单、缓慢、放松的有氧运动,可以减轻心脏负荷,提高人体在血液循环中运输和利用氧气的能力,减少心肌的耗氧量;还可以有效地改善血管弹性,抑制自由基的形成并降低血液黏稠度,以确保血液的正常流动。

4.八段锦在内分泌系统疾病中的研究进展　八段锦可以改善血糖、血脂水平,改善多种血清指标,降低炎症反应对人体的损害。八段锦锻炼能显著降低糖尿病患者糖化血红蛋白水平,主要与运动引起肌肉组织代谢率增加,糖的代谢增多,促使糖化血红蛋白分解,使血糖降低,促使血红蛋白与氧的结合率增加。

三、五禽戏

◎**实训目标** 掌握五禽戏的功法特点及练习方法,巩固动作技能。

(一)功法特点

1. 简单安全 五禽戏动作力求简单、左右对称、平衡发展。虽然动作相对简单,但不管是动势还是静势,都有其内在精华。

2. 以腰为轴,带动全身 五禽戏以腰为主轴和枢纽,带动全身进行运动,包括前俯、后仰、侧屈、拧转、折叠、提落、开合、缩放等各种不同的姿势。长期练习,会对颈椎、胸椎、腰椎等各部位起到拉伸按摩的功效,可防治关节性病症。另外,五禽戏中的许多动作还可使足趾、手指等关节得到锻炼,有助于加强远端血液微循环,锻炼肌肉群。

3. 外主形,内主神 五禽戏是一种模仿动物姿势的健身气功。其讲究升降开合、以形引气。虽然形显于外,却时时被内在"神"所牵制。只有意气相随、内外合一,外形动作才会达到"五禽"的神韵及特点。

4. "站桩"为过渡动作 "站桩"利于练习者以一种相对平稳的状态和心境进入下一动作,从而达到"外静内动"的功效。尤其是五禽戏以模仿"五禽"的动作和姿势为主,运动幅度及变化性较强,因此在功法的起势、收势及每一戏结束后,短暂"静"态,可利于动静结合,起到练养相兼的互补作用,促进练功效果的进一步提高。

(二)练习方法

1. 虎形预备式 两臂自然下垂,颈自然竖直,面部要自然,眼向前平看,口要闭合,舌尖轻抵硬腭。不要挺胸或拱背,脚跟要靠拢成立正姿势。全身放松,任何部位都不可紧张。如此站立片刻,然后做下列动作。

(1)左式 ①两腿慢慢向下弯曲,成半蹲姿势,重心移于右腿。左脚靠在右脚踝关节处,脚跟离地抬起,脚掌虚虚点地。同时,两掌握拳提至腰部两侧,两拳拳心均向里,眼看左前方。②左脚向左前方斜进一步,右脚也随之跟进半步,两脚跟前后相对,距离1尺(约33.3 cm)左右,体重由右腿支撑,成左虚步。同时,两拳顺着胸部向上提,拳心向里,提到口唇前向里翻转变掌向前推出,高与胸齐,掌心向前,指尖朝上,两虎口相对,眼看左手示指尖。

(2)右式 左脚向前垫半步,重心移于左腿,其他动作要点与左式相同,唯方向相反。如此左右虎扑,次数不限。练习时动作要协调敏捷、沉着勇猛,做到"手起而钻,手落后翻,手足齐落,挺腰伸肩",这样就可具备虎的气势。

2. 鹿形预备式 同虎形。

(1)右腿屈曲,上身后坐,左腿前伸,膝稍弯曲,左脚虚踏,成左虚步。左手前伸,微屈肘,掌心向下,右手置于左肘内侧,两掌心前后遥遥相对。

(2)两臂在身前逆时针同时旋转,左手绕环较右手大些。关键在于两臂绕环不是以肩关节为主的活动,而是在腰胯带动下完成的。手臂绕大环,尾闾绕小环,即所谓"鹿运尾闾"。此动作主要是活动腰胯,借以强腰肾,促进盆腔内的血液循环,并锻炼腿力。

（3）如此运转若干次后，右腿前迈，上体坐于左腿上，右手前伸，左手护右肘，顺时针方向绕环若干次。如此左右互换，反复做数遍。

3. **熊形预备式**　两脚平行分开，自然站立，距离与肩同宽，两臂自然下垂，做 3～5 次深呼吸后，再做下列动作。

（1）屈右膝，右肩向前下晃动，手亦随之下沉。左肩稍向后外舒展，左臂稍随之上抬。

（2）屈左膝，左肩向前下晃动，手亦随之下沉。右肩则稍向后外舒展，右臂稍随之抬高。

如此反复晃动，次数不拘，有健脾胃、助消化、活动关节等功效。

4. **猿形预备式**　同虎形。

（1）两腿慢慢向下弯曲，左脚向前轻灵迈出。同时左手沿胸前上提至与口平，掌心向下，迅速向前如取物样伸出，将到达终点时由掌变爪手，手腕随之自然下垂，并迅速缩回。

（2）右脚向前轻灵迈出，左脚随之稍移，脚跟抬起，脚掌虚点地。同时右手沿胸前上提至与口平，掌心向下，向前如取物样伸出，将到达终点时由掌变爪手，手腕随之下垂，同时左手收回至左肋下。

（3）左脚往后稍退踏实，身体后坐，右脚随之也稍退，脚尖点地。同时左手沿胸前上提至与口平，向前如取物样伸出，将到达终点时由掌变爪手，手腕随之下垂。同时右手收回至右肋下。

（4）右脚向前轻灵迈出，其他动作同步骤（2）。

（5）左脚向前轻灵迈出，其他动作同步骤（1）。

（6）右脚往后稍退踏实，其他动作同步骤（3），唯左右方向相反。

以上（1）～（6）项动作，反复练习数遍。

5. **鸟形预备式**　同虎形。

（1）左脚向前迈进一步，右脚随之跟进半步，脚尖虚点地。同时两臂自身前抬起，向左右侧方举起，并随之深吸气。

（2）右脚前进，与左脚相并，两臂自侧方落下，两腿同时下蹲，两前臂在膝下相交，左内右外，抱住双膝，同时深呼气。

（3）右脚向前迈进一步，左脚随之跟进半步，脚尖虚点地。同时两臂自身前抬起，向左右侧方举起，并随之深吸气。

（4）左脚前进，与右脚相并，两臂自侧方落下，两腿同时下蹲，两前臂在膝下相交，左外右内，抱住双膝，同时深呼气。

以上动作反复练习数遍，此势有助于增强心肺功能，健腰壮肾，长期坚持锻炼可以治愈腰痛。

◎ **注意事项**

1. **全身放松**　练功时，不仅肌肉要放松，神经精神也要放松。要求松中有紧，柔中有刚，切不可用僵劲。只有放松使出来的劲才会柔中有刚，才使动作柔和连贯，不致僵硬。

2. **意守丹田**　即排除杂念，用意念想着脐下小腹部，有助于形成腹式呼吸，做到上虚下实，即胸虚腹实，使呼吸加深，增强内脏器官功能，使血液循环旺盛。身体下部充实，有助于克服中老年人常易发生的头重脚轻和上盛下虚的病象。此外,做到上虚下实,动作才能达到轻巧灵便、行动自如。

3. 呼吸均匀　练功前,先做几次深呼吸,调匀呼吸。练功当中,呼吸要自然平稳,最好用鼻呼吸,也可口鼻并用。但不可张口喘粗气,而要悠悠吸气,轻轻呼气,做起动作来会自然形成腹式呼吸,使腹部运动幅度加大,腹肌收缩有力,对内脏器官都有好处。

4. 动作象形　练五禽戏做到动作、外形、神气都要像五禽。如练虎戏时,要表现出威猛的神态,目光炯炯,摇头摆尾,扑按搏斗等,有助于强壮体力。练鹿戏时,要仿效鹿那样心静体松,姿势舒展,要把鹿的探身、仰脖、缩颈、奔跑、回首等神态表现出来。鹿戏有助于舒展筋骨。练熊戏时,要像熊那样浑厚沉稳,表现出撼运、抗靠、步行时的神态。熊外形似笨重,走路软塌塌,实际上在沉稳之中又富有轻灵。练猿戏时,要仿效猿猴那样敏捷好动,表现出纵山跳涧、攀树蹬枝、摘桃献果的神态。练猿戏有助于发展灵活性。练鸟戏要表现出亮翅、轻翔、落雁、独立等动作神态。鸟戏有助于增强肺呼吸功能,调达气血,疏通经络。

四、六字诀

◎ **实训目标**　掌握六字诀的功法特点及练习方法,巩固动作技能。

(一)功法特点

六字诀是一种吐纳法。它是通过嘘、呵、呼、呬、吹、嘻6个字的不同发音口型,唇齿喉舌的用力不同,以牵动不同的脏腑经络气血的运行。

(二)练习方法

1. 嘘(读 xū)字功平肝气　口型为两唇微合,有横绷之力,舌尖向前并向内微缩,上下齿有微缝。呼气念嘘字,足大趾轻轻点地,两手自小腹前缓缓抬起,手背相对,经胁肋至与肩平,两臂如鸟张翼向上、向左右分开,手心斜向上。两眼返观内照,随呼气之势尽力瞪圆。屈臂两手经面前、胸腹前缓缓下落,垂于体侧。再做第二次吐字。如此动作6次为1遍,做1次调息。

"嘘"字能调动肝脏中气机,散肝中气滞、血瘀,又能助肝疏泄,故有"嘘以散滞""嘘去痰积""春嘘明目兼扶肝"之说。其性疏散通行,气血流通则诸邪自退,故能"去肝家邪热,兼去四肢壮热、眼昏、翳肉、赤红、风痒等症"。唯其性升而疏散,故不宜用于肝气升发太过之症。

2. 呵(读 hē)字功补心气　口型为半张,舌顶下齿,舌面下压。呼气念呵字,足大趾轻轻点地;两手掌心向里由小腹前抬起,经体前至胸部两乳中间位置向外翻掌,上托至眼部。呼气尽吸气时,翻转手心向面,经面前、胸腹缓缓下落,垂于体侧,再行第二次吐字。如此动作6次为1遍,做1次调息。

"呵"字能调动心脏之气机,能降心气下行。心中有痰,火热之气皆可以"呵"字降下泻出。故有"呵以下气""呵去烦满""去心家劳热,一切烦闷""心神烦躁急须'呵',此法通灵更莫过,喉病口疮并热痛,行之渐觉体安合"等说法。

3. 呼(读 hū)字功培脾气 口型为撮口如管状,舌向上微卷,用力前伸。念呼字时,足大趾轻轻点地,两手自小腹前抬起,手心朝上,至脐部,左手外旋上托至头顶,同时右手内旋下按至小腹前。呼气尽吸气时,左臂内旋变为掌心向里,从面前下落,同时右臂回旋掌心向里上穿,两手在胸前交叉,左手在外,右手在里,两手内旋下按至腹前,自然垂于体侧。再以同样要领,右手上托,左手下按,做第二次吐字。如此交替做 6 次为 1 遍,做 1 次调息。

"呼"字能调动脾脏之气机,其音升降之力不大,微有升意,但助脾化食是其功效。因能令脾气通行无滞,故有"四季常呼脾化餐""能去冷气、壮热、霍乱、宿食不化、偏风麻痹、腹内结块"之说,皆流通脾气之效也。其中虽有因寒、因热、因痰湿之不同,但吸气发音则性热,呼气发音则性寒,随症变通,寒热之病皆可除。候其脾气流通,痰湿也自能得除。

4. 呬(读 xì)字功补肺气 口型为开唇叩齿,舌微顶下齿后。呼气念呬字,两手从小腹前抬起,逐渐转掌心向上,至两乳平,两臂外旋,翻转手心向外成立掌,指尖对喉,然后左右展臂宽胸,推掌如鸟张翼。呼气尽,随吸气之势两臂自然下落垂于体侧,重复 6 次,调息。

"呬"字调动肺脏之气机,能降肺气,也能令肺气走散于四肢以解劳乏,故有"呬以解极""呬,去劳乏""却疾急行呬字诀,上焦火降肺安然"之说。此一音而有两种气机,正应肺主宣发与肃降之功。但此音最易伤人肺气,少少为之即能令人产生气短、气喘、胸中不快等肺虚之症。

5. 吹(读 chuī)字功补肾气 口型为撮口,唇出音。呼气读吹字,足五趾抓地,足心空起,两臂自体侧提起,绕长强、肾俞向前划弧并经体前抬至锁骨平,两臂撑圆如抱球,两手指尖相对。身体下蹲,两臂随之下落,呼气尽时两手落于膝盖上部。随吸气之势慢慢站起,两臂自然下落,垂于身体两侧。共做 6 次,调息。

"吹"字能调动肾脏之气机,令肾气上行,因肾中元气上充,腹中寒气自散,寒结自去。故有"吹以去寒""吹之精气返昆仑"之说。但其祛寒之力仅在腹中一小部分,寒邪深入脏腑者,还需各脏之诀除之。

6. 嘻(读 xī)字功理三焦 口型为两唇微启,舌稍后缩,舌尖向下。有喜笑自得之貌。呼气念嘻字,足四、五趾点地。两手自体侧抬起如捧物状,过腹至两乳平,两臂外旋翻转手心向外,并向头部托举,两手心转向上,指尖相对。吸气时五指分开,由头部循身体两侧缓缓落下并以意引气至足四趾端。重复 6 次,调息。

"嘻"字调动三焦气机。三焦为元气与水液运行之道路,其具体为上连心肺,中则包脾络胃,下系肝肾之膜络,如三焦有火热、水湿之气,皆可以"嘻"去之,故又有"三焦嘻却除烦热""嘻属三焦有疾起,三焦所有不和气,不和之气损三焦,但使嘻嘻而自理"之说。

(李彦杰 许国防)

第四章 疾病康复实训

本章节主要讲解了脑卒中、颅脑损伤、阿尔茨海默病、脊髓损伤、脑性瘫痪、髋关节置换术后、冠状动脉粥样硬化性心脏病、颈椎病(神经根型)、骨关节炎的诊断标准、康复评定方法、辨证治疗、传统康复技术、康复训练方法及注意事项。通过学习本章内容,学生可以全面了解临床常见疾病的诊断标准、评估方法及治疗方法,以便准确诊断疾病,并进行相应的康复治疗,提高临床实践能力。

第一节 脑卒中的康复

◎ **实训目标** 掌握脑卒中的临床诊断标准、辨证分型及治疗原则;掌握脑卒中康复评定方法;把握脑卒中各期康复训练原则;达到独立、规范地为脑卒中患者进行康复评定并制定切实有效的临床康复治疗方案的目的。

病例与思考

患者,女,49岁,农民。2020年11月15日以左侧肢体活动不利2月余就诊。在当地市人民医院查头颈CT血管成像,结果:右侧基底节区脑梗死。右侧椎动脉纤细、狭窄;左侧优势椎动脉;右侧大脑中动脉M1段闭塞,远端分支显影浅淡,左侧大脑中动脉M1段狭窄;右侧大脑后动脉P3段增粗。颅脑CT灌注成像(CTP)示右侧大脑中动脉供血区低灌注。遂转至省某三级甲等医院行介入取栓手术,术后仍遗留左侧肢体不遂等症状,面色无华,形体肥胖,舌质淡暗,苔白腻,脉细涩。既往有高血压、糖尿病病史。

专科检查:高级脑功能检查无异常,言语流利度可,听理解、命名、复述正常。饮水试验:一次喝完,无呛咳。坐位平衡3级,无立位平衡。改良Ashworth肌张力分级评定:左侧屈肘肌Ⅱ级,左侧屈腕肌Ⅱ级,左侧屈指肌Ⅰ$^+$级,左侧踝跖屈肌Ⅰ$^+$级,余肌群肌张力正常。被动关节活动度(PROM)在正常范围。Brunnstrom运动功能分期:左上肢-左手-左下肢为2-2-3期;双侧感觉无明显异常。手功能评定:失用手。改良巴塞尔指数:45分。

问题与思考:①脑卒中常见的功能障碍有哪些? ②如何对脑卒中患者进行康复评定? ③该患者有哪些康复问题? ④如何设定该患者的康复目标? ⑤如何制订该患者的康复计划?

疾病诊断

1. **中医诊断标准** 参照国家中医药管理局脑病急症科研协作组起草制定的《中风病中医诊断疗效评定标准》(试行,1995 年):①主要症状有偏瘫、神识昏蒙、言语謇涩或不语、偏身感觉异常、口舌歪斜;②次要症状有头痛、眩晕、瞳神变化、饮水发呛、目偏不瞬、共济失调;③急性起病,发病前多有诱因,常有先兆症状;④发病年龄多在 40 岁以上。

具备上述 2 个主要症状以上,或 1 个主要症状、2 个次要症状,结合起病诱因、先兆症状、年龄即可确诊;不具备上述条件,结合影像学检查结果亦可确诊。

2. **西医诊断标准** 参照中医药学会神经病学分会制定的 2016 版《中国脑血管病诊治指南与共识》急性缺血性脑卒中(急性脑梗死)诊断标准:①急性起病;②局灶神经功能缺损(一侧面部或肢体无力或麻木,语言障碍等),少数为全面神经功能缺损;③症状或体征持续时间不限(当影像学显示有责任缺血性病灶时),或持续 24 h 以上(当缺乏影像学责任病灶时);④排除非血管性病因;⑤脑 CT/MRI 排除脑出血。

3. **疾病分期** ①急性期:发病 2 周以内。②恢复期:发病 2 周至 6 个月。③后遗症期:发病 6 个月以后。

证候诊断

1. **风火上扰证** 眩晕头痛,面红耳赤,口苦咽干,心烦易怒,尿赤便干,舌质红绛,舌苔黄腻而干,脉弦数。

2. **风痰(瘀)阻络证** 头晕目眩,痰多而黏,舌质暗淡,舌苔薄白或白腻,脉弦滑。

3. **痰热腑实** 腹胀,便干、便秘,头痛目眩,咯痰或痰多,舌质暗红,苔黄腻,脉弦滑或偏瘫侧弦滑而大。

4. **阴虚风动证** 眩晕耳鸣,手足心热,咽干口燥,舌质红而体瘦,少苔或无苔,脉弦细数。

5. **气虚血瘀证** 面色㿠白或萎黄,气短乏力,口角流涎,自汗出,心悸,便溏,手足肿胀,舌质暗淡,舌苔白腻,有齿痕,脉沉细。

康复评定

1. **意识状态评定** 国际上普遍使用格拉斯哥昏迷评定量表(Glasgow coma scale, GCS)评定意识障碍程度。该量表有睁眼、运动反应、言语反应等评定项目,最高分15 分,最低分 3 分,分数越低意识障碍越重。≤8 分为昏迷、重度损伤;9～11 分为中度损伤;≥12 分为轻度损伤。

2. **神经功能缺损的评定** 美国国立卫生研究院脑卒中量表(NIH stroke scale, NIHSS)由 Brott 等制定,是一种有效的、标准化的脑卒中后神经功能缺损严重程度的评价工具。检测时间为 5～10 min,有 13 项检测内容,评分低说明神经功能损害程度轻,评分高说明程度重,见表4-1。

表4-1　美国国立卫生研究院脑卒中量表(NIHSS)

项目	内容	评分/分
1a. 意识水平	清醒	0
	嗜睡	1
	昏睡	2
	昏迷	3
1b. 意识水平提问(现在的月份和患者的年龄,回答必须精准,接近的答案不给分)	两个问题均回答正确	0
	一个问题回答正确	1
	两个问题均回答不正确	2
1c. 意识水平指令(睁眼闭眼或健侧手握拳与张开)	两个任务执行均正确	0
	一个任务执行正确	1
	两个任务执行均不正确	2
2. 瞳孔对光反射	双眼均有反应	0
	一眼有反应	1
	双眼均无反应	2
3. 凝视(只评测水平眼球运动)	正常	0
	部分凝视麻痹	1
	完全性凝视麻痹	2
4. 视野	没有视野缺失	0
	部分偏盲	1
	完全偏盲	2
	双侧偏盲	3
5. 面瘫	正常	0
	轻度面瘫	1
	部分面瘫	2
	完全性面瘫	3
6. 上肢的运动(坐位时上肢前屈90°,手掌向下;卧位时前屈45°,观察上肢是否在10 s内跌落)	保持10 s	0
	不到10 s	1
	不能抗重力	2
	直接跌落	3

续表4-1

项目编号	项目名称	评分/分
7.下肢的运动（下肢抬高30°,常在卧位检测下肢是否在5 s内跌落）	保持5 s	0
	不到10 s	1
	不能抗重力	2
	直接跌落	3
8.跖反射	正常	0
	可疑	1
	伸性	2
	双向伸性	3
9.肢体共济失调（指鼻试验和跟-膝-胫试验）	无共济失调	0
	上肢或下肢共济失调	1
	上、下肢均共济失调	2
10.感觉	正常	0
	部分缺失	1
	明显缺失	2
11.忽视	没有忽视	0
	存在1种类型的忽视	1
	存在1种以上类型的忽视	2
12.构音障碍	正常	0
	轻度至中度障碍	1
	重度障碍	2
13.言语	没有失语	0
	轻中度失语	1
	重度失语	2
	完全性失语	3

3.运动功能评定 对于脑卒中造成的肢体运动功能障碍,比较实用的评定方法主要有 Brunnstrom 偏瘫功能评定法、Fugl-Meyer 法等。

（1）Brunnstrom 偏瘫功能评定法 Brunnstrom 将脑血管意外后肢体偏瘫恢复过程结合肌力、肌张力变化情况分为6个阶段进行评定,该方法在临床中以其简便、易于操作而得到广泛应用,见表4-2。

表 4-2　Brunnstrom 偏瘫功能评定

阶段	上肢	手	下肢
I	弛缓,无随意运动	弛缓,无随意运动	弛缓,无随意运动
II	开始出现共同运动或其成分	稍出现手指的联合屈曲	开始出现共同运动或其成分
III	痉挛加剧,可随意发起共同运动	能全指屈曲、钩状抓握,不能伸指	随意发起共同运动;坐位和站位时,有髋、膝、踝共同性屈曲
IV	出现脱离共同运动模式的运动:①屈肘90°时前臂能旋前和旋后;②肘伸直情况下肩可屈曲90°;③手背可触及腰骶部	能侧捏及松开拇指,手指能半随意地小范围伸展	坐位可使足后滑达到屈膝90°以上;在足跟不离地的情况下能使踝背伸
V	出现相对独立于共同运动的活动:①肘伸直肩可外展90°;②肘伸直肩前屈30°~90°时前臂可旋前和旋后;③肘伸直前臂取中立位时上肢可上举过头	可做球状和圆柱状抓握,但不熟练;手指可同时伸展,但不能单独伸展	健腿站立时患腿可先屈膝后伸髋;在伸膝下做踝背伸;可将足跟放在向前迈一小步的位置上
VI	运动协调接近正常,手指指鼻无明显辨距不良,但速度比非受累侧慢（≤5 s）	所有抓握均能完成,但速度和准确性比非受累侧差	在站立位可使髋外展超过该侧骨盆上提所能达到的范围;坐位下伸直膝可内、外旋下肢,同时能完成足内、外翻

（2）简化 Fugl-Meyer 评定法　由 Fugl-Meyer 等在 Brunnstrom 评定法的基础上制定的综合躯体功能的评定方法,其内容包括上肢、下肢、平衡、四肢感觉功能和关节活动度的评测,科学性较强,在相关科研中多采用此法。而简化 Fugl-Meyer 评定法是一种只评定上、下肢运动功能的简化评定形式,具有省时、简便的优点。上肢33项,下肢17项,上、下肢满分为100分。可以根据最后的评分对脑卒中患者的运动功能障碍严重程度进行评定。

（3）改良 Ashworth 肌张力分级评定法　主要用于上运动神经元损伤、肌张力增高的评定,通过被动活动关节来了解受累肌肉的张力情况。

4. 平衡功能评定

（1）三级平衡评定法　该方法在临床上经常使用。一级平衡是指在静态下不借助外力,患者可以保持坐位或站立位平衡;二级平衡是指在支撑面稳定的前提下（坐位或站立位）,身体某个或几个部位运动时,可以保持平衡;三级平衡是指患者在外力作用或外来干扰下,仍可以保持坐位或站立平衡。

（2）Berg 平衡评定量表　Berg 平衡评定量表是脑卒中康复临床与研究中最常用的量表,一共有 14 个评定项目,包括:①从坐到站;②独立站立;③独立坐;④由站到坐;⑤床-椅转移;⑥闭目站立;⑦双足并拢站立;⑧站立位上肢前伸;⑨站立位从地上拾物;⑩站立位转身向后;⑪转体360°;⑫双足交替踏台阶;⑬双足前后站立;⑭单足站立。每项评分

0~4分,满分为56分,得分高表明平衡功能好,得分低表明平衡功能差。

5. 日常生活活动能力评定　日常生活活动(activity of daily living,ADL)能力的评定是脑卒中临床康复常用的功能评定,其方法主要有巴塞尔指数和功能独立性评定。

6. 生活质量评定　生活质量(quality of life,QOL)评定分为主观取向、客观取向和疾病相关的 QOL 3 种,常用的量表有生活满意度量表、WHO-QOL100 和 SF-36 等。

7. 其他功能障碍的评定　其他功能障碍的评定还有感觉功能评定、认知功能评定、失语症评定、构音障碍评定和心理评定等。

辨证治疗

1. 风火上扰证

(1)治法　清热平肝,潜阳息风。

(2)推荐方药　①天麻钩藤饮加减,由天麻、钩藤(后下)、生石决明(先煎)、川牛膝、黄芩、山栀、夏枯草等组成。②羚角钩藤汤加减,由羚羊角粉(冲服)、生地黄、钩藤、菊花、茯苓、白芍、赤芍、竹茹、川牛膝、丹参等组成。

(3)推荐中成药　天麻钩藤颗粒、牛黄清心丸等。

2. 风痰(瘀)阻络证

(1)治法　息风化痰通络。

(2)推荐方药　①化痰通络方加减,由法半夏、生白术、天麻、紫丹参、香附、酒大黄、胆南星等组成。②半夏白术天麻汤合桃红四物汤加减,由半夏、天麻、茯苓、橘红、丹参、当归、桃仁、红花、川芎等组成。

(3)推荐中成药　中风回春丸、华佗再造丸、通脉胶囊、欣麦通胶囊等。

3. 痰热腑实证

(1)治法　化痰通腑。

(2)推荐方药　①星蒌承气汤加减,由生大黄(后下)、芒硝(冲服)、胆南星、瓜蒌等组成。②大承气汤加减,由大黄(后下)、芒硝(冲服)、枳实、厚朴等组成。

(3)推荐中成药　安脑丸、牛黄清心丸等。

4. 阴虚风动证

(1)治法　滋阴息风。

(2)推荐方药　①育阴通络汤加减,由生地黄、山茱萸、钩藤(后下)、天麻、丹参、白芍等组成。②镇肝熄风汤加减,由生龙骨(先煎)、生牡蛎(先煎)、代赭石(先煎)、龟板(先煎)、白芍、玄参、天冬、川牛膝、川楝子、茵陈、麦芽、川芎等组成。

(3)推荐中成药　如大补阴丸、知柏地黄丸等。

5. 气虚血瘀证

(1)治法　益气活血。

(2)推荐方药　补阳还五汤加减,由生黄芪、全当归、桃仁、红花、赤芍、川芎、地龙等组成。

（3）推荐中成药　消栓通络片、脑安胶囊、脑心通胶囊、通心络胶囊等。

传统康复技术

（一）针灸治疗

针灸具有疏通经络、调畅气血、醒脑开窍的作用，临床应用可根据脑卒中后不同时期选用不同手法和刺激方法。

主穴：肩髃、极泉、曲池、手三里、外关、合谷、环跳、阳陵泉、足三里、丰隆、解溪、昆仑、太冲、太溪等。在选择治疗方案的同时，根据脑梗死恢复期常见症状如吞咽困难、便秘、尿失禁、尿潴留、血管性痴呆、肩-手综合征等加减穴位，如吞咽困难可加针翳风等，或采用咽后壁点刺等；尿失禁或尿潴留可加针中极、曲骨、关元等，局部施灸、按摩或热敷；肩-手综合征可加针肩髃、肩髎、肩前、肩贞、肩中俞、肩外俞，痛点刺络拔罐；言语障碍可加针风池、翳风、廉泉、哑门、金津、玉液、通里等。

1. 张力平衡针疗法　治疗脑卒中痉挛瘫痪。

（1）适应证　脑卒中痉挛瘫痪恢复期或后遗症期患者。

（2）操作方法　①取穴：上肢屈肌侧取极泉、尺泽、大陵；上肢伸肌侧取肩髃、天井、阳池；下肢伸肌侧取血海、梁丘、照海；下肢屈肌侧取髀关、曲泉、解溪、申脉。②手法：弱化手法；强化手法。

（3）注意事项　患者体位要舒适，留针期间不得随意变动体位。医生手法要熟练，进针宜轻巧快捷，提插捻转要指力均匀，行针捻转角度不宜过大，运针不宜用力过猛。

2. 项针疗法　治疗假性延髓性麻痹。

（1）操作方法　患者取坐位，取 0.40 mm×50 mm 毫针，取项部双侧风池、翳明、供血穴，刺入 1.0～1.5 寸，针尖稍向内下方，施以 100 转/min 捻转手法约 15 s，留针 30 min，其间行针 3 次后出针。再取颈部廉泉、外金津玉液，用 60 mm 长针向舌根方向刺入 1.0～1.5 寸，吞咽、治呛、发音穴分别直刺刺入 0.3 寸，上述各穴均需快速捻转行针 15 s 后出针，不留针。

（2）注意事项　饥饿、疲劳、精神过度紧张时，不宜针刺。年纪较大、身体虚弱的患者，进行针刺的手法不宜过强。

3. 头针疗法　即以大脑皮质功能定位为理论依据，以针刺为手段治疗脑源性疾病的针刺方法。结合脑的功能，将头部分为 7 个区，明确各个治疗区的定位、与大脑皮质的投影关系。在操作上采用了丛刺、长留针、间断捻转方法。

具体操作：以 40 mm 以上毫针对相关头针区域进行透刺，并留针 5～7 h，其间每隔 30 min 捻转 1 次，200 转/min，重复 2 次，然后每隔 2 h 捻转 1 次，直至出针。留针期间配合相应的康复治疗。

(二)推拿治疗

推拿可以舒筋通络、行气活血,促进肢体气血循环,改善肢体代谢,防止肌肉失用性萎缩;还可以抑制痉挛、缓解疼痛、防止关节挛缩、促进随意运动恢复。推拿主要选取手、足阳明经脉及腧穴。急性期可从远端至近端进行推拿,有利于改善血液循环、消除肿胀、缓解疼痛,恢复期则宜从近端至远端,以促进患者肢体功能的恢复。

可根据肢体肌群状态采用不同手法,一般用较缓和的手法,如揉、摩、捏、拿、搓、擦等,治疗时间宜长,使痉挛肌群松弛,促进肌肉关节随意活动。在推拿后可进行各关节的被动活动。上肢活动的重点是掌指关节和肩关节,下肢活动的重点是踝关节。在做髋关节和肘关节活动时,应注意活动幅度不宜过大,并注意手法柔和。

一般在脑卒中后2周开始推拿治疗。头面部用点揉、拿、一指禅推法及扫散法作用于印堂、神庭、太阳、颊车、地仓等穴及头侧部;腰背部用㨰、按、擦法及拍打法作用于督脉、膀胱经及夹脊穴;四肢用点揉、拿、推法作用于阳明经穴、膀胱经穴,然后用运动关节类手法作用于患侧关节。

(三)其他疗法

1. **拔罐、刮痧疗法**　恢复期腰背部可用拔罐疗法、刮痧疗法以散寒活血祛瘀。

2. **耳针疗法**　可取神门、脑干、枕、颞区、肝、肾等,用王不留行籽贴敷,3 d 1次,辨证取穴。

3. **传统运动疗法**　可选择太极拳、八段锦、易筋经、五禽戏等功法进行练习,通过躯体活动促进气血运行,调畅气机,舒缓病后抑郁情绪。运动量可根据个人具体情况而定,一般每次练习 20~30 min,每日 1~2 次,30 d 为 1 个疗程。

4. **熏洗疗法**　脑卒中(脑梗死)恢复期常见肩-手综合征、偏瘫痉挛状态,以及瘫侧手部或同时见到瘫侧手、足部的肿胀,按之无凹陷,似肿非肿,实胀而非肿。可在辨证论治原则下给予具有活血通络作用的中药为主加减局部熏洗患肢,每日 1~2 次或隔日 1 次。可选用智能型中药熏蒸自控治疗仪配合治疗。

康复训练

(一)急性期康复治疗

脑卒中急性期通常是指发病后的 1~2 周,相当于 Brunnstrom 分期Ⅰ~Ⅱ期,是在神经科常规治疗的同时开展的康复治疗。此期患者多处于弛缓期(又称软瘫期),因患者尚需安静卧床,可开始床上的训练。

1. **运动疗法**

(1)正确体位的摆放　脑卒中急性期的大部分患者肢体呈弛缓状态,摆放或活动不当容易导致关节半脱位和关节周围软组织损伤。而正确的体位摆放能预防和减轻肌肉弛缓或痉挛带来的特异性病理模式,防止因卧床引起的继发性功能障碍。

1)健侧卧位:健侧在下、患侧在上。患肩前伸,放在胸前的垫枕上,使肘关节伸展、前臂旋前、腕背伸、手指伸展,保持患侧上肢前屈上举约100°。患腿屈曲向前,放在身体前面的另一垫枕上,避免足内翻。健侧下肢平放在床上,轻度伸髋,稍屈膝(图4-1)。

2)患侧卧位:患侧在下、健侧在上。患肩前伸,将患肩拉出,避免受压和后缩,肘、腕、指各关节伸展,前臂旋后。健侧上肢自然放在身上或身后枕上。患侧髋关节伸展,膝关节微屈,健腿屈曲向前放在身体前面的垫枕上(图4-2)。此时应注意患肩、患髋不能压在身体下面。

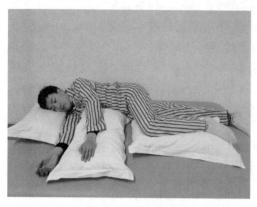

图4-1 健侧卧位

(图中患者的左侧为患侧,本节下图均同)

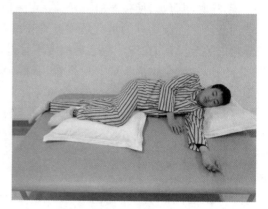

图4-2 患侧卧位

3)仰卧位:患肩下放一垫枕,保持肩关节前伸,防止肩胛骨后缩。肘、腕、指伸展,前臂旋后,掌心向上。患侧臀部和大腿下放置垫枕,使骨盆前伸,防止患腿外旋,膝下可置一小枕,使膝关节微屈,足底避免接触任何支撑物,防止因阳性支持反射加重足下垂(图4-3)。另外,应避免半卧位,防止因躯干屈曲及下肢伸展姿势进一步强化痉挛模式。

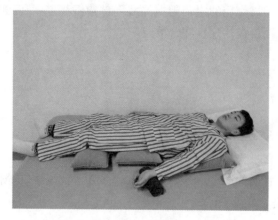

图4-3 仰卧位

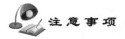

注意事项

健侧卧位是患者最舒服的体位,有对抗偏瘫上肢屈肌和下肢伸肌痉挛作用;患侧卧位可以增加患侧感觉输入,牵拉整个偏瘫侧肢体,有助于防治痉挛;仰卧位因颈紧张反射和迷路反射影响容易出现姿势异常,且时间过长易引起骶尾部、足跟外侧或外踝部发生压疮。因此偏瘫患者应以侧卧位为主,上述3种体位交替使用。

(2)床上体位变换　任何一种体位若持续时间过长都可能引起继发性损伤,如关节挛缩、压疮等,因此要适时变换体位。前期可由治疗师帮助患者被动向健侧或患侧翻身。在体位变换时应注意以下几点。①每隔2 h变换1次体位,特殊情况下亦不应超过3 h。②变换体位时不要在肢体远端牵拉,必须对肢体远端及近端均进行支撑并缓慢进行活动。③出现下列症状时,应暂时停止体位变化:血压明显下降,收缩压在100 mmHg（1 mmHg≈0.133 kP)以下;头部轻度前屈时出现瞳孔散大;患侧瞳孔散大和对光反射消失;呼吸不规则;呕吐频繁;双侧弛缓性麻痹;频发性全身痉挛;去大脑强直状态等。

(3)患肢关节被动活动度维持训练　对昏迷或不能做主动运动的患者应做患肢关节的被动活动。被动活动关节既可以防止关节挛缩和变形,又能让患者早期体验正确的运动感觉,保持大脑皮质对运动的记忆。被动活动关节应注意以下几点:①要在关节正常活动范围内进行,若患者出现疼痛不可勉强;②要充分固定活动关节的近端关节,防止替代运动;③动作应缓慢、柔和、有节律性,避免造成额外的软组织损伤;④活动顺序应从近端至远端,各关节要进行各方向的运动;⑤两侧均要进行,先做健侧后做患侧;⑥要求患者加强对患侧肢体的注意,防止患侧空间忽略。

2.物理因子治疗　常用的有功能性电刺激、肌电生物反馈、中频电疗法和局部气压治疗等,可使瘫痪肢体肌肉通过被动引发的收缩与放松逐步改善其张力。

(二)恢复期康复治疗

脑卒中恢复期一般为2~6个月,言语和认知功能的恢复可能需要1~2年,发病后2~3个月是康复治疗和功能恢复的最佳时期。恢复后期功能进步缓慢或停滞不前,出现肢体的废用。此期的康复目标是进一步提高患者的运动功能及日常生活活动能力,使其最大限度地回归社会。

1.运动疗法

(1)抑制痉挛　随着脑卒中病情的发展,进入Brunnstrom Ⅱ期时,偏瘫侧肢体开始出现肌张力升高。多数以上肢屈肌痉挛、下肢伸肌痉挛最先发生。此期是进行抑制痉挛的治疗,防止Brunnstrom Ⅲ期痉挛加重导致共同运动模式形成的最佳时机。痉挛的处理原则应该是以提高患者的功能为主要目的,治疗项目除继续急性期床上的各项治疗内容外,还包括如下方法。

1)抑制躯干的痉挛:通过腰部的旋转来抑制躯干肌肉的痉挛,并缓解偏瘫侧上、下肢过高的肌张力。方法:使双肩与髋部相对旋转;患者主动向上抬起患侧骨盆,保持骨盆前倾以牵拉患侧躯干,即桥式运动;分别从健侧或患侧进行自仰卧位向俯卧位的主动翻身训练。

2)抑制四肢的痉挛:每日进行关节活动度维持训练是处理痉挛最基本的措施。关节活动应缓慢、稳定且达全关节范围,活动时,通过持续而缓慢的肌肉牵张,使痉挛的肌肉张力降低。另外,抗痉挛肢位的保持可使痉挛肌处于被动持续静态牵张状态,肌张力降低。具体方法:①保持肩胛带前伸,肩关节外展、外旋,肘关节伸展,前臂后旋,伸腕伸指,拇指外展;②手部可用分指板将手维持在腕背伸、手指相对张开的位置;③保持患侧下肢髋关节内收、内旋、屈曲,膝关节屈曲,踝关节90°背屈,趾伸展,可用软枕、沙袋或足-踝矫形器维持以上姿势。

3)神经生理疗法抑制痉挛:如 Rood 技术的持续牵拉、挤压等抑制手法;Bobath 技术的控制关键点、反射性抑制及调正反应、促进姿势反射等治疗;Brunnstrom 技术的各种反射的应用,如紧张性迷路反射(当头处在中间位时,仰卧位会使伸肌张力增加,四肢伸展容易,俯卧位会使屈肌张力增加,四肢屈曲容易);本体感神经肌肉易化法(PNF)技术的对角线螺旋式运动式的重新建立方法等,都可抑制痉挛,降低肌张力。

(2)床上主动活动 脑卒中恢复早期的主动训练主要是在床上进行,目的是使患者独立完成各种床上的早期训练后,达到独立完成从卧位到床边坐位的转移。

1)双手交叉上举训练:患者正坐,双手十指交叉,患手拇指置于健手拇指之上(Bobath 握手),用健侧上肢带动患侧上肢在胸前伸肘上举,保证肩胛骨前伸、肘关节伸直,可逐步上举过头。然后屈肘,双手返回置于胸前,如此反复进行。

2)双手交叉摆动训练:在完成上举训练的基础上,进行上举后向左右两侧摆动的训练。摆动速度不宜过快,幅度应逐渐加大,并伴随躯干的转移。

3)利用健侧下肢辅助抬腿训练:患者仰卧,用健侧足从患侧腘窝处插入并沿患侧小腿伸展,将患足置于健足上方,利用健侧下肢将患侧下肢抬起,尽量抬高,患侧下肢不得屈曲。然后缓慢放回床面,如此反复进行。

4)桥式运动:患者仰卧,双下肢屈膝屈髋,双足平放于床上,将臀部主动抬起,保持骨盆呈水平位,下肢保持稳定,维持一段时间后慢慢放下,即双桥式运动(图4-4)。在双桥式运动熟练完成后,可进行单桥式运动训练(图4-5)。如将健足从治疗床上抬起,或将健腿置于患腿上。桥式运动能增加患者对髋、膝关节的运动控制,有利于步行功能的恢复,因而适用于任何一期的脑卒中患者。

5)翻身训练:患者仰卧,双上肢 Bobath 握手,头转向要翻转的一侧,肩上举约90°,健侧上肢带动患肢向上伸直、左右摆动,借助摆动的惯性带动躯干转向翻身侧。向健侧翻身时,可提前将健足插入患侧足下,在身体旋转的同时,用健腿搬动患腿,同时转向健侧(图4-6~图4-8);向患侧翻身时,可借助健侧下肢屈膝蹬床面的力量,共同完成骨盆的转动(图4-9~图4-11)。

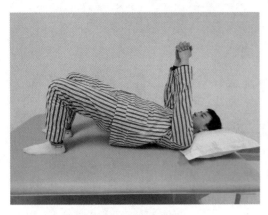

图4-4　双桥式运动

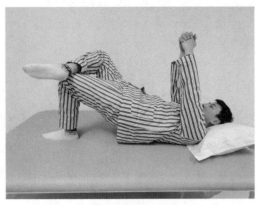

图4-5　单桥式运动

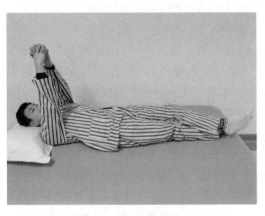

图4-6　向健侧翻身(1)

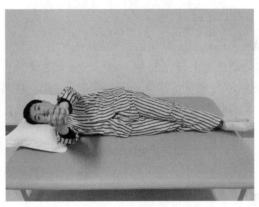

图4-7　向健侧翻身(2)

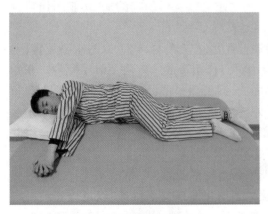

图4-8　向健侧翻身(3)

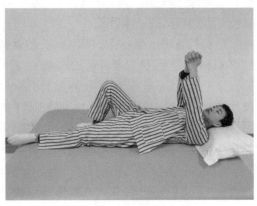

图4-9　向患侧翻身(1)

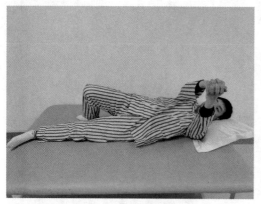

图 4-10　向患侧翻身(2)

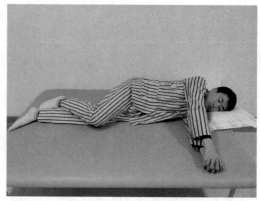

图 4-11　向患侧翻(3)

（3）卧坐转移　卧坐转移是指患者主动完成的从卧位转移至坐位的训练。转移时要求在侧卧的基础上,逐步转为床边坐位。开始练习该动作时,应在治疗师的帮助指导下完成。

1)从健侧位坐起:让患者在仰卧下将健腿插入患侧小腿的下方,用健腿勾住患腿并带动患腿向健侧翻身,将躯干翻至健侧卧位,用健肘撑起躯干,再用健腿将患腿勾到床边,双足移到床沿下,用健手推床坐起。辅助坐起时,治疗师用一只手在患者肩部给予向上的助力,另一只手帮助患侧下肢移向床边并沿床缘垂下。注意在辅助坐起时不能牵拉患侧肩部。

2)从患侧位坐起:先转换成患侧卧位,让患者将健腿插入患侧小腿的下方,勾住患腿,移患腿于床缘外自然下垂。指示患者用健手支撑的同时抬起上部躯干起坐,或治疗师给予辅助。

（4）坐位训练　应尽早让患者坐起,防止肺部感染,改善心肺功能,增加视觉信号输入。从床上有支撑坐位开始,待患者适应后,逐渐转至端坐位和床边坐位,坐起时间逐渐延长,并开始进行无支撑坐位训练。有效的坐姿要求骨盆提供稳定的支持,躯干保持直立位,两侧对称,防止半卧位。

1)保持正确的坐姿:患者端坐,头颈保持端正直立,整个脊柱伸直,双肩水平放置,上肢可 Bobath 握手,放置于身前的小桌上,避免因重力作用造成患侧肩关节半脱位。开始适宜床上坐位,下肢放于床面,屈髋、伸膝、踝中立,即长腿坐位(膝下可垫一小软垫预防膝过伸)。逐渐转换为床边坐位,即腿放于床外,髋、膝、踝关节均屈曲90°,双足平放于地面,使重心稳定。注意防止因痉挛引发的颈部侧屈、患侧肩胛后缩、躯干旋转侧弯、患髋关节外展及外旋、足内翻及下垂、两侧臀部负重不均等。

2)坐位平衡训练:平衡训练分静态平衡训练和动态平衡训练。静态平衡训练要求患者无支撑下,在床边或椅子上静坐,髋、膝、踝关节均屈曲90°,足踏地,双足分开约一脚宽,双手置于膝上,调整躯干和头至中立位,能够保持该位置数秒。动态平衡训练应在患者实现静态平衡的基础上,让患者主动发生(自动态平衡训练)或被动接受(他动态平衡训练)坐位下的重心转移,或破坏后仍能保持平衡。

3）坐位时身体重心向患侧转移训练：偏瘫患者坐位时常出现脊柱向健侧侧弯，身体重心向健侧偏移。可让患者面对镜子进行自我调整，或在治疗师的帮助下，使患侧躯干伸展，完成身体重心向患侧转移，达到患侧负重的目的。

（5）立位训练

1）站起训练：患者取坐位，双足平放于地面，足尖与膝盖呈一直线。治疗师坐在患者对面，膝关节屈曲并抵住患侧膝关节（图4-12）。让患者双手 Bobath 握手，肘关节伸展，肩充分前伸，躯干前倾（图4-13），当双肩前移超过双足时，膝关节伸展而完成起立动作（图4-14 和图4-15）。

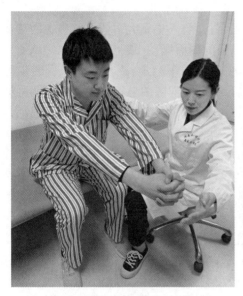
图4-12　站起训练（1）

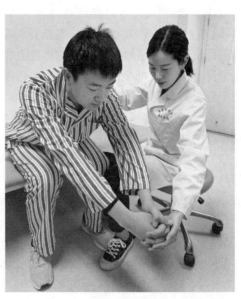
图4-13　站起训练（2）

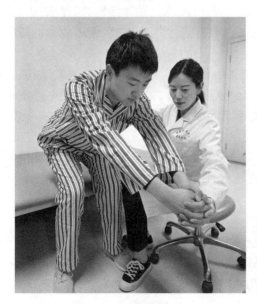
图4-14　站起训练（3）

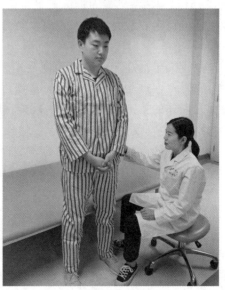
图4-15　站起训练（4）

2)站位平衡训练:静态站位平衡训练是在患者站起后,让患者松开双手,上肢垂于体侧,目视前方,躯干挺直,保持伸髋、微屈膝、足跟触地,双下肢同等负重。在此基础上可让患者逐渐向患侧转移重心,训练患腿的持重能力。同时让患者做上肢或躯干向各个方向的自主摆动,训练自动态站位平衡。直至在受到突发外力推拉时仍能保持平衡,即完成了他动态站位平衡训练。

3)患侧下肢负重训练:当患侧下肢负重能力逐渐提高后,就可以开始患侧单腿站立训练。健手可抓握一固定扶手起保护作用,治疗师可用手辅助患侧膝关节保持屈曲15°左右。让患者将健足抬起,或用健腿做前后迈步或上下台阶动作。在此过程中保持患侧下肢位置不动,避免患膝过伸或足内翻。

(6)步行训练:恢复步行是康复治疗的重要目标之一,更是大多数偏瘫患者的基本要求。步行前可由治疗师扶持患者站立位下做患腿的前后摆动、踏步、屈膝、伸髋练习。从扶持步行、平行杠内步行、扶杖步行,再到独立步行,循序渐进、逐步提高患者的步行能力。步行早期常有膝过伸和膝打软现象,应进行针对性的膝关节控制训练。后期可加入高抬腿步、弓箭步、长距离步行、上斜坡或踏固定自行车等复杂步行训练,增强下肢力量,提高步行耐久力、稳定性和协调性。

(7)上、下楼梯训练:偏瘫患者上、下楼梯训练应遵照健足先上、患足先下的原则。治疗师站于患侧,帮助患者完成训练动作,保护患者安全。反复训练,逐渐减少帮助,直至患者能独立上下楼梯。

2.作业疗法

(1)作业治疗 作业治疗要根据患者的情况选择适宜的作业内容。如用斜面磨砂板训练上肢的粗大运动;用编织、剪纸等训练两手的协同操作;用垒积木、书写、拧螺丝、拾小物品等训练患手的精细活动等。很多脑卒中患者存在认知障碍,包括注意力障碍、记忆力障碍及定向力障碍等,要针对性地采取相应的作业训练,提高患者的认知能力。

(2)日常生活活动能力训练 日常生活活动能力训练包括床椅转移、穿衣、进食、上厕所、洗澡、行走、上下楼梯、个人卫生等方面的训练,通过作业治疗,使患者尽可能实现生活自理。

3.物理因子治疗 对脑卒中恢复期患者采取恰当的物理因子治疗手段,对改善肌力、缓解痉挛、促进功能重建、消炎、镇痛可起到重要作用。如调制中频脉冲电疗法可以刺激痉挛肢体的拮抗肌,缓解痉挛;功能性电刺激疗法可以改善肌力。此外,还有温热疗法、水疗法和生物反馈疗法等。

4.心理疗法 脑卒中患者的心理治疗在于早期发现问题并及时干预。不良情绪对患者全身状况和各方面功能恢复都有负面影响,治疗以心理干预和药物为主。

(三)后遗症期康复治疗

后遗症期是指脑卒中发病后6个月以上的时期。此期患者留下各种不同程度的后遗症,如痉挛、肌力减退、挛缩、畸形、共济失调、姿势异常甚至软瘫。因而此期的康复目标主要是维持性训练,利用残余功能,防止功能退化。

1. **继续强化患侧的康复训练** 以防止功能退化,提高日常生活活动能力为目的。研究表明,如强制运动疗法,连续 10~15 d 对患侧上肢保持每天至少 6 h 的训练量,同时对健侧上肢进行 2~3 周的限制性使用,可以大幅度增加患者对患侧肢体的实际使用。

2. **加强代偿** 此期患者患侧功能恢复较差,甚至不可恢复,应充分发挥健侧的代偿作用。

3. **康复工程** 针对患者功能水平、对残疾的适应水平、居住环境和建筑情况等,指导其使用各种矫形器和辅助器具,以补偿患者的功能,帮助患者提高日常生活活动能力。

4. **改善周围环境** 如将门槛和台阶改为斜坡,厕所改为坐厕或凳式便器,起居范围内安装扶手等,以方便患者完成日常生活活动并预防跌倒。

(四)并发症康复治疗

脑卒中的并发症直接影响脑卒中后各种功能的恢复。常见的并发症有肩关节半脱位、肩-手综合征、肩痛、体位性低血压、深静脉血栓形成、肺部感染、尿路感染、骨质疏松、骨折、痉挛、关节挛缩、压疮,以及废用综合征、误用综合征等,应及时开展针对性的康复治疗。

1. **肩关节半脱位** 肩关节半脱位是脑卒中早期的常见并发症,多在脑卒中后 3 周内发生,对患者上肢功能的恢复影响极大。多因脑卒中早期患侧肩关节周围肌肉肌张力低下,维持正常解剖位置的周围肌肉松弛,使固定肩关节的稳定结构强度降低,导致肩关节脱离关节窝的正常位置。

对于肩关节半脱位,最主要的措施是预防。①在弛缓期做好肩部关节的保护,避免对患侧肩部过分牵拉。②注意良肢位摆放,患侧卧位时间不宜过长。③在痉挛期做肩关节外展上举运动时,宜掌面向上、使肩外旋,让肱骨大结节避开肩峰的挤压。④配合肩胛骨的被动活动,增加肩胛骨的活动范围。

2. **肩-手综合征** 肩-手综合征是脑卒中后常见的并发症,常在脑卒中后 1~3 个月发生。常表现为:突然出现的肩部疼痛,运动受限,手部疼痛及水肿,后期出现手部肌肉萎缩,手指挛缩、畸形,甚至患手的运动功能永远丧失。

常用的防治方法:①正确放置患肢,将患肢抬高,维持腕关节于背伸位;②向心性加压缠绕,对患肢从手指远端做向心性缠绕至腕关节以上;③冰疗;④冷热水交替法;⑤主动运动和被动运动;⑥针灸、推拿等中医康复方法。以促进患肢静脉回流,调节末梢血管的收缩舒张能力,减轻水肿、解痉镇痛,维持关节活动度。

3. **深静脉血栓形成** 缺血性脑卒中患者的深静脉血栓形成发生率在卧床患者中高达 50%~75%,且多发生在脑卒中后 1~2 周。典型的症状是患腿肿胀,痛觉保留的患者可有痛感。约半数患者并无典型的临床症状,而必须靠高灵敏度的多普勒血流仪确诊。

可指导卧床患者加强功能锻炼,对瘫痪肢体进行被动活动或自主踝泵功能锻炼,以预防下肢深静脉血栓形成。还可应用弹力袜或适当抬高下肢 20~30 cm 来促进下肢静脉回流。密切观察患者下肢动脉搏动、皮温、颜色等的变化,一旦确诊应避免下肢剧烈运动,立即停用物理疗法,防止栓子脱落。使用抗凝药治疗,局部理疗也能有一定帮助,必要时行手术治疗。

4.肺部感染 昏迷或有吞咽障碍的患者,常常会由于吸入食物、呕吐物、气管分泌物等而导致肺部感染。多因吞咽反射减弱或消失,造成会厌不能完全封闭喉口所致。对吸入性肺炎的发生要以预防为主。

有轻度吞咽障碍的患者,在进食时应根据患者体力选择恰当的体位,以自然坐位姿势最佳,一般首选爽滑的糊状食物,再逐步过渡到流食、半流食、软食、固体食物。吞咽功能障碍较重者应及时下鼻饲管。一旦确诊有肺部感染,应立即开展对症处理,如吸痰、排痰、使用大量抗生素、吸氧,甚至气管切开等。

5.尿路感染 有尿便障碍的脑卒中患者,由于导尿管的长期留置,易于发生尿路感染。因此应尽可能缩短导尿管的留置时间,采用习惯的排尿姿势;或采取膀胱冲洗、使用抗生素、更换导尿管等措施;或配合热敷、按摩、针灸等中医康复方法,帮助患者自主排尿,早日拔出导尿管。

(郑　婕)

第二节　颅脑损伤的康复

◎**实训目标**　掌握颅脑损伤主要功能障碍、康复评定方法和康复治疗方案的制定;把握颅脑损伤的临床症状、辨证分型及治疗原则;熟悉脑损伤的分型及结局预后;了解颅脑损伤的中医传统康复治疗技术;达到独立、规范地为颅脑损伤患者进行康复评定并制定临床康复治疗方案的目的。

病例与思考

患者,女,53岁,因高空坠落物伤及头部致不省人事2 d入院。患者于2 d前步行时被高空坠落物砸至头部,即昏迷。被送至当地医院急诊,CT检查提示:右顶骨骨折,右顶部硬脑膜外血肿,双额叶脑挫裂伤,蛛网膜下腔出血。GCS评分为8分,在当地医院急诊行"开颅右颞叶硬脑膜外血肿清除术"。术后病情稳定后转康复科康复治疗。症见:意识清楚,头晕,时有烦躁,性格改变,言语迟缓,右侧偏瘫,麻木,舌质暗,苔白,脉弦涩。专科体查:头部可见一长约8 cm的手术切口,切口周围无渗液。反应迟钝,记忆力、判断力减退;失读、失写;左侧轻度中枢性面舌瘫;深浅感觉无法查。Brunnstrom运动功能分期:左上肢-左手-左下肢为3-2-4期。左侧肢体肌力:肩前屈3级,伸肘3级,屈腕2级,屈髋3级,伸膝4级;踝背伸2级,踝跖屈4级;左侧肢体肌张力增高。改良Ashworth肌张力分级评定:左侧屈肘肌2级,左侧屈腕肌2级,左侧屈指肌1$^+$级,左侧踝跖屈肌1$^+$级;右侧肢体肌力、肌张力正常;PROM在正常范围。改良巴塞尔指数:35分。MMSE评分:19分(初中文化水平)。辅助检查:头颅CT提示右顶部硬脑膜外血肿术后。

问题与思考:①如何对颅脑损伤患者进行功能评定?②该患者存在哪些康复问题?③该患者的康复目标是什么?④该患者的康复治疗措施有哪些?

疾病诊断

1. 中医诊断标准　参照中华人民共和国中医药行业标准《中医辨证诊断疗效标准》：①有头部外伤或间接外伤史；②伤后出现昏迷，烦躁不宁，头晕、头痛，恶心、呕吐等症；③结合病史和体征、CT、磁共振检查可确定损伤部位及程度。

2. 西医诊断标准　参照 2019 年国际脑损伤联合会（International Brain Injury Association，IBIA）和美国脑损伤协会（Brain Injury Association of America，BIAA）共同发布的《颅脑损伤诊断标准》（*The Guidelines for the Management of Severe Traumatic Brain Injury*）：①有头部外伤或间接外伤史；②从意识状态、生命体征、眼部征象、运动障碍、感觉障碍、小脑体征、头部检查、脑脊液漏合并损伤等方面判定病情；③X 射线片检查提示颅骨骨折、颅内积气、颅内骨片或异物；④头颅 CT 或 MRI 检查示头皮血肿，和/或头皮软组织损伤，和/或颅骨骨折，和/或脑挫裂，和/或颅内血肿。

证候诊断

1. 瘀阻脑络证　伤后头痛，痛处固定，痛如锥刺，或神识不清，伴头部青紫、瘀肿，心烦不寐。舌质紫暗有瘀点，脉弦涩。

2. 痰浊上蒙证　头痛、头晕，头重如裹，呆钝健忘，胸脘痞闷，或神识不清，或时作癫痫。舌胖，苔白腻或黄腻，脉濡滑。

3. 肝阳上扰证　眩晕、头痛，耳鸣、耳聋，每因烦躁、恼怒而加重，面色潮红，少寐多梦，泛泛欲吐，口干苦，小便黄赤。苔黄，脉弦数。

4. 心脾两虚证　伤后眩晕，神疲倦怠，怔忡惊悸，心神不安，或昏愦，面色萎黄，唇甲无华。舌淡，脉细弱。

5. 肾精不足证　眩晕、健忘，耳聋、耳鸣，视物模糊，神疲乏力，腰膝酸软，或昏迷不醒，或发脱齿摇，或失语，或肢体痿软不用。舌淡或红，脉沉细。

康复评定

1. 严重程度的评定　颅脑损伤程度主要通过意识障碍的程度反映，昏迷的深度和持续时间是判断创伤性脑损伤严重程度的指标。国际上普遍采用格拉斯哥昏迷量表（Glasgow coma scale，GCS）来判断急性损伤期的意识状况。该方法检查颅脑损伤患者的睁眼反应、运动反应、言语反应 3 项指标（表 4-3），确定这 3 项反应的计分后，再累积得分，作为判断伤情轻重的依据。GCS 能简单、客观、定量评定昏迷及其深度，而且对预后也有估测意义。

以下两种情况不计入评分：①脑外伤入院后 6 h 内死亡；②颅脑火器伤。根据累计得分及昏迷时间长短，将颅脑损伤分为 3 型。①轻型：总分为 13～15 分，伤后昏迷 20 min 以内。②中型：总分为 9～12 分，伤后昏迷 20 min 至 6 h。③重型：总分≤8 分，伤后昏迷或再次昏迷持续6 h以上;或在后24 h内出现意识恶化并昏迷6 h以上。

2. 认知功能评定 认知功能主要涉及记忆、注意、理解、思维、推理、智力、心理活动等,属于大脑皮质高级活动的范畴。认知障碍包括意识改变、记忆障碍、听力理解异常、空间辨别障碍、失用症、失认症、忽略症、体象障碍、皮质盲和智能障碍等。常用认知功能评定方法参阅第二章第十四节。

表4-3 格拉斯哥昏迷量表

项目		患者反应	评分/分
睁眼反应	自发	4分:自己睁眼	
	言语刺激	3分:大声提问时睁眼	
	疼痛刺激	2分:捏患者时睁眼	
		1分:捏患者时不睁眼	
运动反应	口令	6分:能执行简单命令	
	疼痛刺激	5分:捏痛时能拨开医生的手	
		4分:捏痛时能抽出被捏的肢体	
		3分:捏痛时呈去皮质强直	
		2分:捏痛时呈去大脑强直	
		1分:捏痛时毫无反应	
言语反应		5分:能正确回答问话,告诉医生他在哪里,他是谁,以及年和月	
		4分:言语错乱,定向障碍	
		3分:语言能被理解,但毫无意义	
		2分:能发声,但不能被理解	
		1分:不发声	

3. 行为障碍评定 主要依据症状判断,如攻击、冲动、丧失自制力、无积极性及严重的强迫观念、癔症等。

4. 言语障碍评定 有关言语障碍评定的方法参阅第二章第十一节及第十二节。颅脑损伤患者言语障碍的特点如下。①言语错乱:在失定向阶段主要为错乱性言语,表现为失定向,对人物、时间、地点等不能辨认,答非所问,但没有明显的词汇和语法错误,不配合检查,且意识不到自己回答的问题是否正确。②构音障碍常见。③命名障碍亦常见,而且持续很久。④失语:除非直接伤及言语中枢,真正的失语较少见,在失语者中约有50%为命名性失语。另外,对复杂资料理解差也很常见。

5. 运动障碍评定 颅脑损伤所致的运动障碍可以多种多样。肌力下降、关节活动受限影响运动功能,肌张力异常会影响运动控制,还可以有平衡与协调障碍、共济失调、震颤、运动反应迟钝等,相关的评定方法参阅第二章第三、四、五、八、九节等。

6.日常生活活动能力评定　由于脑损伤患者多有认知障碍,所以在评定日常生活活动能力时,宜采用包含认知项目的评定,如独立生活能力评定,参阅第二章第十五节。

7.颅脑损伤结局　采用格拉斯哥预后量表(Glasgow outcome scale,GOS)预测颅脑损伤的结局(表4-4)。

表4-4　格拉斯哥预后量表

等级	简写	特征
恢复良好	GR	能恢复正常生活,生活能自理,成人可恢复20%,学生能继续学习,但可遗留轻度的神经学和病理学的缺陷。特点:恢复良好,但仍有缺陷
中度残疾	MD	日常生活自理,可使用交通工具,在专门环境或机构中可以从事某些工作或学习。特点:残疾,但能独立
重度残疾	SD	生活不能自理,需他人照顾。有严重的精神及躯体残疾,但意识清醒。特点:有意识但不能独立
持续性植物状态	PVS	长期昏迷,无意识、无言语、无反应,有心搏、呼吸,在睡眠阶段偶有睁眼,偶有打呵欠、吮吸等无意识动作。特点:无意识但存活
死亡	D	死亡

辨证治疗

1.瘀阻脑络证

(1)治法　祛瘀生新,通窍活络。

(2)推荐方药　血府逐瘀汤加减,由当归、生地黄、桃仁、红花、枳壳、赤芍、柴胡、甘草、桔梗、川芎、牛膝组成。

(3)推荐中成药　血府逐瘀口服液,可以活血化瘀、行气镇痛,适用于瘀血内阻所致的头痛、胸痛、失眠多梦、心悸怔忡、急躁易怒等症。

2.痰浊上蒙证

(1)治法　健脾燥湿,化痰降逆。

(2)推荐方药　半夏白术天麻汤加减,由半夏、白术、天麻、茯苓、橘红、甘草、生姜、大枣组成。

(3)推荐中成药　醒脑再造丸,可以化痰醒脑、祛风活络,适用于痰浊蒙蔽清窍所致的意识不清、言语謇涩、手足拘挛等症。

3.肝阳上扰证

(1)治法　镇肝熄风,滋阴潜阳。

(2)推荐方药　天麻钩藤饮加减,由天麻、钩藤、石决明、川楝子、黄芩、山栀子、夏枯草组成。

（3）推荐中成药　天麻钩藤丸（颗粒），可以平肝熄风、清热安神，适用于肝阳上亢所引起的头痛、眩晕、耳鸣、眼花、震颤、失眠等症。

4.心脾两虚证

（1）治法　健脾养心，调畅气机。

（2）推荐方药　归脾汤加减，由白术、茯神、黄芪、龙眼肉、酸枣仁、人参、炙甘草组成。

（3）推荐中成药　归脾丸，可以益气健脾、养血安神，适用于心脾两虚所致的心悸气短、失眠多梦、头昏头晕、肢倦乏力、食欲减退等症。

5.肾精不足证

（1）治法　补益肾精，充养脑髓。

（2）推荐方药　六味地黄丸加减，由熟地黄、山药、山茱萸、茯苓、牡丹皮、泽泻组成。

（3）推荐中成药　六味地黄丸。

传统康复技术

（一）针刺技术

1.急性期治疗　可采用醒脑开窍法治疗：水沟、百会、神庭、涌泉、合谷、太冲、风池、百会、神庭、风池接电针，疏波，每次 30 min,15 d 为 1 个疗程。

2.恢复期治疗

（1）头针丛刺　针刺取穴：采用于氏头部腧穴分区法——七区划分法，即顶区（百会至前顶及其向左、右各 1~2 寸的平行线）、顶前区（前顶至囟会及其向左、右各 1~2 寸平行线）、额区（神庭透囟会、与其平行的曲差和本神向上透刺）、枕区（强间透脑户、与其平行的旁开 1 寸向下透刺）、枕下区（脑户透风府、玉枕透天柱）、颞区（头维、承灵及二者之间，向下刺入 1.5 寸）、项区（风府、风池及两穴之间）。针刺方法：采用长时间留针、间断行针法，用 0.40 mm×50 mm 毫针，常规消毒后，按上述穴区向前或后透刺，针体与皮肤呈15°角至帽状腱膜下，深约 40 mm。针后捻转，200 转/min，每根针捻转 1 min，留针 8 h。留针期间，开始每 30 min 捻转 1 次，重复 2 次，然后每隔 2 h 捻转 1 次，直至出针。每日 1 次，10 次为 1 个疗程。

（2）良肢位电针疗法　患者取患侧在上方的侧卧体位：患侧上肢向前方伸出，肩关节屈曲约90°，下面用充气支具支持。健侧上肢可以自由摆放。患侧下肢髋、膝关节屈曲，置于下肢充气支具上。健侧下肢髋关节伸展，膝关节轻度屈曲，背后放一个枕头支撑，使躯干呈放松状态。

取穴：颜面取阳白、四白、地仓、迎香。

上肢：肩髃、臂臑、天井、手三里、外关、合谷。

下肢：环跳、承扶、髀关、伏兔、殷门、阳陵泉、足三里、丰隆、悬钟。

皮肤常规消毒后，用28 号 1.5~2.0 寸华佗牌针灸针快速进针，提插捻转得气后接电针，采用疏波。上肢肩髃与臂臑连接一组导线，刺激三角肌，使臂外展，拮抗肩内收；手三里与外关连接一组导线,刺激肘肌和旋后肌使手腕上扬及手指伸展,防止腕指屈曲;髀关与血海连接一组导线,刺激股四头肌,保持膝关节的稳定性;或者承扶与委中连接一组导线,刺激股二头肌,使膝关节屈曲,防止下肢的伸肌痉挛模式;阳陵泉与丰隆连接一组导线,刺激胫前肌,使踝关节外展,足背屈,防止足内翻及足下垂。刺激强度以患者能耐受为度,每次治疗40 min,每日1次。

（二）耳穴疗法

1. 选穴　心、脑干、神门、皮质下、交感、耳尖。

2. 加减　手足麻痹、僵直者,加脾;左侧手足不便者,加肺、大肠;右侧手足不便者,加脾;痰多者,加气管、内分泌、耳背脾;头晕、头痛者,加晕点、垂前。

3. 操作方法　以耳穴定向磁珠或王不留行籽对准患者耳部相应穴位贴压,并嘱其或家属按压,每日按压3~4次,每次15 min左右,至耳郭有胀痛感为度。

（三）艾灸疗法

1. 选穴　百会、关元、气海、足三里、神阙、涌泉、曲池。

2. 操作方法　如温和灸、隔盐（姜）灸、艾灸盒灸。

（四）推拿疗法

1. 四肢部　上肢从大椎穴至手指方向,揉、㨰、捏、拿主要伸肌和屈肌及重要穴位,重点刺激极泉、曲池、手三里、外关、合谷等;下肢从腰部至足趾连拍6次,并按、点、揉重要穴位,如冲门、血海、足三里、三阴交、太冲、解溪等。

2. 项背部　患者俯卧,沿脊柱两侧,用掌根揉法、㨰法由上至下进行推拿,重点在厥阴俞、膏肓、心俞、肝俞、肾俞等穴位。其后用大鱼际揉法沿督脉从大椎揉至尾骨末端,偏阴虚者自上至下,偏阳虚者自下而上。

（五）梅花针叩刺

1. 头部

(1) 取穴　取顶区、顶前区、运动区。

(2) 操作方法　常规消毒后在顶区、顶前区、运动区相应区域内叩刺,频率一般为70~100次/min,轻叩2~3遍,根据患者体质、年龄选择叩刺强度,以微出血为宜。

注:头部有外伤者暂不选用该疗法,或避开伤口进行。

2. 督脉及膀胱经

(1) 取穴　督脉、夹脊穴、双侧膀胱经。

(2) 操作方法　常规消毒后使用梅花针沿项背腰骶部督脉、夹脊穴、双侧膀胱经依次由上到下叩刺,要求用腕力,落针要稳准,针尖与皮肤垂直接触,提针要快,发出短促清脆的"哒"声,频率一般为70~100次/min。夹脊穴、督脉穴及膀胱经每穴叩刺2~3下,连续叩击3~5遍,以隐隐出血为度,再用消毒干棉球擦干血液。

康复训练

颅脑损伤的康复治疗可以分 3 个阶段进行:早期、恢复期和后遗症期康复治疗。早期康复治疗指的是患者生命体征稳定、神经功能缺损症状稳定后 48 h 内,以综合医院为主的康复治疗;恢复期康复治疗主要是指在康复中心、门诊或家庭的康复治疗;后遗症期康复治疗是指以社区及家庭重新融入性训练为主的康复指导。

(一)早期康复治疗

颅脑损伤后,无论手术与否,适当的非手术治疗不可缺少。非手术治疗在治疗中占据着十分重要的地位,并且应采取综合性治疗措施。早期康复处理有助于预防并发症,如挛缩、压疮、异位骨化、神经源性肠道和膀胱等。这些并发症如不积极防治,将给运动功能的恢复造成极大的困难,甚至成为不可逆的状态,严重阻碍存活患者以后的康复。

1. 药物和外科手术治疗　目的是减少脑水肿、治疗脑积水、清除血肿等。一般来说,一旦患者病情(包括基础疾病、原发疾病、合并症、并发症等)稳定在 48~72 h 后,即使患者仍处于意识尚未恢复的状态,也应考虑加以康复治疗。

2. 支持疗法　给予高蛋白、高热量饮食,避免低蛋白血症,提高机体的免疫力,促进创伤的恢复及神经组织的修复和功能重建。所提供的热量宜根据功能状态和消化功能情况逐步增加,蛋白质供应量为每天每千克体重 1 g 以上,可从静脉输入高营养物质,如复方氨基酸、白蛋白等,同时保持水和电解质平衡。当患者逐渐恢复主动进食功能时,应鼓励和训练患者吞咽和咀嚼。

3. 保持良肢位　让患者处于感觉舒适、对抗痉挛模式、防止挛缩的体位。头的位置不宜过低,以利于颅内静脉回流;偏瘫侧上肢保持肩胛骨向前、肩前伸、肘伸展,下肢保持髋、膝微屈,踝中立位。要定时翻身、变换体位,可使用气垫床、充气垫圈,预防压疮、肿胀和挛缩的发生。每日至少 1 次全身热水擦身,大、小便后用热毛巾擦干净。

4. 促醒治疗　意识障碍的促醒治疗包括康复治疗、高压氧治疗、药物治疗及针灸治疗等。可以应用各种神经肌肉促进和刺激方法加速其恢复的进程,帮助患者苏醒、恢复意识。应给昏迷的颅脑损伤患者安排适宜的环境,有计划地让患者接受自然环境发出的刺激,让家庭成员参与并对其教育和指导,定期和患者语言交流。通过患者的面部表情或脉搏、呼吸、睁眼等变化观察患者对各种刺激的反应。

5. 排痰引流,保持呼吸道通畅　每次翻身时用空掌从患者背部肺底部顺序向上拍打至肺尖部,帮助患者排痰;指导患者做体位排痰引流。

6. 维持肌肉和其他软组织的弹性,防止挛缩或关节畸形　进行被动关节活动范围的练习,对易于缩短的肌群和其他软组织进行伸展练习,每日 2 次以保持关节、软组织的柔韧性。

7. 尽早活动　一旦生命体征稳定、意识清醒,应尽早帮助患者进行深呼吸、肢体主动运动、床上活动、坐位及站位练习,循序渐进。可应用起立床对患者进行训练,逐渐递增起立床的角度,使患者逐渐适应,预防体位性低血压。在直立练习中,应注意观察患者的呼吸、心率和血压的变化。应让患者在其能耐受的情况下站立足够长的时间,以牵拉易于缩短的软组织,使身体负重,防止骨质疏松及尿路感染。

8.物理因子治疗 对弛缓性瘫痪患者,可利用低频脉冲电刺激疗法增强肌张力,兴奋支配肌肉的运动或感觉神经,以增强肢体运动功能。

9.矫形器的应用 如果运动和训练不能使肌肉足够主动拉长,应使用矫形器固定关节于功能位;对肌力较弱者给予助力,使其维持正常运动。

10.高压氧治疗 颅脑损伤后及时改善脑循环,保持脑血流相对稳定,防止灌注不足或过多,将有利于减轻继发性损害,促进脑功能恢复。

(二)恢复期康复治疗

颅脑损伤是一种弥漫性、多部位的损伤,因此在躯体运动、认知、行为和人格方面的残损,因损伤方式、范围和严重程度的差异而有所不同。而认知和行为的相互作用,更增加其复杂性。在颅脑损伤的康复中,运动、语言、心理等治疗可参见第四章第一节内容。本节主要介绍认知障碍、知觉障碍、行为障碍的治疗。

1.认知障碍的治疗 目前针对颅脑损伤的认知康复方法主要有作业疗法、电脑辅助和虚拟认知康复、电磁刺激等。

(1)记忆训练 记忆是过去感知过、体验过和做过的事物在大脑中留下的痕迹,是过去的经验在人脑中的反映,是大脑对信息的接收、储存及提取的过程。短期记忆是指保持信息 1 min 至 1 h;长期记忆是指保持信息 1 h 或更长时间。进行记忆训练时,注意进度要慢,训练从简单到复杂,将记忆作业化整为零,然后逐步串接。每次训练的时间要短,开始要求患者记住的信息量要少,信息呈现的时间要长,以后逐步增加信息量。患者成功时应及时强化,给予鼓励,增强信心。如此反复刺激,反复训练,提高记忆能力。

(2)注意训练 注意是心理活动对一定事物的指向和集中。创伤性脑损伤患者往往不能注意或集中足够的时间去处理一项活动任务,容易受到外界环境因素的干扰而精力分散。

(3)思维训练 思维是心理活动最复杂的形式,是认知过程的最高阶段,是脑对客观事物的概括和间接的反映。思维包括推理、分析、综合、比较、抽象、概括等多种过程,而这些过程往往表现在人类对问题的解决中。根据患者存在的思维障碍进行有针对性的训练。

2.知觉障碍的治疗 知觉障碍治疗法有 3 种,即功能训练法、转换训练法和感觉运动法,以前者最常用。

(1)功能训练法 在功能训练中,治疗是一个学习的过程,要考虑每个患者的能力与局限性,将治疗重点放在纠正患者的功能问题上,而不是放在引起这些问题的病因上,使用方法是代偿和适应,要对存在的问题进行代偿,首先要让患者了解自己存在的缺陷及其含义,其次教会其使用健存的感知觉功能的技巧。适应指的是对环境的改进。训练中应注意用简单易懂的指令,并建立常规方法,用同样的顺序和方式进行每个活动,并不断重复练习。

(2)转移训练法 转移训练法是需要一定知觉参与的活动练习,对其他具有相同知觉要求的活动能力有改善作用。使用特定的知觉活动,如样本复制、二维和三维积木、谜语,这类活动可以促进日常生活活动能力的改善。

(3)感觉运动法　通过给予特定的感觉刺激并控制随后产生的运动,可以对大脑感觉输入方式产生影响。

1)单侧忽略:主要出现在左侧。进行一些刺激忽略侧的活动、改变环境,使患者注意偏瘫侧,如将食物、电灯、电话、电视机置于患者偏瘫侧,站在患者偏瘫侧与其交谈,进行躯体和视觉越过中线的活动,让患者知道它的存在。

2)视觉空间失认:在抽屉内、床头柜上只放少数最常用的物品,对其中最多用的再用鲜艳的颜色标出,使用语言性提示和触摸,多次重复进行练习,并练习从多种物品中找出特定的物品;练习对外形相似的物体进行辨认,并示范其用途。

3)空间关系辨认:适当的分级活动可帮助患者恢复掌握空间关系的能力,先练习从包含 2 项内容的绘画中选择 1 项适当的内容,再练习从包含 3 项内容的绘画中选择 1 项适当的内容,最后练习从一整幅绘画中选择 1 项适当的内容。逐渐升级到较正常的刺激水平。

4)空间位置:练习将钢笔放入杯中,按照要求摆放物品,并描述两种物品的不同位置。经过针对性的训练,患者的知觉功能将有改善。

3.行为障碍的治疗　颅脑损伤患者的行为障碍是多种多样的。行为障碍的治疗目的是设法消除他们不正常、不为社会所接受的行为,促进其亲社会行为。治疗方法如下。

(1)创造适合行为治疗的环境　环境安排应能保证增加适当行为出现的概率,尽量降低不适当行为出现的概率。稳定、限制的住所与结构化的环境,是改变不良行为的关键。

(2)药物治疗　一些药物对患者的运动控制、运动速度、认知能力和情感都有一定的效果。多应用对改善行为和抑制伤后癫痫发作有效且副作用少的药物,如卡马西平、乙酰唑胺、氯巴占等。

(3)行为治疗　行为障碍可分为正性行为障碍和负性行为障碍。正性行为障碍常表现为攻击他人,而负性行为障碍常表现为情绪低落、感情淡漠,对一些能完成的事不愿意做。治疗原则:对所有恰当的行为给予鼓励;拒绝奖励目前仍在继续的不恰当行为;在每次不恰当行为发生后的短时间内,杜绝一切奖励性刺激;在不恰当行为发生后应用预先声明的惩罚;在极严重或顽固的不良行为发生之后,给患者以其厌恶的刺激。

(三)后遗症期康复治疗

颅脑损伤患者经过临床处理和正规的早期及恢复期的康复治疗后,各种功能已有不同程度的改善,但部分患者仍遗留不同程度的功能障碍。因此后遗症期康复以社区康复、家庭康复、职业康复、社会康复等为主。

1.日常生活活动能力训练　利用家庭或社区环境继续加强日常生活活动能力的训练,强化患者自我照料生活的能力并逐步与外界社会直接接触。学习乘坐交通工具、购物等。

2.职业训练　颅脑损伤患者中大部分是青壮年,其中不少在功能康复后尚需重返工作岗位,部分可能要变换工作。应尽可能对患者进行有关工作技能的训练。

3.矫形器和辅助器具的应用 有些患者需要应用矫形器改善功能。运动障碍患者可能需要使用各种助行工具;自理生活困难时,可能需要各种辅助器具等。

（郭　宇　李彦杰）

第三节　阿尔茨海默病的康复

◎**实训目标** 掌握阿尔茨海默病(Alzheimer disease,AD)的康复评定方法、传统康复技术和现代康复训练技能;熟悉阿尔茨海默病的诊断和影像学表现;掌握阿尔茨海默病各期的临床表现、辨证分型、治则治法及方药;达到独立、规范为阿尔茨海默病患者进行康复评定并制定合理可行的临床康复治疗方案的目的。

病例与思考

患者,女,72岁,因"进行性记忆减退和生活能力下降3年"入院。患者于3年前无明显诱因下出现记忆力减退,初始表现为时常丢三落四,逐渐出现记不住邻居或亲戚的名字,记不住看过的新闻,不能记起刚做过的事情,并呈进行性加重,生活能力显著下降,人格改变,家属遂将其带至本院求诊。入院后查MRI示双侧颞叶及海马体萎缩。MMSE评分:17分。MoCA评分:20分(受教育年限为3年)。ADL:65分。

问题与思考:①阿尔茨海默病的诊断依据是什么?②阿尔茨海默病的常用康复评定方法有哪些?③阿尔茨海默病的康复问题和康复目标是什么?④阿尔茨海默病常用康复训练方法有哪些?

疾病诊断

1.中医诊断标准 参照《阿尔茨海默病的中医诊疗共识》:①善忘,包括短期记忆或长期记忆减退;②智能缺损,包括失语(如找词困难、言语不连贯、错语)、失认(如不能辨认熟人或物体)、失用(如动作笨拙、系错纽扣)、执行不能(如反应迟钝或完成任务困难等)等1项或1项以上损害;③生活能力下降,即生活或工作能力部分或完全丧失;④除外引起智能缺损的其他原因,如郁证、癫狂、谵妄等。

2.西医诊断标准 参照《中国老年期痴呆防治指南》:①起病隐袭,进行性加重,出现工作及日常生活功能的损害;②以遗忘为主的认知损害,同时还有非遗忘领域如语言功能、视空间、执行功能等的进行性损害;③出现人格、精神活动和行为的异常改变。必须排除其他常见的老年期神经与精神障碍,如谵妄、老年期抑郁症、老年期精神病、中枢神经系统感染及炎症、血管性认知损害和其他变性病性痴呆等。

证候诊断

1. 早期

（1）髓海渐空证　脑转耳鸣，胫酸眩冒；动作缓慢，懈怠安卧；两目昏花，发脱齿摇；舌瘦淡红，脉沉细。

（2）脾肾两虚证　食少纳呆，腹胀便溏；腰膝酸软，夜尿频多；畏寒肢冷，多虑易惊；舌胖齿痕，脉缓尺弱。

（3）气血不足证　神疲倦怠，少气懒言；淡漠退缩，多梦易惊；善愁健忘，心悸汗出；舌淡苔白，脉细无力。

2. 中期

（1）痰浊蒙窍证　痰多体胖，无欲无语；抑郁淡漠，多梦早醒；亲疏不辨，洁秽不分；苔黏腻浊，脉弦而滑。

（2）瘀阻脑络证　反应迟钝，行走缓慢；妄思离奇，梦幻游离；偏瘫麻木，言謇足软；舌紫瘀斑，脉细而涩。

（3）心肝火旺证　急躁易怒，头痛耳鸣；妄闻妄见，谵语妄言；噩梦难寐，喊叫异动；舌红或绛，脉弦而数。

3. 晚期　毒盛虚极证：迷蒙昏睡，寤寐颠倒；激越攻击，谵语妄言；便溺失禁，肢体失用；躯体蜷缩，肢颤痫痉。

康复评定

（一）总体认知功能评估

1. 简易神经状态评定量表　神经内科和康复医学科普遍采用简易精神状态检查量表（mini-mental state examination，MMSE）进行早期阿尔茨海默病的筛选。该量表简便易行，耗时 5～10 min，可避免长时间检查引起患者疲劳和注意力分散。一共 30 项，回答正确得 1 分，分数在 27～30 分为正常；分数 <27 分提示认知障碍。痴呆划分标准：文盲 ≤17 分，小学程度 ≤20 分，中学程度（包括中专）≤22 分，大学程度（包括大专）≤23 分。此量表诊断阿尔茨海默病的敏感性较强，但易受受试者受教育程度的影响，对文化程度高者有可能出现假阴性，而对文化程度低及受方言影响者有可能出现假阳性。

2. 蒙特利尔认知评估量表　蒙特利尔认知评估量表（Montreal cognitive assessment，MoCA）是一个用来对轻度认知功能异常进行快速筛查的评定工具。它评定了许多不同的认知领域，包括注意与集中、执行功能、记忆、语言、视空间技能、抽象思维、计算和定向力。完成 MoCA 检查大约需要 10 min。该量表总分为 30 分，如果受教育年限 ≤12 年则加 1 分，≥26 分属于正常。

3. 7 min 神经认知筛查量表　7 min 神经认知筛查量表由线索回忆、类聚流畅性、时间定向及画钟测验组成，耗时约 7 min，诊断阿尔茨海默病具有较强的敏感性及特异性。

(二)记忆功能评估

1.听觉词语学习测验 国内较常用的词语学习测验为华山版听觉词语学习测验(AVLT-H),用以阿尔茨海默病早期记忆功能评估。该量表的设计参考了国外常用的听觉词语学习测验量表,选取国人熟悉的词汇,增加短延迟记忆等项目,包含了12个词语的词表,重复学习3次,间隔3~5 min后进行短延迟回忆,间隔20 min后进行长延迟回忆、线索回忆与再认。最敏感评估指标为长延迟回忆的得分与再认分数。辅助指标包括即刻回忆得分、历次回忆总分、回忆技巧及辨别力等。分界值:长延迟回忆得分≤5分(50~59岁),≤4分(60~69岁),≤3分(70~79岁);再认得分≤20分(50~59岁),≤19分(60~69岁),≤18分(70~79岁)。作为情景记忆的代表性测验,AVLT-H能有效鉴别正常老化、MCI和轻度阿尔茨海默病。

2.视空间功能评估画钟测验 视空间功能评估画钟测验(clock drawing test,CDT)分2种。一种要求受试者在空白纸上画1幅几点几分的钟,反映执行功能;另一种是要求受试者模仿已画好的钟,反映结构能力;总分为16分。该测验能区分83%的阿尔茨海默病患者,并能区分92%的伴有和不伴结构损害的阿尔茨海默病患者。

3.综合评定量表

(1)阿尔茨海默病评定量表-认知分量表 该量表属于综合认知筛查量表,包括认知行为测验和非认知行为测验。认知行为测验包括定向力、语言(口语理解和表达、对测验指导语的回忆、自发言语中的找词困难、指令理解、命名12个真实物品与5个手指)、结构(模仿圆、2个交错的四边形、菱形、立方体)、观念的运用、阅读10个形象性词语后即刻回忆3次的平均数与12个形象性词语的再认。共11题,耗时15~20 min,满分为70分。未经治疗的中度患者每年认知行为测验总分下降7~10分,但此量表对极轻度和极重度的患者不够敏感。

(2)严重损害评定工具 严重损害评定工具(severe impairment battery,SIB)包括社会交往、记忆力、定向力、语言、注意力、运用能力、视知觉、空间结构和呼名回应9个因子,共51个项目。SIB评分越低表示痴呆程度越重。SIB是目前评价中重度阿尔茨海默病干预疗效的最常用量表,也可用于阿尔茨海默病患者的长期随访。

(3)Mattis痴呆评估量表 Mattis痴呆评估量表(dementia rating scale,DRS)包括注意、起始与保持、概念形成、结构、记忆5个因子,是中重度痴呆患者认知损害程度的评估工具,可用于跟踪随访和疗效评估。DRS的分析指标为总分和因子分,中文版DRS认知功能损害的分界标准:总分<90分为文盲,<115分为小学文化,<120分为初中及以上文化。DRS中的起始与保持、概念形成等因子对额叶和额叶-皮质下认知障碍较敏感,可正确区分85%的阿尔茨海默病患者和76%的额颞痴呆患者,临床实践中可选用记忆和起始-保持这2个因子的敏感项目进行阿尔茨海默病的快速筛选。

(三)日常生活活动能力评估

1. 改良巴塞尔指数　改良巴塞尔指数(modified Barthel index,MBI)评定很简单,可信度、灵敏度较高,是应用较广、研究最多的一种日常生活活动能力评定方法。日常生活活动能力评定包括进食、修饰、洗澡、穿衣、如厕、二便控制、转移、行走、上下楼梯等的评定。MBI记分为0~100分,0~20分为极严重功能障碍,21~45分为严重功能障碍,46~70分为中度功能障碍,71~99分为轻度功能障碍,100分为日常生活活动完全自理。

2. 阿尔茨海默病功能评估量表　阿尔茨海默病功能评估量表(functional assessment staging test of Alzheimer's disease,FAST)分为7级,1~3级为痴呆前阶段,4~7级为痴呆阶段。≥5级的患者需要人照料。FAST因能精细评定严重程度,甚至当病情严重到不能语言沟通时也能评定出等级,可用于阿尔茨海默病所致认知障碍的诊断和鉴别。7级具体如下。

第1级:正常状态。

第2级:与老化有关的记忆障碍,临床上以主观抱怨记忆力差为主。

第3级:早期阿尔茨海默病。临床发现,在其熟练的职业工作中,偶尔出错,如熟练的厨师偶尔出现炒菜口味变差。

第4级:轻度阿尔茨海默病。此期主要表现为复杂的日常生活活动如处理钱财、做家务、搭乘交通工具、旅游、打电话、服药等能力开始变差。

第5级:中度阿尔茨海默病。此期主要特征为患者开始不愿洗澡,常用各种理由来合理化不洗澡。另一特征是选择季节性衣服的能力下降,患者经常穿同一件衣服,甚至有异味也不换。

第6级:中重度阿尔茨海默病。此期主要是个人基本日常生活活动能力下降,分为5个亚级。6a:穿衣服能力下降。6b:洗澡能力下降,需人协助。6c:如厕能力下降。6d:小便开始出现失禁。6e:大便开始出现失禁。

第7级:重度阿尔茨海默病。此期主要是语言及运动能力变差,分为6个亚级。7a:说话能力下降,只限于1~5个字。7b:说话只能发出单一字。7c:开始从走路能力下降到只能坐轮椅。7d:从出现坐的能力下降到只能躺。7e:丧失微笑的能力。7f:丧失保持撑起头颅的能力。

(四)影像学检查

1. 颞叶内侧萎缩视觉评分　由于冠状位可以全面测量海马体积。因此,疑诊阿尔茨海默病的患者,建议增加冠状位扫描,以准确评估颞叶内侧及海马萎缩程度。视觉评估颞叶内侧萎缩(medial temporal atrophy,MTA)是通过目测海马高度、颞角宽度、脉络膜裂宽度等,计算MTA视觉评分,反映MTA程度(图4-16和表4-5)。研究显示,MTA视觉评分诊断阿尔茨海默病的特异度和敏感度在80%~90%,适合在临床应用。

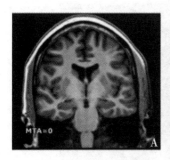
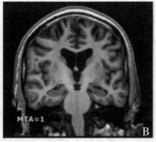
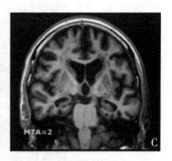
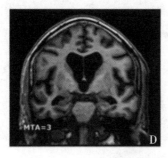
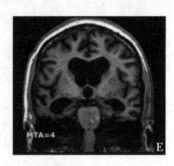

A. MTA=0；B. MTA=1；C. MTA=2；D. MTA=3；E. MTA=4。

图4-16 视觉评估 MTA

表4-5 MTA视觉评分

评估项目	级别				
	0级	1级	2级	3级	4级
萎缩部位	无萎缩	仅脉络膜裂增宽	伴侧脑室颞角增大	伴海马轻度萎缩	伴海马重度萎缩
脉络膜裂宽度	无	↑	↑↑	↑↑↑	↑↑↑
颞角宽度	无	无	↑↑	↑↑↑	↑↑↑
海马高度	无	无	↓	↓↓	↓↓↓

注：↑表示增宽或增高，↓表示缩窄或降低；≤75岁，MTA视觉评分≥2分，提示可能为阿尔茨海默病；>75岁，MTA视觉评分≥3分，提示可能为阿尔茨海默病。

2. Fazekas评分 脑白质脱髓鞘是阿尔茨海默病常见的影像学改变，其严重程度与认知障碍密切相关。Fazekas评分是最常用的脑白质病变严重程度评分，将脑室旁和深部白质病变分别评分，两部分得分相加，为该患者Fazekas总分（图4-17和表4-6）。该评分为伴有明显精神行为症状的阿尔茨海默病患者诊治提供指导。

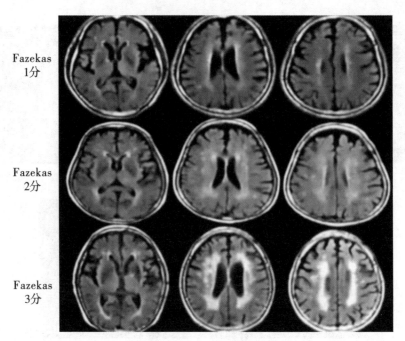

图4-17 Fazekas 评分

表4-6 Fazekas 评分

评估项目	级别			
	0级	1级	2级	3级
脑室旁高信号	无病变	帽状或者铅笔样薄层病变	病变呈光滑的晕圈	不规则的脑室旁高信号,延伸到深部白质
脉络膜裂宽度	无病变	点状病变	病变开始融合	病变大面积融合
得分				

辨证治疗

1. 髓海渐空证

(1)治法 滋补肝肾,生精养髓。

(2)推荐方药 七福饮加龟鹿二仙胶加减。药物组成:人参、熟地黄、当归、酸枣仁、白术、远志、鹿角、龟胶、炙甘草、大枣。加减:若舌苔白腻,加菖蒲、郁金、法半夏等化痰浊,醒神窍,并酌减滋腻补肾之品;若兼见心烦、溲赤、舌红少苔、脉细而数,可合用六味地黄丸或左归丸;若头晕、耳鸣、目眩或视物不清,加天麻、钩藤、珍珠母、煅牡蛎、菊花、生地黄、枸杞子等。病久可以本方制成蜜丸久服,以图缓治。

(3)推荐中成药 龟鹿二仙膏、六味地黄丸、左归丸、培元通脑胶囊等。

2.脾肾两虚证

(1)治法 滋补脾肾,养元安神。

(2)推荐方药 还少丹。药物组成:杜仲、牛膝、远志、石菖蒲、肉苁蓉、巴戟天、小茴香、山茱萸、五味子、茯苓、山药、熟地黄、枸杞子、楮实、大枣。加减:若呃逆不食、口涎外溢,加炒白术、生黄芪、清半夏、炒麦芽;若夜尿频多,加菟丝子、蛇床子;若二便失禁,加益智仁、桑螵蛸;若乏力气短、懒言少动,加黄芪、党参;若纳呆少食、舌苔黄腻、中焦蕴有痰热,暂宜清化痰热,待痰热祛除,再用补法。

(3)推荐中成药 还少丸、还少胶囊、金匮肾气丸等。

3.气血不足证

(1)治法 补益脾肾,养血安神。

(2)推荐方药 归脾汤加减。药物组成:人参、白术、黄芪、茯神、龙眼肉、酸枣仁、当归、远志、木香、炙甘草、大枣、生姜。加减:若脾虚日重,加茯苓、山药以健脾益气;若入睡困难或夜间行为怪异,加柏子仁、首乌藤、珍珠粉、煅牡蛎、莲子心以养心安神。

(3)推荐中成药 归脾丸、十全大补丸、人参养荣丸、八珍丸等。

4.痰浊蒙窍证

(1)治法 化痰开窍,温阳扶正。

(2)推荐方药 洗心汤,由半夏、陈皮、茯神、人参、附子、石菖蒲、酸枣仁、神曲、甘草组成。加减:尚可加制远志、郁金以化痰益智;若舌红苔黄腻,可加清心滚痰丸清热化痰;若言语颠倒、歌舞不休,甚至反喜污秽或喜食炭,可改用转呆丹以祛痰开窍。

(3)推荐中成药 加味温胆丸、醒脑再造丸等。

5.瘀阻脑络证

(1)治法 活血化瘀,通窍醒脑。

(2)推荐方药 通窍活血汤加味,由桃仁、红花、赤芍、川芎、麝香、葱白、生姜、大枣、黄酒等组成。加减:可加全蝎、蜈蚣等虫蚁之类以助通络化瘀之力;加天麻、三七以助化痰通络之力;如病久气血不足,加当归、生地黄、党参、黄芪以补血益气;如久病瘀血化热、常致肝胃火逆,而见头痛、恶心、呕吐等症,应加钩藤、菊花、夏枯草、竹茹等清肝和胃;若肝郁气滞,加柴胡、枳实、香附疏肝理气以行血。

(3)推荐中成药 血府逐瘀胶囊、血塞通片(胶囊)等。

6.心肝火旺证

(1)治法 清肝泻火,安神定志。

(2)推荐方药 天麻钩藤饮加味,由天麻、钩藤、石决明、栀子、黄芩、杜仲、桑寄生、川牛膝、益母草、首乌藤、茯神等组成。加减:若失眠多梦,减牛膝、桑寄生,加莲子心、丹参、酸枣仁、合欢皮;若妄闻妄见、妄思妄行,减杜仲、桑寄生,加生地黄、山茱萸、牡丹皮、珍珠粉;若苔黄黏腻,加天竺黄、郁金、胆南星;若便秘,加酒大黄、枳实、厚朴;若烦躁不安,加黄连解毒汤或口服安宫牛黄丸。

(3)推荐中成药 天麻钩藤颗粒、天智颗粒等。

7.毒盛虚极证

(1)治法 解毒通络,补肾固元。

（2）推荐方药　黄连解毒汤加遗忘双治丹,由黄连、黄芩、栀子、人参、莲须、芡实、山药、麦冬、五味子、生枣仁、远志、菖蒲、当归、柏子仁、熟地黄、山茱萸等组成。加减:若痰迷热闭,神惫如寐,加郁金、天竺黄或合用至宝丹;若脾肾虚极,知动失司,合用还少丹;若火毒内盛,形神失控,合用安宫牛黄丸;若阴虚内热,虚极动风,合用紫雪丹或生地黄、天麻、地龙、全蝎、蜈蚣等。

（3）推荐中成药　黄连解毒丸(片)、安宫牛黄丸、紫雪丹、牛黄清心丸等。

传统康复技术

（一）针刺技术

1.头针加电针

（1）取穴　取额中线:位于额部正中线发际内,属督脉,自神庭穴沿经向下针1寸。额旁线:在额中线外侧直对目内眦,属太阳膀胱经脉,自眉冲穴沿经向下针1寸(1线);自头临泣向下针1寸,属足少阳胆经(2线);在足少阳与阳明经之间,本神与头维穴中向下针1寸(3线)。顶颞前斜线:从前顶穴起,止于悬厘穴,穿足太阳、少阳经脉,每间隔1寸针处,根据病情视主穴或副穴。

（2）操作　选以上1~3对头皮针穴,用1.0~1.5寸毫针,针体与头皮呈15°~30°角快速进针,得气后取低频振荡电针器,负极接主穴、正极接配穴,使用疏密波促进气血运行,每次治疗20~30 min,每日1~2次。

2.体针(醒脑开窍针法)

（1）主穴　内关、人中、三阴交。

（2）配穴　百会、四神聪、风池、印堂、神门。语言障碍者,加金津、玉液、廉泉;运动障碍者,加极泉、肩髃、曲池、委中、足三里、阴陵泉等。

（3）操作　先刺双内关,直刺0.5~1.0寸,采用捻转提插的泻法;再向鼻中隔斜刺0.3~0.5寸,用雀啄法让眼球湿润或流泪为度;再刺三阴交,沿胫骨后缘刺入1.0~1.5寸,采用提插补法,以患侧下肢抽动为度。金津、玉液可用三棱针点刺放血。每日1次,连续针刺2周。

3.耳穴

（1）取穴　神门、皮质下、肾、脑点、枕。

（2）操作　每日1次,每次选2~3穴(双耳),20次为1个疗程。

4.特殊针法

（1）益智四项头针疗法

1）主穴:四神针、脑三针、智三针、颞三针。

2）配穴:髓海不足加绝骨;肝肾亏虚加太溪;脾肾两虚加足三里、三阴交;心肝火旺加太冲;痰浊蒙窍加丰隆;气血不足加关元、气海、血海。

3）操作:头部穴位的针刺均采用平刺法向下刺1.5寸,而体针穴位则按常规刺法根据辨证分型予以补泻手法刺激,留针30 min。

（2）嗅三针

1）选穴：双侧迎香和印堂。

2）操作：常规针刺得气后予以电针刺激 10 min，每日 1 次。

（二）推拿技术

对于确诊的阿尔茨海默病患者，应尽早介入推拿康复治疗，有助于缓解肌肉和关节异常引起的运动功能障碍等。

1. 取穴　百会、四神聪、神庭、肝俞、肾俞、三阴交、天突、膻中、中脘、膈俞、委中、悬钟、丰隆、足三里、血海、手三里、内关、合谷等。

2. 手法　一指禅推法、擦法、按揉法、拿法、搓法、摇法、捻法、击法、掐法等。

3. 操作　根据施术部位嘱患者取合适体位，如坐位或卧位。医生根据患者具体的辨证分型选用相应的穴位处方，头部穴位可以选用按揉、击法、梳法等手法；背部等肌肉丰厚处用按揉法，如掌根揉或敲法按摩背俞穴，每个穴位 1 ~ 3 min；天突至膻中穴可以用一指禅推法，宽胸理气；四肢部位的穴位如内关、足三里等可以用掐法、按揉法；腹部主要选用推运或将循经推按与辨证施穴相结合，以掌不离皮肉、指不离经穴、轻重有度、先后有序为推拿手法原则，以柔克刚、以刚制柔为手法准则。

在推拿过程中应遵循经络循行部位（肌群），首先运用掌根按揉、捏拿等复合手法，然后穿插拇指点按、按揉等复合手法循经点穴。

（三）艾灸技术

艾灸的温热刺激可调整人体经络、激发阳气、调补气血。督脉为阳经之海，入脑络肾，脑为髓海而赖肾精充养，因此，艾灸多从督脉取穴进行干预，以补益阳气、疏通脑络、益精填髓、调节神志，能有效防止阿尔茨海默病进一步发展。

1. 取穴　百会、内关、大椎、神庭。

2. 操作　每穴 15 ~ 20 min，以施术部位潮红为度。

（四）传统功法康复

1. 康复功法的选择　根据阿尔茨海默病的不同分期及患者具体的功能障碍，采用有针对性的功法。由于阿尔茨海默病涉及的范围较广，宜结合多种功法，制定个性化的运动处方。

2. 辨证施功　根据患者主要功能障碍及相应临床症状，选择合适的功法训练。若患者以记忆减退、食少纳呆、气短乏力、耳鸣耳聋、耳轮萎枯、发脱齿摇、舌质淡或有齿痕、苔白、脉沉细弱等虚弱表现为主要症状，认知功能和运动功能为主要功能障碍，宜采用太极拳、放松功、内养功、意守功、静功及呼吸吐纳等功法，培补五脏，安神定志；若患者神情呆滞或反应迟钝，咳痰或痰多而黏，鼾睡痰鸣，口中黏涎秽浊，舌苔腻而润或腻浊如痰，脉滑，头痛难愈，夜寐多梦或舌质暗紫、有瘀点或瘀斑，宜采用疏通经络、调和阴阳的功法，如易筋经、八段锦、调息筑基功或双人功法等。

3.训练的频率　由于阿尔茨海默病起病隐匿、发展较快,要进行早期、及时的干预,并且保证患者运动量和频率,每周 3 ~ 5 次,每次 60 min。待患者病情较稳定后,可适当减少运动频率。

（五）其他疗法

1.穴位注射疗法
（1）主穴　百会、强间、脑户、水沟。
（2）配穴　大椎、风池、足三里。
（3）操作　每穴注入维生素 B_{12} 注射液 1 mL,每日 1 次,10 次为 1 个疗程。
2.经颅磁刺激　经颅磁刺激是一种无痛、无创的绿色治疗方法,磁信号可以无衰减地透过颅骨而刺激到大脑神经,能在更短时间内诱发皮质的可塑性反应,通过不同的频率,影响大脑功能重组,从而达到治疗目的。20 Hz 重复经颅磁刺激可改善阿尔茨海默病患者的认知障碍。

康复训练

（一）康复治疗原则

阿尔茨海默病为进展性疾病,康复治疗应遵循以下原则:①早发现、早治疗;②利用各种有效的手段配合药物对患者进行全面、多样化的综合治疗,最大限度发挥残存的功能和技巧,改善记忆力、认知、语言等功能;③家庭训练和医生指导相结合,提高生活自理能力;④改造和帮助患者适应环境,减少痴呆的影响;⑤及时掌握患者心理需求,对其给予更多的心理及精神支持,鼓励其增加社会活动,减少独自活动。

（二）康复治疗目标

康复治疗目标包括:通过综合治疗,维持或改善记忆力、认知、言语等功能,尽量保持或提高日常生活活动能力;预防和减少继发性损伤、意外的发生;帮助患者和家属调整心理状态,促进患者回归家庭和社会。

（三）康复治疗方法

阿尔茨海默病患者以进行性认知功能损害为主要特征,记忆障碍尤为突出。此后,由于不能回忆以前学到的信息,思维和判断受到影响。由于认知障碍和活动减少,阿尔茨海默病患者中晚期出现运动功能障碍,影响日常生活活动能力。因此,阿尔茨海默病的康复包括认知康复和运动康复两方面。

1.认知康复　认知康复是提高智能的训练,通过训练使患者重获较有效的信息加工和执行行动的能力,以减轻其解决问题的困难和改善其日常生活活动能力。
（1）记忆力训练　记忆力训练是通过训练,以损害较轻的功能代偿受损或损害较重的功能,从而达到改善或补偿记忆障碍目的的一些方法。其主要包括内辅助法、外辅助法、环境适应三方面。

1)内辅助法：利用并强化仍保留在记忆中的信息，同时要考虑记忆障碍的特异性，消除学习中的不正确反应，并逐步掌握和利用 PQRST［preview（预读）、question（提问）、read（阅读）、self-recitation（自我复述）、test（测试）］法来学习书面材料。

2)外辅助法：指利用身体外部的辅助物或提示来帮助记忆的方法，是一类代偿技术。适用于年轻、记忆障碍不重、其他认知障碍较少的患者。如利用笔记本、时间安排表、计算机等代偿类工具；定时器、报时手表、手机、闹钟、日历、标志性张贴等提醒类工具及电子辅助记忆设备等来帮助记忆。

3)环境适应：目的是减轻记忆负荷，适用于记忆障碍较重的患者。通过尽量简化环境，满足日常生活的需求。

（2）注意力训练　注意力训练包括注意广度训练、注意维持与注意警觉训练、注意选择训练、注意转移训练、注意分配训练和对策训练等。在治疗性训练中，要对注意的各个成分进行从易到难的分级训练。由于注意训练需要严格、精准地把握时间，因此计算机辅助的训练是注意障碍康复训练的有效手段。

（3）思维训练　思维是最复杂的心理活动，包括推理、分析、综合、比较、抽象、概括等，表现于人类解决问题中。对于阿尔茨海默病患者，可根据患者病情选择性通过锻炼其读取报纸或短文信息的能力、排列数字卡或字母卡的能力、分类物品和图片的能力，以及解决问题等能力，达到进一步改善意识和思维能力的目的。

（4）感知觉功能训练　主要包括失认、失用及行为障碍的训练。

1)失认的训练：失认是感知障碍的表现，主要有视觉失认、空间失认等。

视觉失认的训练：①颜色失认患者。可用各种不同颜色的图片和拼图，让患者辨认后进行匹配或拼图形，不正确时治疗者及时纠正，反复训练。②面容失认患者，可先让患者记住身边熟悉的亲人容貌，然后把亲人的照片反复给患者看，把这些照片混入其他照片中，让患者辨认出来。

空间位置失认的训练：取一个球及一个盒子，分别将球置于盒子上下、左右、里外等，反复训练直至患者能正确辨认，然后让患者将球按指令置于盒子不同方位，帮助患者恢复空间位置关系。

空间关系失认的训练：通过分级活动训练，帮助患者恢复掌握空间关系的能力。如出示一幅画，可先把其他部分遮住，只给患者看其中一个内容，看懂后再把出示的画面扩大到两个内容，帮助患者搞懂两者之间的空间关系，再继续扩大画面，直至患者充分理解整幅画的空间关系。

2)失用的训练：训练时治疗师通过缓慢、简单的指令，按照先粗大再精细、先分解再连贯、先简单后困难的原则训练。

结构性失用训练：可让患者进行简单抄写或模仿的课题练习，如抄写图形或文字。对文化层次低者，可选择有实用价值的训练如叠放衣服，治疗师先示范，然后患者模仿，直至患者掌握；还可模仿他人搭积木、拼图等。

运动性失用训练：重点加强精细动作训练，治疗师可事先把要做的动作如倒水按步骤分解，先示范给患者看，然后反复训练患者至其能独立完成。

意念性失用训练:此类患者不能按顺序完成指定动作,如刷牙,训练时可通过视觉暗示,将动作逐步分解,演示给患者看,让患者分步练习,在上一个动作要结束时,提醒下一个动作,启发患者有意识活动,直至患者完全掌握。

意念运动性失用训练:此类患者常缺乏有意识的主动活动,训练前需向患者说明活动目的、方法、要领,设法触动其无意识自发运动。如当患者手握牙刷时,通过触觉提示可自动做出刷牙动作。

3)行为障碍的训练:目的是积极消除患者的不正常行为,促进亲社会行为,可采用行为治疗配合药物治疗。进行行为治疗时需给患者提供一个安静、安全、布局合理的空间,减少不必要的刺激,最大限度减少患者与不熟悉人员的接触;对不安情绪提供恰当的宣泄方式;对所有的恰当行为及时给予鼓励;在每次不恰当行为出现后的短时间内,如 1 d,拒绝一切奖励性刺激;在不恰当行为发生后应用预先声明的惩罚;在极严重或顽固的不良行为发生后,给他以厌恶的刺激,如闻樟脑味。

2. 运动康复 由于认知障碍和活动减少,阿尔茨海默病患者中晚期常出现运动功能障碍,导致肢体运用障碍,而后运动减少或制动造成了运动耐力和体质下降,最终继发性出现肌力下降、运动协调性障碍、步行能力及日常生活活动能力衰退或丧失。根据阿尔茨海默病患者运动障碍的特点,康复治疗的常用技术如下。

(1)运动疗法 运动疗法可以起到扩大关节活动度、增强肌力和活动耐力、提高平衡和协调功能、提高日常生活活动能力的作用。

(2)作业疗法 作业疗法包括功能性作业疗法和心理性作业疗法。可以帮助患者最大限度地改善生活自理、工作及休闲娱乐等日常生活活动能力,提高生存质量,回归家庭与社会。

(3)日常生活活动能力训练 对生活尚能自理的早期患者,通过选择性家庭作业疗法,督促和提醒他们主动完成日常事务劳动。中期除采用上述家庭作业疗法外,还可通过训练来恢复患者丧失的部分生活能力。晚期患者的日常生活活动能力受损严重,训练有一定的难度,应从基本的生活功能开始训练。

(4)其他技术 包括有氧耐力训练、体育运动、太极拳、单侧健脑操、不对称运动游戏。治疗过程中适时让患者感受到治疗效果和自己的进步,提高其治疗的信心和主动性;也可用小组指导,在治疗过程中发挥竞争意识,互帮互学,提高训练效果。

3. 社会功能保持与康复社会功能的保持 这是痴呆康复的主要目的之一。应采取综合性认知干预措施,结合心理支持,适当改造家庭生活环境和社区环境,最大限度地提高患者的日常生活活动和社会活动参与能力。

以任务为导向的作业治疗是改善患者活动和参与能力的主要方法,主要包括基本和工具性日常生活活动、休息和睡眠、教育、游戏、休闲和社会参与活动等内容。为阿尔茨海默病患者选择作业活动时应遵循“量体裁衣”的原则。根据患者的能力、兴趣和职业,制定个性化的活动,比如可选择与家人共同完成的作业活动,包括家务活动和园艺等。对于早期患者,以工具性日常生活活动为主,提醒和督促其主动完成购物、做饭、洗衣物等日常家务劳动,制定有针对性、能促进日常生活功能的作业活动;中期患者凡是能独立完成的,应给予充分的时间,避免时间压力和紧迫性压力,鼓励患者力所能及地参与家务;晚期患者康复训练主要在于洗脸、吃饭等基本功能。这些康复方法可以提高患者的社会参与性和照料者的满意度。

(李彦杰)

第四节 脊髓损伤的康复

◎**实训目标** 能够系统掌握脊髓损伤的基本功能评定及常用康复训练方法,提高学生实践操作能力;熟悉脊髓损伤的临床表现及功能障碍特点;了解脊髓损伤康复训练的基本理念及基本原则;达到独立、规范地为脊髓损伤患者进行康复评定并制定临床康复治疗方案的目的。

病例与思考

患者,男,43 岁,摔伤后双下肢瘫痪伴感觉二便障碍 2 月余。摔伤后在全身麻醉下行"腰椎骨折切开减压内固定术"治疗,术后病情稳定转入康复科进一步治疗。专科检查:双屈髋肌 5 级,双伸膝肌 5 级,左踝背伸肌 3 级,右踝背伸肌 2 级,双长伸趾肌 0 级,双踝跖屈肌 0 级。L_3 以下感觉减退。双侧膝反射(+++),踝反射(+++),双侧巴宾斯基征(+)。巴塞尔指数(BI)40 分。留置导尿,大便靠开塞露助排,每日 1 次。影像学检查:术前腰椎 CT 及 MRI 均提示 L_2 椎体压缩性骨折。

问题与思考:①如何确定脊髓损伤神经平面?②如何判定脊髓损伤程度?③对于脊髓损伤,首要关注哪些问题?④如何设定该患者的康复目标?⑤如何制定该患者的康复治疗方案?

疾病诊断

1.**中医诊断标准** 参照国家卫生健康委员会国家中医药管理局印发的《中医临床诊疗术语第 1 部分:疾病》:①有典型脊柱骨折外伤史,于伤后立即发病;②以下肢或上肢一侧或双侧肢体筋脉弛缓,痿软无力,甚至肌肉萎缩、瘫痪为主症;③神经系统检查发现肌力降低、肌萎缩,或肌电图、肌活检与酶学检查符合神经肌肉系统相关疾病诊断。

2.**西医诊断标准** 参照全国卫生职业教育治疗类应用技能型教材《常见疾病康复》的脊髓损伤康复内容制定。

(1)有明确的导致脊髓损伤的病史 如脊柱外伤、脊髓炎、椎管占位等。

(2)有明确的临床表现和症状 如损伤平面以下感觉和运动障碍及大、小便障碍,有明确的感觉平面和运动平面,但非横断性损伤,如中央束综合征,损伤平面未必典型。

(3)体征 如损伤平面以下感觉减退或丧失;可呈上运动神经元性瘫痪特点,如肌张力增高、腱反射亢进、踝阵挛及髌阵挛、病理征阳性;如果损伤累及神经根或马尾神经,则呈下运动神经元性损害表现,可出现肌肉萎缩无力、肌张力低下、腱反射减退或消失、病理征阴性。

(4)影像学检查　X射线或CT可见椎体骨折、脱位等改变;MRI可见脊髓断裂、脊髓内出血、信号异常等改变。

(5)实验室及辅助检查　神经电生理检测可见体感诱发电位及运动诱发电位异常。

证候诊断

参照国家卫生健康委员会、国家中医药管理局制定的《中医病证分类与代码》(修订版)。

1.瘀血阻滞证　双下肢或四肢瘫痪无力,麻木不仁,肢体抽掣作痛,夜间为甚,小便阻塞不通,小腹胀满疼痛,拒按;口唇色暗,舌暗,有瘀点、瘀斑,脉涩。

2.气虚血瘀证　双下肢或四肢瘫痪无力,小腹坠胀,时欲小便而不得出,或量少而不畅,或尿自遗或失禁。身倦无力,少气懒言,面色淡白或晦滞,麻木,有束带感,舌淡暗或见瘀斑,脉象沉涩或细涩。

3.脾胃虚弱证　病程日久,双下肢或四肢痿软无力,甚则肌肉萎缩,小便不通或自遗,食少,腹胀,气短,面浮而色不华。舌淡,舌胖大、有齿痕,苔白,脉细。

4.肝肾阴虚证　双下肢或四肢瘫痪无力,肌肉萎缩,小便不通或失禁,尿少,腰脊酸软,肢体强直或拘挛,或伴眩晕、耳鸣、遗精早泄,或月经不调,口干,舌红少苔,脉沉细数。

5.脾肾阳虚证　双下肢或四肢瘫痪无力,小便不通,点滴不爽,或小便清长,尿自遗或失禁。面色㿠白,神气怯弱,畏寒怕冷,腰膝冷而痿软无力,腹胀便溏,舌质淡胖而有齿痕,苔白滑,脉沉细或沉弱。

康复评定

脊柱脊髓功能评定包括脊柱骨折类型、稳定性与脊柱矫形器评定。根据美国脊髓损伤协会(ASIA)残损分级标准进行脊髓损伤水平与程度评定、肌力评定、感觉评定等,需要从躯体功能、日常生活活动能力、社会功能3个层面进行评定,其中脊髓损伤专项评定是重点内容。美国脊柱损伤委员会和国际脊髓学会共同推荐的《脊髓损伤神经学分类国际标准》(2019版)是目前国际上广泛应用的脊髓损伤分类标准及评估手段。

1.感觉损伤平面确定　感觉平面是指身体两侧具有正常感觉功能的最低脊髓节段。关键点是指确定感觉神经平面的皮肤标志性部位。感觉检查包括身体两侧28对皮区关键点(表4-7)。每个关键点要检查针刺和轻触觉,并按3个等级分别评定打分:0=缺失;1=障碍(部分障碍或感觉改变,包括感觉过敏);2=正常;NT=无法检查。正常者两侧针刺觉和轻触觉的感觉积分各为112分。感觉平面为针刺觉和轻触觉两者的最低正常皮节。检查结果将产生4个感觉平面:R-针刺觉,R-轻触觉,L-针刺觉,L-轻触觉。在所有平面中,最高者为单个感觉平面。

表 4-7 感觉关键点

平面	部位	平面	部位
C_2	枕骨粗隆	T_8	第 8 肋间（T_7 与 T_9 之间）
C_3	锁骨上窝	T_9	第 9 肋间（T_8 与 T_{10} 之间）
C_4	肩锁关节的顶部	T_{10}	第 10 肋间（脐水平）
C_5	肘前窝的外侧面	T_{11}	第 11 肋间（T_{10} 与 T_{12} 水平）
C_6	拇指	T_{12}	腹股沟韧带中部
C_7	中指	L_1	T_{12} 与 L_2 之间上 1/3 处
C_8	小指	L_2	大腿前中部
T_1	肘前窝的尺侧面	L_3	股骨内上髁
T_2	腋窝	L_4	内踝
T_3	第 3 肋间	L_5	足背第 3 跖趾关节
T_4	第 4 肋间（乳线）	S_1	足跟外侧
T_5	第 5 肋间（T_4 与 T_6 之间）	S_2	腘窝中点
T_6	第 6 肋间（剑突水平）	S_3	坐骨结节
T_7	第 7 肋间		

感觉检查的选择项目：位置觉和深压痛觉，只查左右侧的示指和拇指。

2.运动损伤平面确定 运动损伤平面是指脊髓损伤后,保持运动功能的最低脊髓神经节段。关键肌是指确定神经平面的标志性肌肉（表 4-8）。由于一根神经支配多根肌肉和一块肌肉受多根神经支配的特性,每一块肌肉功能上具有重要性,并且便于仰卧位检查。因此根据神经节段与肌肉的关系,通过对身体两侧各 10 个关键肌的检查来确定运动平面,即身体两侧具有 3 级或 3 级以上肌力的最低关键肌代表运动平面,并且该平面以上的所有关键肌功能必须正常（5 级）。如脊髓 C_7 节段发出的神经纤维支配肱三头肌,肌力为 3～5 级,脊髓 C_6 支配的伸腕肌肌力为 5 级,脊髓损伤运动平面是 C_7。身体左右两侧运动平面可以不同,两者之中的最高运动平面为单个运动平面。运动积分是将肌力（0～5 级）作为分值,把各关键肌的分值相加。正常者两侧运动平面总积分为 100 分。

表 4-8 运动关键肌

平面	部位	平面	部位
C_5	屈肘肌（肱二头肌、旋前圆肌）	L_2	屈髋肌（髂腰肌）
C_6	伸腕肌（桡侧腕长肌和短肌）	L_3	伸膝肌（股四头肌）
C_7	伸肘肌（肱三头肌）	L_4	踝背伸肌（胫前肌）
C_8	中指屈指肌（指深屈肌）	L_5	长伸趾肌（趾长伸肌）
T_1	小指外展肌（小指外展肌）	S_1	踝跖屈肌（腓肠肌、比目鱼肌）

3. 脊髓损伤神经平面的确定   脊髓损伤神经平面主要以运动损伤平面为依据,但 $T_2 \sim L_1$ 节段运动损伤平面难以确定,故主要以感觉损伤平面来确定。运动损伤平面和感觉损伤平面是通过检查关键肌的徒手肌力和关键点的痛觉(针刺)和轻触觉来确定。确定损伤平面时,该平面关键肌的肌力必须 ≥3 级,该平面以上关键肌的肌力必须正常。

4. 脊髓损伤程度评定   脊髓损伤后首先应判断是完全性脊髓损伤还是不完全性脊髓损伤,普遍采用 ASIA 残损分级(表4-9)。

表 4-9   ASIA 残损分级

分级	损伤程度
A. 完全性损伤	鞍区 $S_4 \sim S_5$ 无任何感觉和运动功能保留
B. 不完全性损伤	神经平面以下包括鞍区 $S_4 \sim S_5$ 无运动但有感觉功能保留,且身体任何一个运动平面以下无3个节段以上的运动功能保留
C. 不完全性损伤	神经平面以下有运动功能保留,且单个神经损伤平面以下超过一半的关键肌肌力<3 级(0～2 级)
D. 不完全性损伤	神经平面以下有运动功能保留,且单个神经损伤平面以下超过一半的关键肌肌力≥3 级
E. 正常	所有节段的感觉和运动功能均正常,且患者既往有神经功能障碍

5. 日常生活活动能力评定   截瘫患者采用改良巴塞尔指数(modified Barthel index, MBI)、四肢瘫患者用四肢瘫功能指数(quadriplegic index of function, QIF)来评定。QIF 评定分 10 项内容,1～9 项主要是日常活动相关的各项动作,包括转移、梳洗、洗澡、进食、穿脱衣服、轮椅活动、床上活动、膀胱功能、直肠功能;第 10 项为护理知识测验。评分采用 0～4 分的 5 级评分法,每项最高得分为 4 分。权重处理后总分为 100 分。QIF 评定方法内容全面,分支设置合理,能够科学、准确、有效地反映四肢瘫患者的日常生活活动能力。

6. 心理评定   现代医学模式为生物-心理-社会医学模式,心理治疗在康复治疗中发挥的作用越来越重要。脊髓损伤患者多发生在青中年男性,突如其来的身体功能障碍往往造成患者心理无法承受,出现各种心理障碍,如不及时疏导,往往会影响康复疗效。所以要重视并及时给予心理评定,准确动态了解患者心理状态,使患者能够积极参与到康复训练中,促进功能康复。

7. 其他评定   脊髓损伤患者还需进行神经源性膀胱与神经源性直肠的评定、性功能障碍的评定、心肺功能的评定、心理障碍的评定。

8. 脊髓损伤平面与功能预后   脊髓损伤平面与功能预后直接相关,损伤平面越高,预后越差(表4-10)。

表 4-10　脊髓损伤平面与功能预后的关系

脊髓损伤平面	最低功能肌肉	活动能力	生活能力
$C_1 \sim C_3$	颈肌	依赖膈肌起搏维持呼吸,可用声控方式操纵某些活动	完全依赖
C_4	膈肌、斜方肌	使用电动高靠背轮椅,有时需要辅助呼吸	高度依赖
C_5	三角肌、肱二头肌	在平坦路面上可用手驱动高靠背轮椅,需要上肢辅助工具及特殊推轮	大部依赖
C_6	胸大肌、桡侧伸腕肌	可用手驱动轮椅,独立穿上衣,可以基本独立完成移动,可驾驶特殊改装汽车	中度依赖
$C_7 \sim C_8$	肱三头肌、桡侧屈腕肌、指深屈肌、手内部肌	可用手驱动轮椅,独立完成床-轮椅/厕所/浴室的转移	大部自理
$T_1 \sim T_6$	上部肋间肌、背肌	独立轮椅活动,用长腿矫形器扶拐短距离步行	大部自理
T_{12}	腹肌、胸肌、背肌	用长腿矫形器扶拐短距离步行,长距离行动需要轮椅	基本自理
L_4	股四头肌	用短腿矫形器扶手杖步行,不需要轮椅	基本自理

9.康复疗效评定　目前康复疗效评定可参考治疗前后 MBI 或 QIF 进行初步判断,显著有效是治疗后评分比治疗前评分提高一个等级,如治疗前级别为差或中,治疗后提高为中或优;有效是治疗后评分虽然较治疗前有所增加,但达不到一个等级的水平;无效是治疗前后无差别;恶化是治疗后评分较治疗前减少。治疗评分等级见表4-11。

表 4-11　脊髓损伤康复治疗评分等级

等级	截瘫 MBI/分	四肢瘫 QIF/分
优	≥70	>50
中	25~69	25~50
差	<25	>20

康复目标的预测

对于完全性脊髓损伤,脊髓损伤水平确定后,康复目标基本确定;对于不完全性脊髓损伤,还需根据残存肌力功能情况修正上述康复目标,因此确定脊髓损伤水平具有重要意义。各损伤平面的康复目标见表4-12。

表4-12 脊髓损伤康复的基本目标

脊髓损伤平面	基本康复目标	需用支具及轮椅种类
C_5	桌上动作自理,其他依靠帮助	电动轮椅,平地可用手动轮椅
C_6	ADL可能自理,床上翻身,起坐手动	手动、电动轮椅,可用多种自助工具
C_7	ADL自理,起坐,移乘,轮椅活动	手动轮椅,残疾人专用汽车
$C_8 \sim T_4$	ADL自理,起坐,移乘,轮椅活动,应用骨盆长支具站立	手动轮椅,残疾人专用汽车,骨盆长支具,双拐
$T_5 \sim T_8$	ADL自理,起坐,移乘,轮椅活动,骨盆支具治疗性步行	手动轮椅,残疾人专用汽车,骨盆长支具,双拐
$T_9 \sim T_{12}$	ADL自理,起坐,移乘,轮椅活动,长下肢支具治疗性步行	轮椅、长下肢支具,双拐
L_1	ADL自理,起坐,移乘,轮椅活动,长下肢支具功能性步行	轮椅、长下肢支具,双拐
L_2	ADL自理,起坐,移乘,轮椅活动,下肢支具功能性步行	轮椅、长下肢支具,双拐
L_3	ADL自理,起坐,移乘,轮椅活动,肘拐,短下肢支具功能性步行	短下肢支具,洛夫斯特德拐
L_4	ADL自理,起坐,移乘,可驾驶汽车,可无须轮椅	短下肢支具,洛夫斯特德拐
$L_5 \sim S_1$	可进行无拐、足托功能性步行及驾驶汽车	足托或短下肢支具

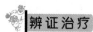 辨证治疗

1. 瘀血阻滞证

(1)治法 活血祛瘀,通络镇痛。

(2)推荐方药 身痛逐瘀汤加减,由秦艽、川芎、桃仁、红花、甘草、羌活、没药、当归、五灵脂、香附、牛膝、地龙等组成。

(3)推荐中成药 血府逐瘀丸(胶囊)等。

2. 气虚血瘀证

(1)治法 益气活血,通经活络。

(2)推荐方药 补阳还五汤加减,由黄芪、当归、桃仁、红花、赤芍、川芎、地龙、鸡血藤、怀牛膝等组成。

(3)推荐中成药 消栓肠溶胶囊等组成。

3. 脾胃虚弱证

(1)治法 益气健脾。

(2)推荐方药 补中益气汤加减,由炙黄芪、党参、白术、当归、柴胡、陈皮、怀牛膝、鸡血藤、薏苡仁、甘草组成。

(3)推荐中成药 补中益气丸、参苓白术散等。

4.肝肾阴虚证

(1)治法　滋养肝肾,养阴填精。

(2)推荐方药　虎潜丸加减,由熟地黄、龟板胶、黄柏、知母、牛骨、锁阳、干姜、菟丝子、牛膝、杜仲、续断组成。

(3)推荐中成药　左归丸、六味地黄丸、仙灵骨葆胶囊、壮腰健肾丸等。

5.脾肾阳虚证

(1)治法　温肾健脾。

(2)推荐方药　理中汤合右归丸加减,由人参、白术、干姜、熟地黄、山药、山茱萸、肉桂、附子、狗脊、当归、鹿角胶、枸杞子、杜仲等组成。

(3)推荐中成药　金匮肾气丸、右归丸、附子理中丸等。

传统康复技术

参照国家中医药管理局"十一五"重点专科协作组制定的脊髓损伤恢复期诊疗方案。

(一)运动功能障碍的治疗

1.针刺治疗

(1)主穴　取损伤平面上下各1～2个棘突旁的夹脊穴2～4对。头针取顶颞前斜线、顶旁1线、顶旁2线。

(2)加减　上肢取曲池、外关、合谷,下肢取环跳、委中、承山、绝骨、昆仑、太冲、次髎、三阴交、阳陵泉。

(3)操作方法　常规操作。头针采用长时间留针间断行针法,用0.30 mm×40 mm毫针,常规消毒后,按上述穴区向前或后透刺,常规进针法刺至帽状腱膜下。针后捻转,200转/min,每根针捻转1 min,留针3～4 h。留针期间,开始每隔30 min捻转1次,重复2次,然后隔2 h捻转1次,直至出针。可在留针期间进行肢体的功能训练。

2.推拿治疗

(1)穴位　大椎、命门、肺俞、肝俞、胆俞、脾俞、肾俞、环跳、承扶、委中、足三里、解溪、绝骨。

(2)操作方法

1)背脊部手法治疗:首先从上至下揉按患者脊背部,采用平补平泻法;其次沿督脉和两条足太阳膀胱经推拿脊背部;再点揉督脉和足太阳膀胱经在背部的穴位如大椎、命门、肺俞、肾俞等;最后采用擦法,以补法为主,从下至上以掌根按摩背脊部。

2)四肢手法治疗:痉挛性瘫痪(硬瘫)时采用提捏、点按、摇法等手法按摩手、足三阳经;周围性瘫痪(软瘫)时采用指针点按手、足三阳经,配合四肢关节摇法。

上述操作6次为1个疗程,每日1次,每次约30 min,休息1 d,进行下一疗程的治疗。

（二）膀胱功能障碍的治疗

1.针灸治疗

（1）主穴　气海、关元、气穴、中极。

（2）加减　肾俞（双）、次髎（双）、腰阳关（双）、膀胱俞（双）。

（3）操作方法　常规针刺后,使用清艾条温和灸,每穴 10～20 min。对于感觉障碍的穴位,操作者应将手指放在穴位附近体会艾火温度,以防烫伤。

2.推拿治疗　采用揉按、推法、一指禅手法按摩中极、关元等穴。

3.穴位贴敷

（1）真武汤合葱白汤加减　有温阳化气、活血利水之功效;适用于肾阳虚型尿潴留。

（2）桑螵蛸散合缩泉丸加减　有固肾缩尿之功效;适用于肾虚不固型尿失禁。

4.面碗灸　发挥面碗、穴位、中药、艾塔、中药热罨包的多重作用,借助中药作用和艾火的纯阳热力,以穴位和经络作为载体,透入肌肤,刺激组织,以达到温肾利水、通调三焦、升清降浊、疏通经络、健脾和胃之功效;多用于脊髓损伤后尿潴留或尿失禁患者。

具体操作:①助患者取仰卧位,充分暴露操作部位;②用纱布清洁脐部皮肤;③铺一次性洞巾,放置加热后的热罨包圈,将制作好的药饼放至神阙穴,上置面碗,艾塔置于面碗中间,点燃后置于药饼之上;④每壮灸 10 min,共灸 3 壮;⑤灸 3 壮后撤去面碗、热罨包及一次性洞巾,将药饼完全贴敷于患者脐部,嘱患者 6～8 h 后揭下穴贴,并用清水清洗局部皮肤。操作的过程中要不断询问患者感受,有无灼痛感,防止烫伤;注意病室通风,配备便携式的排烟机,达到通风的效果。

康复训练

脊髓损伤的康复治疗分为急性期和恢复期的康复治疗,包括物理治疗、作业治疗、辅具、心理治疗、并发症的及时处理等康复治疗措施

1.急性期的康复治疗　急性期一般指患者伤后在脊柱外科（骨科）住院时,经过前期紧急抢救等治疗后患者生命体征和病情基本平稳、脊柱稳定,即可开始康复训练。急性期训练主要是采取床边训练,主要目的是及时处理并发症、防止废用综合征,为以后的康复治疗创造条件。训练内容包括以下几个方面。

（1）体位摆放　患者卧床时应注意保持肢体处于功能位置。脊髓损伤早期及时正确处置对预后非常重要。

（2）关节被动运动　对瘫痪肢体进行关节被动运动训练,每日 1～2 次,每一关节在各轴向活动 20 次即可,以防止关节挛缩和僵直的发生。

（3）体位变换　对卧床患者应定时变换体位,一般每 2 h 翻身 1 次,防止压疮形成。

（4）早期坐起训练　对脊髓损伤已行内固定手术、脊柱稳定性良好者应早期（伤后或术后 1 周左右）开始坐位训练,每日 2 次,每次 30 min。开始时将床头摇起30°,如无不良反应,则每天将床头升高 15°,逐渐增加到 90°,并维持继续训练。一般情况下,从平卧位到直立位需 1 周的适应时间,适应时间长短与损伤平面有关。坐起时,往往穿戴矫形器。

（5）站立训练　患者经过坐起训练后无体位性低血压等不良反应即可考虑进行站立训练。训练时应保持脊柱的稳定性，佩戴矫形器或腰围，训练起立和站立活动。患者站起立床，从倾斜20°开始，角度渐增，8周后达到90°，如发生不良反应，应及时降低起立床的角度。

（6）呼吸及排痰训练　对颈髓损伤呼吸肌无力的患者，应训练其腹式呼吸、咳嗽、咳痰及进行体位排痰训练，以预防及治疗呼吸系统并发症，并促进呼吸功能的恢复。对四肢瘫患者，早期康复治疗的重要内容之一是预防和治疗肺部感染，防止分泌物阻塞气道导致窒息。气管切开后需做好气道管理。

（7）二便的处理　脊髓损伤早期多采用留置导尿的方法。脊髓休克期内不进行导尿管夹管训练，休克期结束后根据患者的情况逐渐增加夹管时间，并保证每天进水量达到2 500～3 000 mL，记录出入水量。之后可采用间歇清洁导尿术，配合个体化饮水计划对患者进行排尿训练。便秘的患者要改变饮食结构，以改变大便性状，可用润滑剂、泻药与灌肠等方法处理。

（8）药物的使用　急性期使用营养神经的药物等。

2. 恢复期的康复治疗　恢复期的康复治疗是指患者进入康复医学科住院或门诊后，依患者病情进行的训练。进入恢复期的时间可早可迟。骨折部位稳定，神经损害或压迫症状稳定，呼吸平稳后即可进入恢复期治疗。

（1）肌力训练　完全性脊髓损伤患者肌力训练重点是肩和肩胛带的肌肉，特别是背阔肌、上肢肌肉和腹肌。不完全性脊髓损伤患者，应对肌力残留的肌肉一并训练。肌力达3级时，可以采用主动运动；肌力2级时可以采用助力运动、主动运动；肌力1级时采用功能性电刺激、被动运动、生物反馈等方法进行训练。肌力训练的目标是使肌力达到3级以上。脊髓损伤患者为了应用轮椅、拐或助行器，在卧床、坐位时均要重视训练肩带肌肌力，包括上肢支撑力训练、肱三头肌和肱二头肌训练、握力训练。对使用低靠背轮椅者，还需要进行腰背肌的训练。卧位时可采用举重、支撑；坐位时利用支撑架等。

（2）垫上训练　治疗垫上可进行如下训练。①翻身训练：适用于早期未完全掌握翻身动作技巧的患者继续练习。②牵伸训练：主要牵伸下肢的腘绳肌、内收肌和跟腱。牵伸腘绳肌是为了使患者直腿抬高>90°，以实现独立长腿坐；牵伸内收肌是为了避免患者因内收肌痉挛而造成会阴部清洁困难；牵伸跟腱是为了防止跟腱挛缩，以利于步行训练。牵伸训练可以帮助患者降低肌张力，从而对痉挛有一定的治疗作用。③垫上移动训练。④手膝位负重及移行训练。

（3）坐位训练　可在垫上及床上进行，坐位可分为长坐位（膝关节伸直）和端坐位（膝关节屈曲90°）。进行坐位训练前患者的躯干需有一定的控制能力，双侧下肢各关节需要一定的活动范围，特别是双侧髋关节活动范围需接近正常。坐位训练可分别在长坐位和端坐位两种姿势下进行。实现长坐才能进行穿裤、袜和鞋的训练。坐位训练还包括坐位静态平衡训练，躯干向前、后、左、右侧及旋转活动时的动态平衡训练。在坐位平衡训练中，还需逐步从睁眼状态下的平衡训练过渡到闭眼状态下的平衡训练。

（4）转移训练　转移是脊髓损伤患者必须掌握的技能，包括帮助转移和独立转移。帮助转移分为3人帮助、2人帮助和1人帮助。独立转移则由患者独立完成转移动作。

转移训练包括床与轮椅之间的转移、轮椅与坐便器之间的转移、轮椅与汽车之间的转移及轮椅与地之间的转移等。在转移训练时可以借助辅助器具，如滑板等。

（5）步行训练　步行训练的目标包括：①治疗性步行，即佩戴截瘫步行器，借助双腋拐进行短暂步行，一般适合 $T_6 \sim T_{12}$ 平面损伤的患者；②家庭功能性行走，即可在室内行走，但行走距离不能达到 900 m，一般见于 $L_1 \sim L_3$ 平面损伤的患者；③社区功能性行走，即 L_4 以下平面损伤患者穿戴踝-足矫形器，能上下楼，能独立进行日常生活活动，能连续行走 900 m 以上。

完全性脊髓损伤患者步行的基本条件是上肢有足够的支撑力和控制力，不完全性脊髓损伤者，则要根据残留肌力的情况确定步行能力。步行训练分为平行杠内步行训练和拐杖步行训练。先在平行杠内练习站立及行走，包括摆至步、摆过步和四点步，逐步过渡到平衡训练和持双拐行走训练。助动功能步行器［交替步态矫形器（RGO）、改进型交替步态矫形器（ARGO）］、外骨骼机器人的出现使脊髓损伤患者步行功能得到更大改善。行走训练时要求上体正直，步态稳定，步速均匀。耐力增强之后可以练习跨越障碍、上下台阶、摔倒及摔倒后起立等训练。目前减重步行训练装置及康复机器人的应用使脊髓损伤患者步行训练变得更容易。

（6）轮椅训练　伤后 2～3 个月患者脊柱稳定性良好，坐位训练已完成，可独立坐 15 min 以上时，开始进行轮椅训练。上肢力量及耐力是良好轮椅操控的前提。轮椅训练包括向前驱动、向后驱动、左右转训练、前轮翘起行走和旋转训练、上斜坡训练和跨越障碍训练、上楼梯训练和下楼梯训练、越过马路镶边石的训练、过狭窄门廊的训练及安全跌倒和重新坐直的训练。注意每坐 30 min，必须用上肢撑起躯干，或侧倾躯干，使臀部离开椅面以减轻压力，避免坐骨结节处发生压疮。

（7）矫形器的使用　配用适当的下肢步行形器为很多截瘫患者站立步行所必需。通常建议 L_3 平面以下损伤的患者选用踝-足矫形器，$L_1 \sim L_3$ 平面损伤的患者选用膝-踝-足矫形器，$T_8 \sim T_{12}$ 平面损伤的患者选用步行矫形器（walkabout），T_4 平面以下损伤的患者选用 ARGO 或向心的交替步态矫形器（IRGO）。康复工程技术的快速发展，已可以使 C_5 以下脊髓损伤患者通过装配新型的站立架或 ARGO 来帮助站立或短距离行走，而外骨骼机器人、截瘫行走架及其他行走装置将为脊髓损伤患者行走提供极大的支持。

（8）日常生活活动能力的训练　脊髓损伤患者特别是四肢瘫患者，训练日常生活活动能力尤为重要。自理活动，如吃饭、梳洗、上肢穿衣等，在床上可进行时，就应过渡到轮椅上进行。洗澡可在床上或洗澡椅上给予帮助完成，借助一些自助器具有利于动作的完成。环境控制系统及护理机器人可极大地帮助四肢瘫患者生活自理。此外，日常生活活动能力训练应与手功能训练结合进行。

（9）物理因子的应用　功能性电刺激（functional electrical stimulation，FES）可克服肢体不活动的危害，使肢体产生活动。脊髓损伤后下肢易发生深静脉血栓，电刺激小腿肌肉可降低其发生率。FES 可产生下肢功能性活动，如站立和行走。应用超短波、紫外线等物理因子治疗可减轻损伤部位的炎症反应，改善神经功能。

（10）心理治疗　脊髓损伤在精神上给患者带来了难以描述的痛苦，但大多数患者经过一段时间的心理治疗会勇敢地面对现实。康复的目的是帮助患者重新回到尽可能正常的生活中去。康复工作绝不仅限于功能训练,还要强调患者在心理、社会方面的适应,这包括在悲伤的时候提供必需的社会支持和帮助,重塑自身形象,形成新的生活方式和对世界的认识,重新设计未来的计划,帮助患者在社会中找到自己的位置。

（11）其他　脊髓损伤患者根据条件和恢复情况,可进行文体训练及职业康复训练。

3. 并发症的处理　脊髓损伤后两种最严重的并发症为压疮并发败血症、尿路感染并发肾功能不全;最危急的情况是自主神经反射亢进。肺部感染、深静脉血栓、痉挛、关节挛缩、异位骨化也不少见,因此对并发症的处理很重要。

（1）自主神经反射亢进　又称自主神经经过反射,是脊髓损伤特有的威胁患者生命的严重并发症。多见于 T_6 以上脊髓损伤的患者。其主要症状是头痛,主要体征是突发性高血压,其次是脉搏缓慢或加快,有面部潮红、多汗。最重要也是最有效的治疗方法是尽快找出致病因素并尽快处理,大多数患者在去除致病因素后,症状均能立即好转。最常见的致病因素是膀胱及肠道的过度膨胀,故当出现此症时,均应立即检查导尿管是否通畅,膀胱是否过度膨胀,并针对症状和体征立即进行相应的处理。

（2）深静脉血栓　脊髓损伤患者中,深静脉血栓的发生率较高。如一侧肢体突然发生肿胀,伴有胀痛、体温升高、肢体局部温度升高,都应考虑下肢深静脉血栓形成。未发现和未处理的深静脉血栓可导致肺栓塞和突然死亡。彩色超声检查有助于确诊。预防和治疗措施包括卧床休息、抬高患肢。病情允许时,应穿着医用弹力袜或缠弹力绷带。应用合适的抗凝药物,如低分子量肝素、香豆素类化合物(华法林)等。必要时转介血管外科行滤网植入。

（3）异位骨化　异位骨化通常指在软组织中形成骨组织。脊髓损伤患者异位骨化的发生率为16%~58%,发病机制不明。脊髓损伤后的运动治疗与此病的发生关系不大,因此休息不动并不能减少异位骨化的发生。此症好发于髋关节,其次为膝、肩、肘关节及脊柱,一般发生于伤后 1~4 个月,通常发生在损伤水平以下。局部多有炎症反应,伴全身低热,任何脊髓损伤患者如有不明原因的低热均应考虑此症。治疗措施包括应用消炎镇痛药和其他药物冷敷,避免过度用力挤捏瘫痪的肢体。若骨化限制关节活动,则需手术摘除。

（王　娟　李彦杰）

第五节　脑性瘫痪的康复

◎ **实训目标**　系统掌握脑性瘫痪(简称脑瘫)的常用康复评定及康复训练方法;熟悉脑瘫的临床表现及功能障碍特点;了解脑瘫康复训练的基本理念及基本原则;达到独立、规范地为脑瘫患者进行康复评定并制定合理可行的临床康复方案的目的。

病例与思考

患儿,女,2岁1个月,因运动落后入院。患儿出生时因缺氧、溶血性黄疸,入新生儿重症监护病房25 d,出院后独走不稳,迈步时双下肢交叉,四肢力量差。曾多次进行康复治疗,为求进一步治疗再次入院。症见:反应迟,弓背坐,独坐不稳,迈步时双下肢交叉,四肢力量差,肌张力偏高,饮食和睡眠可,二便调,舌淡,苔少,指纹淡。既往有溶血性黄疸、新生儿肺炎病史。专科检查:意识清楚,精神可,反应迟,四肢运动障碍(左侧重),抓物迟缓,可四爬,下肢力量差,独走不稳,仰卧位四肢对称,俯卧位手掌支撑,抬头90°,肌张力偏高。围巾征肘可达中线,内收肌角150°,腘窝角140°,足背屈角60°。降落伞反射可引出,脑膜刺激征(−)。

问题与思考:①如何诊断脑瘫?②该患儿有哪些康复问题?③脑瘫的康复目标是什么?④脑瘫有哪些康复治疗措施?

疾病诊断

1. 中医诊断标准　参照国家卫生健康委员会"十四五"规划教材、全国高等中医药教育教材《中医儿科学》第4版:①小儿2~3岁还不能站立、行走;1~2岁还不会说话。②小儿半岁前后头项软弱下垂;咀嚼无力,时流清涎;手臂不能握举或握之不紧;2岁后还不能站立、不能行走,或立之不久,行之不远;皮宽肌肉松软无力。③肢体强硬而不柔,拘急挛缩。④有孕期调护失宜、药物损害、产伤、窒息、早产及喂养不当史,或有家族史,父母为近亲结婚或低龄、高龄产育者。

2. 西医诊断标准　参照《诸福棠实用儿科学》第9版、新世纪全国高等医药院校规划教材《中西医结合儿科学》第11版:①胎儿或婴幼儿脑部受非进行性损伤;②脑瘫的运动障碍通常在18个月之内出现;③脑瘫患儿的脑内病变是静止的、非进行的;④常伴有感觉、知觉、认知、交流和行为障碍及癫痫和继发性肌肉、骨骼问题;⑤有引起脑瘫的病因学依据;⑥可有头颅影像学佐证。

证候诊断

1. 脾肾两亏证　头项软弱,不能抬举或挺而不坚;口软唇弛,吸吮或咀嚼困难;肌肉松软无力,按压失于弹性,两足痿弱,骨软无力。面白,肢倦无力。舌淡,苔薄白。脉沉无力或指纹淡。

2. 肝肾亏虚证　肢体不自主运动,关节活动不灵,手足徐动或震颤,动作不协调。语言不利,或失听失明,或失聪。舌质淡。脉细软或指纹淡紫。

3. 肝强脾弱证　自出生之后多卧少动,颈强不柔,肢体强直拘挛,强硬失用,或动作笨拙,肌肉瘦削。烦躁易怒,遇到外界刺激后加重,食少纳呆。舌质胖大或瘦薄,舌苔少或白腻。脉沉弦或细弱,指纹沉滞。

4. 痰瘀阻络证　自出生后反应迟钝,智力低下;关节强硬,肌肉软弱,动作不自主,或有癫痫发作。肌肤甲错,毛发枯槁,口流痰涎,吞咽困难。舌质紫暗,苔白腻。脉滑沉。

5.心脾两虚型　语言发育迟缓,智力低下,伴运动发育落后,发迟或发稀萎黄,四肢萎软无力,肌肉松弛,口角流涎,咀嚼无力,弄舌,食欲减退,大便偏干,神疲体倦,面色无华,唇甲色淡,舌淡胖,苔少,脉细弱,指纹淡。

康复评定

(一)身体发育程度评定

患儿身体发育程度评定应包括一般状况、精神心理状态及智力评定。一般状态的评定有利于了解患儿的身体素质及患儿对康复治疗的承受能力。脑瘫患儿常存在精神心理障碍,因此治疗前应对患儿的心理、精神状态进行评定,注意性格特点、情绪、行为、反应能力等。运动障碍与感知认知障碍有关。因此,掌握婴幼儿智力情况,对于制定合理可行的康复治疗方案很有必要。

(二)运动功能评定

1.运动功能发育评定　评定小儿各阶段的运动功能发育主要观察全身的粗大运动和上肢的精细运动,如小儿在各种体位时的自发运动模式,随月龄推移而变化。作为正常运动基础的正常姿势反射,它的发育延迟或不完善,可使小儿的原始运动模式表现时间延长,使主动运动的产生受到限制。因此运用正常的发育表现模式可以评价不同年龄段的小儿运动功能发育状况。

运动功能发育异常主要表现为发育落后和发育分离。一般认为,运动功能发育落后的诊断标准是发育落后于正常发育阶段3个月以上。而发育的分离是指在与发育相关的各个领域上的发育阶段有明显异常,如脑瘫患儿运动功能发育与精神发育的阶段并不均衡,出现两者的分离。

(1)全身粗大运动的发育　粗大运动发育又称姿势发育,主要指小儿整体性动作行为的发育。小儿的粗大运动发育具有一定的规律,对小儿粗大运动的发育状况的评价有助于儿童脑瘫的诊断和功能评价,为下一步的治疗提供依据。对粗大运动发育的评定,可选择Peabody运动发育量表(PDEMS)、脑瘫儿童粗大运动功能评估表(GMFM)、粗大运动功能分级(表4-13)。

表4-13　粗大运动功能分级

级别	最高能力描述
Ⅰ级	能够不受限制地行走;在完成更高级的运动技巧上受限
Ⅱ级	能够不需要使用辅助器械行走;在室外和社区内的行走受限
Ⅲ级	使用辅助器械行走;在室外和社区内的行走受限
Ⅳ级	自身移动受限;患儿需要被移动或者在室外和社区内使用电动移动器械行走
Ⅴ级	即使在使用辅助技术的情况下,自身移动仍然严重受限

（2）精细运动的发育　上肢的精细运动主要表现在手指方面的功能发育情况。上肢运动中主要的动作是把手伸向物体、抓住物体和放开物体。小儿出生后的2个月内双手一直呈握拳状。通常新生儿不能向物体伸手，某些情况下也可表现出"伸手"样动作。如果保持头部稳定，让新生儿背靠坐着，伸手的动作诸如用手抱脸等。4个月一直握拳的手松开，伸向身边的物体（如玩具等），并能抓住，不论何物都往嘴里送。6个月时能用单手向目的物伸抓，能使物体在两手之间传递。8~9个月时，这种活动更协调熟练，能分别用左右手同时拿着东西，如果再给第3个东西就会放下一个手中的东西，去取新给的东西。

手指的把持动作最初是用全部手指和手掌抓握，而后发展成拇指、示指和中指的对抓动作，最后发展成拇指与示指的抓捏动作，一般10~12个月时完成该动作。

抓捏动作完成后，如果能够自由进餐，则手指的技能也会提高。手指的独立使用或分离运动需要到2岁后才能实现，个别小儿到5~6岁时才能完成上述动作。

抛扔东西的动作约在2岁半时开始出现。最初是从桌子或椅子上往下"拂落"东西，逐渐出现用手向远处抛扔东西的动作，笨拙的手腕也变得灵活起来，对躯干重心的控制能力增强后，投扔物体的动作更灵活。这个变化在2.5~3.0岁出现，投扔的距离、力度及准确性均提高。到了成年则会变得更加灵活、协调和快速，形成了完全的随意运动。

2.肌力评定　肌力评定是脑瘫患儿运动功能评定的重要组成部分，对不同年龄段的患儿，肌力评定要求不同。发育前期，患儿主动运动较少，对其进行肌力评定，治疗意义不大；当患儿会坐、爬、站或行走时，对其进行肌力评定具有重要的使用价值。临床上多采用徒手肌力评定，其结果分为0、1、2、3、4、5共6级。这对于判定功能障碍的程度，制订康复治疗计划，辅助器具的选择等都十分重要。

3.肌张力评定

（1）肌张力评定分类表　肌张力表现形式有静止性肌张力、姿势性肌张力和运动性肌张力。脑瘫患儿由于反应过激或过迟而出现肌张力过高或过低，评定指标量化比较困难，年龄小的患儿常做肌张力评定分类表。

（2）Ashworth肌张力分级评定法　目前多采用改良Ashworth量表（modified Ashworth scale，MAS）。操作方法：评定人员评定时，受检者处于舒适体位，一般采用仰卧位，分别对双侧上、下肢进行被动关节活动。特点：改良的Ashworth肌张力分级评定法具有较好的评定者间信度，评定方法也较便捷，但这一方法不能区分痉挛和其他肌张力增高的障碍问题。另外，尚可通过抱起患儿时的感觉、触摸、被动运动及主动运动时的感觉，对姿势的观察来分析评定。

4.关节活动度评定　脑瘫患儿应在被动运动下进行关节活动范围的测定。当关节活动受限时，还应测定主动运动的关节活动范围，并与前者相比较。决定活动度的因素有关节解剖结构的变化、产生关节运动的原动肌（收缩）肌张力、与原动肌相对抗的拮抗肌（伸展）肌张力。测量可采用目测，但准确的测量多使用量角器。脑瘫易发生挛缩，患儿容易出现关节变形。变形后容易造成肢体的形态变化，因此还要注意测量肢体的长度及肢体的周径。

（三）神经发育综合评定

神经发育综合评定主要针对各类反射和反应的出现与消失的时机，以及反射和反应的表现状况。小儿的反射发育能够客观地反映中枢神经系统发育水平,在脑瘫的评定和诊断中具有重要的意义。其中的重要反射包括原始反射、姿势反射、平衡反应、肌腱反射、病理反射等,见表4-14。

表4-14 小儿的重要反射

反射	正常持续时间	刺激	反应
吸吮反射	0~4个月	把指头放入婴儿口中	唇腭出现吸吮动作
手握持反射	0~4个月	将手指或合适之物体放于婴儿掌心靠内侧处	手指屈曲紧握物体,头部移至身体正中
拥抱反射	拥抱型0~3个月;伸展型4~6个月	婴儿平躺,将头及上半身扶起,然后突然放手使头部往后掉	婴儿受惊,将手臂向外伸、手张开。若将婴儿抱起,则其手臂往内收
躯干侧弯反射	0~6个月	摩擦背部脊柱侧边	身体向刺激一侧弯曲
非对称性紧张性颈反射	0~4个月	仰卧,头置正中,上下肢伸直,然后主动或被动将头转向一侧	面部转向侧的上下肢伸展,对侧上下肢屈曲
对称性紧张性颈反射	0~4个月	仰卧位,让婴儿头主动或被动前屈,姿势如上,让婴儿头主动或被动后伸	上肢屈曲或肌张力增高;下肢伸展或伸肌肌张力增高;上肢伸展或伸肌肌张力增高;下肢屈曲或屈肌肌张力增高
紧张性迷路反射	0~4个月	仰卧,头正中,上下肢伸直俯卧,姿势同上	仰卧位,表现为角弓反张姿势;俯卧位,表现为臀高头低姿势
颈调整反射	出生至生后6~8个月	仰卧,将头向一侧回旋	可见整个身体也一起回旋
迷路性立直反射	生后3~4个月出现,5~6个月明显,终生存在	蒙住婴儿眼睛,前后左右倾斜	可见头部始终保持立直
视性立直反射	4个月至终生	不蒙住眼睛,做法同上	可见头部始终保持立直
降落伞反射	6个月至终生	头向下由高处接近床面	可见两上肢伸展呈支撑反应
两栖动物反应	6个月至终生	俯卧,头正中,上肢伸直放于头两侧,下肢伸直,然后抬高一侧骨盆	同侧的上肢及髋、膝关节均自动弯曲

(四)日常生活活动能力评定

日常生活活动是指为了维持生存及适应生存环境而必须反复进行的、最基本的活动,包括衣、食、住、行、个人卫生等动作和技巧。家庭和社会对脑瘫患儿康复的最基本要求是生活自理,脑瘫康复评定必须进行日常生活活动能力评定。

对脑瘫患儿的日常生活活动能力评分已经成为康复评定,特别是作业评定的重要组成部分。包括9个部分:个人卫生动作;进食动作;更衣动作;排便动作;器具使用;认识交流动作;床上动作;移动动作;步行动作(包括辅助器具)。

(五)功能独立性评定

功能独立性评定(functional independence measure,FIM)的内容有2类6个方面。每个方面又分为2~6项,总共18项。2类是指躯体运动功能和认知功能,其中躯体运动功能包括自我照料、括约肌控制、转移和行走4个方面13项,认知功能包括交流和社会认知2个方面5项。

(六)智力评定

智力测验是评定智力水平的一种科学手段,可以得知患儿智力发育水平,是了解脑瘫患儿是否合并智力障碍的客观参考指标,以便为康复教育和防治提供客观依据,并可早期发现智力低下合并症,及早开展特殊教育。常用的评定方法是采用评定量表。智力评定应用的智力量表分为筛查和诊断两种。最常见的筛查测验手段是丹佛发育筛查测验,适用于0~6岁儿童。另外,还有绘人测验、图片词汇测验、新生儿行为量表等。诊断性测验是我国修订的韦氏儿童智力量表、斯坦福-必奈智力量表等。

(七)特殊感觉障碍评定

1. 视觉障碍评定　可粗略检查患儿是否伴有斜视、弱视、屈光不正、散光、视神经萎缩等。

2. 听觉障碍评定　运用声音反射或点反应测听检查患儿是否伴有听力障碍。

(八)感知认知评定

感知觉检查按一般临床方法进行,而认知等高级脑功能因脑瘫患儿往往年龄小,加之伴有智力障碍,检查起来困难,准确性差,所以一般只做智力评定,不再详细检查。

(九)言语功能评定

小儿的言语是随着发育逐步达到完善的,在言语评定之前需要掌握小儿言语发育规律。脑瘫患儿言语功能障碍主要为语言发育迟缓和运动性构音障碍。

1. 语言发育迟缓　语言发育迟缓是指在发育过程中儿童语言发育未达到与其年龄相应的水平。多数语言发育迟缓的儿童具有精神发育延迟或异常。评定时可采用修订的中国汉语版S-S(sign-significance)检查法。

2. 运动性构音障碍　运动性构音障碍是指参与发音的器官(包括肺、声带、软腭、舌、下颌、口唇)的肌肉系统及神经系统患病所致的语言运动功能障碍,结果使构音出现各种症状,如语音欠清晰、鼻音重、语速减慢、发音困难等。评定时可采用河北省人民医院康复中心修订的Frenchay构音障碍评定法。

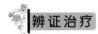**辨证治疗**

1.脾肾两亏证

（1）治法　健脾补肾，生肌壮骨。

（2）推荐方药　补中益气汤合补肾地黄丸加减。药物组成：黄芪、人参、白术、山药、熟地黄、当归、陈皮、生姜、甘草、大枣。加减：若腹痛难耐，加白芍以柔肝缓急；喉鸣有痰，加茯苓、白术以健脾化痰；舌质紫暗或有瘀斑，加桃仁、红花、赤芍以活血通络。

（3）推荐中成药　①补中益气丸，可以补中益气，适用于脾胃虚弱引起的体倦肢软、少气懒言、面色萎黄。②龙牡壮骨冲剂，可以强筋壮骨、和胃健脾，适用于脾肾两虚所引起的食欲减退、发育迟缓、消化不良等症。

2.肝肾亏虚证

（1）治法　滋补肝肾，强筋健骨。

（2）推荐方药　六味地黄丸合虎潜丸加减。药物组成：熟地黄、山茱萸、山药、茯苓、泽泻、黄柏、龟板、知母、陈皮、白芍、干姜。加减：若口干舌燥，加麦冬、天冬以生津止渴；若舌质暗，加桃仁、红花、赤芍以活血通络；若双目干涩，加枸杞子、菊花以清肝明目，滋补肝肾。

（3）推荐中成药　①六味地黄丸，可以填精滋阴补肾，适用于肾阴精不足所引起的耳鸣耳聋、腰膝酸软。②龙牡壮骨冲剂，可以强筋壮骨、和胃健脾，适用于脾肾两虚所引起的食欲减退、发育迟缓、四肢萎软、活动不利。

3.肝强脾弱证

（1）治法　柔肝健脾，益气养血。

（2）推荐方药　六君子汤合舒筋汤加减。药物组成：人参、白术、茯苓、陈皮、半夏、香附、乌药、羌活、当归、炙甘草。加减：若烦躁易怒，加香附、乌药、当归以理气活血，疏肝解郁；若食少纳呆、舌质胖嫩，重加茯苓、白术等以健脾益气；若腹痛、脉弦紧，加白芍、香附以柔肝缓急之痛。

（3）推荐中成药　加味逍遥口服液，可以疏肝解郁、养血健脾，适用于肝郁血虚脾弱所引起的两胁作痛、口干咽燥、烦躁易怒、神疲食少。

4.痰瘀阻络证

（1）治法　涤痰开窍，活血通络。

（2）推荐方药　通窍活血汤合二陈汤加减。药物组成：赤芍、川芎、桃仁、红花、半夏、陈皮、茯苓、炙甘草、大枣。加减：若四肢萎软，加黄芪、白术以健脾益气；若口干少苔、舌质绛红，加玄参、生地黄以滋阴补液；若大便不通、食少，加少量大黄以通腑泻浊。

5.心脾两虚证

（1）治法　健脾养心，补益气血。

（2）推荐方药　归脾汤加减。药物组成：白术、当归、人参、茯苓、黄芪、远志、龙眼肉、酸枣仁、木香、炙甘草。加减：若面白色淡，加何首乌、白芍、当归以养血补血；若舌质紫暗，加桃仁、红花以活血化瘀；若大便干结，加火麻仁以润肠通便。

（3）推荐中成药　归脾丸,可以益气补血、健脾养心,适用于心脾气血两虚所引起的心悸怔忡、食少体倦、面色萎黄、舌淡、苔薄白、脉细弱。

传统康复技术

（一）推拿技术

1.小儿脑瘫常规推拿法　将循经推按与辨证施穴相结合,以掌不离皮肉、指不离经穴、轻重有度、先后有序为推拿手法原则,以柔克刚、以刚制柔为手法准则。

在推拿过程中遵循经络循行部位(肌群),首先运用掌根按揉、捏拿等复合手法,然后穿插拇指点按、按揉等复合手法循经点穴。根据患儿情况,放松性手法和刺激性手法配合应用,突出主次。①以痉挛为主者,以推、按、揉、捏拿等放松性手法为主,配合关节摇法、拔伸法、扳法等刺激性重手法。②以肌张力低下为主者,以点、按、滚等刺激性手法为主,配合应用推、捏、擦、搓法等。③通过对经络和腧穴的点、按、揉等刺激,以达到激发人体正气、调节脏腑功能、疏通经络、改善气血运行之功效,其目的在于提高肌力,降低肌张力,纠正异常姿势,促进运动发育。每日1次,每次25～30 min。

2.捏脊及脊背六法　在传统的小儿捏脊疗法基础上,将其手法进一步系统化、规范化,并加入了具有针对性的点、按、扣、拍等刺激性与放松性手法。操作中以患儿背部督脉,膀胱经第一、第二侧线及华佗夹脊穴(颈、腰、骶夹脊穴)为中心,在脊背部采用推脊法、捏脊法、点脊法、叩脊法、拍脊法和收脊法。6种手法顺次施术,由龟尾穴沿脊柱至大椎,亦可直至后发际。该疗法针对脑瘫患儿的颈、腰、背肌无力,躯干支撑无力,拱背坐,角弓反张,营养状态差,免疫力低下等表现。该疗法具有刺激经络腧穴、激发经气、调整机体脏腑功能的作用。每日1次,每次3～5 min。

3.疏通矫正手法推拿　采用疏通矫正手法进行按摩,包括循经推按、穴位点压、异常部位肌肉按摩、姿势矫正。

（1）循经推按　在经络循行部位或肌肉走行方向,使用推法和按法的复合手法,以推为主,根据部位不同可选指推法、掌推法。可以疏通全身的经络,加速全身的血液循环,从而改善皮肤、肌肉的营养,能防止肌肉萎缩,促进运动,强筋壮骨,缓解肌肉痉挛,促进肢体活动。

（2）穴位点压　对全身各处重要穴位,使用点揉、按压复合手法,对腧穴有较强的刺激,具有开通闭塞、活血镇痛、调整脏腑功能的作用。

（3）异常部位肌肉按摩　对患儿异常部位肌肉采用揉、按、滚等手法。对肌张力高的部位,用柔缓手法,可缓解痉挛,降低肌张力;对肌力低的部位,用重着手法,以提高肌力。

（4）姿势矫正　采用扳法、摇法、拔伸法等手法,促进脑瘫患儿肢体、关节活动,对异常的姿势进行矫正,具有滑利关节、增强关节活动、舒筋通络等作用。每日1～2次,每次15～45 min,时间长短根据年龄、体质情况而定。

4.伴随症推拿　根据脑瘫患儿异常姿势选取穴位。

（1）伴语迟、语言謇涩者　推拿加点揉通里、揉哑门、揉廉泉、揉语言区。

（2）伴流涎者　推拿加点揉地仓、颊车。

（3）伴视力障碍者　推拿加揉睛明、揉鱼腰、揉太阳、揉四白。

（4）伴听力障碍者　推拿加点揉耳门、揉听宫、揉听会、揉翳风。

（5）伴体弱、厌食及营养不良者　推拿加补脾、补肺经、揉肾顶、揉板门、推四横纹、运内八卦、捏脊、揉脐、摩腹、揉足三里。

（6）伴癫痫者　推拿加揉风池、揉百会、清肝经、运太阳、揉丰隆。

每穴点按揉 1~2 min。每日 1 次,每周治疗 6 次。

（二）针刺技术

1. 头针　根据患儿瘫痪肢体受累部位,采用焦氏头针分区定位,选取脑瘫患儿头针穴区。

（1）主穴　上肢的运动姿势异常取运动区的中 2/5;下肢的运动异常取运动区的上 1/5;平衡性差取平衡区;足运感区。

（2）配穴　智力低下加智三针、四神聪、百会;语言障碍加言语区、说话点;听力障碍加晕听区;舞蹈样动作、震颤明显者加舞蹈震颤控制区;表情淡漠、注意力不集中者加额五针。

（3）操作　头针选用 1.0~1.5 寸毫针,针体与头皮呈 15°~30° 角快速进针,刺入帽状腱膜下,留针 15~30 min,每日 1 次。

2. 体针　根据脑瘫患儿异常姿势辨证论治循经取穴,以"治痿独取阳明"为基础,扩展到三阳经,将脏腑辨证与经络辨证相结合。

（1）上肢部　①肩内收内旋选穴:肩髃、肩贞、肩髎交替。②肘屈曲选穴:曲池、手三里交替。③腕掌屈选穴:阳池。④拇指内收、握拳选穴:合谷、三间或三间透后溪。

（2）下肢部　①尖足选穴:解溪、昆仑、太溪。②足外翻选穴:三阴交、太溪、照海、商丘交替。③足内翻选穴:悬钟、昆仑、申脉、丘墟交替。④剪刀步选穴:解剪、血海。

（3）脊背部　在传统华佗夹脊12 对穴的基础上,针对脑瘫患儿的竖头不能等情况增加颈、腰、骶夹脊穴。头项软加天柱、大椎、华佗夹脊穴(颈段);腰背软加华佗夹脊穴(胸腰段)。

（4）输合配穴针刺　根据腧穴的五行属性,将经络的腧穴与合穴相结合,抑木扶土,治疗痉挛型脑瘫患儿异常姿势。

握拳及拇指内收取三间或三间透后溪针刺;肘关节屈伸不利取曲池、小海;足趾关节屈曲取太白、太冲;膝反张取足三里、委中、阳陵泉交替针刺。

小儿针刺不可过深,难以合作的患儿不留针,能合作者可留针 15~30 min。体针选用 1~2 寸毫针,每日 1 次,每周治疗 6 次。

3. 伴随症针刺

（1）伴智力低下者　加智三针、四神聪。

（2）伴语迟、语言謇涩者　加语言区、廉泉。

（3）伴流涎者　加地仓、颊车、下关。

（4）伴视力障碍者　加睛明、攒竹、丝竹空、鱼腰、瞳子髎、阳白。

(5)伴听力障碍者 加听宫、听会、耳门、肾俞。

(6)伴癫痫者 发作时针刺人中、内关、百会、涌泉;间歇期针刺印堂、间使、太冲、丰隆。

每日1次,每周治疗6次。

(三)艾灸技术

艾灸适用于肌力下降及颈、腰背肌无力的脑瘫患儿,通过艾灸的温热刺激作用,以达到温经通络、强肌壮骨的作用,增强脑瘫患儿全身肌肉的力量。灸疗常规操作在针刺之后,多采用回旋灸。

腰背肌无力取肾俞(双)、命门、腰骶部华佗夹脊穴;上肢无力取肩髃、曲池、手三里穴;下肢无力取足三里、悬钟穴。每穴2~3 min,穴位潮红为度。

(四)中药熏洗

中药熏洗是按照中医辨证施治的原则,根据脑瘫患儿的不同证型,采用不同的复方制剂,熏蒸或洗浴身体的异常部位,因皮肤具有吸收、渗透、排泄的特性,通过中药煎煮产生的蒸汽熏蒸患儿肌肤表面,利用洗浴时的温热和药物双重效应,从而达到舒经通络、活血柔筋,扩大关节活动度,改善肌张力,提高肌力的作用,促进脑瘫患儿运动发育,提高患儿整体康复疗效。

熏洗时室温保持在22~25 ℃,湿度保持在50%~70%,每次熏蒸10~15 min,洗浴10~15 min,每日1次,每周治疗6次。

(五)其他疗法

1.穴位注射疗法 穴位注射疗法是一种针刺和药物相结合来治疗疾病的方法,可根据所患疾病,按照穴位的治疗作用和药物的药理性能,选择相适应的腧穴和药物,发挥其综合效应,达到治疗疾病的目的。一般以穴位来分,四肢可注射1~2 mL,臀部可注射2 mL。每日1次或隔日1次,10~15次为1个疗程。每个疗程休息1~2周。

2.经络导平疗法 经络导平疗法是根据中医的经络和阴阳学说,结合现代生物电子运动平衡理论,刺激人体经穴,运用脉冲电流,直接对机体中运行的生物电进行激励导活,从而达到通调经脉、平衡阴阳、治愈疾病的目的。每日1次,每次15~30 min。

康复训练

应遵循早发现、早确诊、早治疗的康复治疗原则。任何单一的治疗都是有限的,应采用综合的康复治疗手段,如运动疗法、作业疗法、言语矫治、药物治疗、手术等,结合心理康复、教育康复和社会康复,尽可能最大限度地降低患儿的残疾程度,提高其生活活动自理能力。治疗中,多采用适合儿童年龄及发育特点,多变化、有趣味,家庭共同参与的方式,提高治疗效果,从而达到预期目的。

（一）运动疗法

运动疗法是指根据运动学、神经生理和神经发育学的理论，借助器具或徒手的方法，对脑瘫患儿实施的运动治疗。其目的是改善患儿运动功能，尽可能使其正常化，提高生活活动自理能力。针对小儿脑瘫的运动疗法主要包括运动学习、Bobath 法、Vojta 法、Temple Fay 法、Ayre 感觉整合治疗、Doman-Delacato 法、Collis 法、Rood 法、PNF 等。

1. 运动学习法　运动学习法以实际生活技能为训练目标。目前在功能训练方面强调以下原则：功能性治疗应采用任务导向性训练；从多系统角度进行个体化分析和解决问题，使动作达到或接近正常的力学对线；遵循运动技能学习过程的特点进行训练，以难易恰当的主动运动为主；反复强化训练；肌张力调整的同时注意必要的肌力训练和耐力训练；指导家长参与等。

2. Bobath 法　根据神经发育学的理论，小儿脑瘫是由于脑损伤影响了脑的正常发育，从而使运动发育落后或停滞，以及异常姿势反射活动的释放而出现异常的姿势运动模式。因此，运动疗法之一的英国 Bobath 法，是根据上述原理，针对脑瘫患儿，采用抑制异常反射活动、纠正异常姿势、促进正常运动功能的出现和发展、提高活动或移动能力的治疗原则。痉挛性脑瘫的治疗原则是缓解肌肉紧张和僵硬，使患儿躯干充分伸展，避免痉挛姿势的运动，尽早诱导出正常运动模式；手足徐动型脑瘫的治疗原则是抑制上部躯干肌紧张，对短缩肌进行牵伸性训练，促进抗重力姿势的稳定性和动态平衡，对徐动的上肢可行调节训练。

3. 引导式教育　引导式教育是采取综合性、多途径、多手段对脑瘫等神经系统障碍患儿进行治疗的一种手段。引导式教育更多的是针对患儿本身，而非只关心某一局部问题。它是通过合格的训练人员（又称引导员），根据患儿的活动能力、言语、认知或智力、社会交流及行为、情感等发育的状况和问题制订相应的、系统的、相互关联的训练计划，可以是个体单独接受训练，更多的是以小组的形式，采取有节律、有韵律、活动目的强的训练手法或指令，应用特殊的训练用具，如条床、梯背椅等，使患儿在愉快的训练环境中，积极主动地学会和完成不同阶段目标的功能性、技巧性活动，以逐步达到生活活动能力的提高和自理。

（二）物理因子治疗

1. 电疗法　可配合低频脉冲电疗法（如神经功能电刺激），促进肌肉功能、延缓肌肉萎缩、改善和增加局部血液循环。每日治疗 1 次，10～15 次为 1 个疗程。

2. 水疗法　水疗法是有利于脑瘫患儿全身或局部肌张力的降低，运动能力提高的一种治疗方法。它是利用水的冲撞和温热缓解痉挛状态，利用水的浮力，在减轻了自身重量时训练运动控制能力。水中活动也是患儿喜爱的游戏。在有条件的地区，可以采用水疗法对患儿进行训练。

（三）作业治疗

作业治疗中最重要的是日常生活活动能力训练。训练前、后对患儿日常生活活动能力的评定,是制定针对性训练方案和判定治疗效果的参考依据。脑瘫患儿日常生活活动能力的评定应包括进食与饮水、如厕、穿衣与脱衣、梳理、淋浴/盆浴、坐、体位转换、上床与下床、站立与步行、精细的手眼协调和高级运动功能等。

1. 进食功能训练

(1)用手或汤匙进食　训练患儿自行进食,主要是训练其上肢的主动伸展、眼手协调、抓握与放开、手口协调、咬切、合唇、吞咽和咀嚼等动作或作业的完成。

(2)用筷子进食　在患儿掌握用手或汤匙进食后,可逐渐训练其用筷子自行进食,重点是训练手指协调与灵活,前臂的旋前/旋后。

除训练患儿进食功能外,还应进行自行饮水训练,主要训练抓握与放开、手眼协调、手口协调、肘固定、合唇和吞咽。

2. 如厕功能训练

(1)扶扶手向下蹲坐在便盆上　训练患儿站立平衡、头的控制、身体的对称性、抓握和放开、髋的活动能力、膝的屈伸、踝背屈、腘绳肌群牵伸、从站到蹲的体位转换、重心转移、脱裤子,以及认识身体的部位(手、膝、髋、足),学习"分开"的概念。

(2)坐在便盆上　训练患儿坐位平衡、头的控制、身体的对称性、肘伸直、持续抓紧、躯干伸展、髋屈曲、踝关节背屈、下肢外展。

(3)从坐在便盆上起立　训练患儿体位转换、运动中头的控制、运动中身体的对称性、抓握和分开、肘伸直、躯干伸直、髋关节活动能力、膝伸直、下肢负重、重心转移、提上裤子。

(4)控制大、小便　训练患儿控制大、小便和便后自我清洁。

3. 穿、脱衣功能训练

(1)穿、脱上衣　训练患儿坐位平衡,双手协调,抓握和拉取时拇指伸展和外展,认识衣服的里、外及不同季节的衣服。

(2)穿、脱裤子　训练患儿基本体位的转换及侧卧-仰卧、坐-站。

(3)穿、脱袜子　训练患儿坐位平衡,学习袜子的概念。

(4)穿、脱鞋　让患儿学习左、右鞋的概念。

4. 梳理训练

(1)洗手　训练患儿中线对立,手于中线位,学习手放平。

(2)洗脸　训练患儿拧毛巾、手至脸的活动、肘屈伸。

(3)刷牙　训练患儿一手固定,一手活动,手越过中线,腕关节活动。

(4)梳头　同刷牙,训练患儿肩关节屈曲和伸展。

5. 淋浴/盆浴训练　训练患儿进/出洗浴区、坐位平衡、上肢运动、手眼协调等。

6. 体位转换训练　训练患儿的身体重心转移,下肢负重,髋、膝活动和稳定性等。上、下床训练患儿头的控制、上肢抬高、肢体的外展、躯干旋转、侧行等。

7. 高级手部功能训练　该训练包括训练手的各种功能,如抓、握、捏不同质地及不同大小的物体,书写(文字说明和各种形状),双手协调活动如玩球、叠纸等。

8. 高级运动功能训练　该训练包括步行如侧行、倒行,跨越不同障碍,跳(不同高度,单腿,原地跳绳),踢球等。

(四)言语矫治

脑瘫发生言语障碍多见两类,即构音障碍和言语发育迟缓。对构音障碍患儿的言语训练包括基本言语运动功能的刺激和促进,改善呼吸,增加面部的活动(如笑、哭)等,以提高患儿的言语功能;对言语发育迟缓的患儿要根据儿童的年龄、训练频率、康复的效果设定短、长期目标,促进其语言发音、使用语言符号、理解语言概念和含义,逐步训练患儿具有语言交往能力。

(五)文体治疗

根据小儿活泼、喜欢嬉戏的特点,利用游戏、模仿体育竞赛等形式,充分调动患儿主动参与的积极性,提高其身体的协调性、灵活性、耐力,以及与人交往、团结协作等言语、行为的能力,在娱乐中促进患儿全面发展。还有一些娱乐活动也是适合的,它取决于现有资源和社会所提供的支持。骑马运动可以作为娱乐项目,同样也可以作为治疗手段。计算机可以提供娱乐机会,有严重功能障碍的儿童可以通过互联网与他人相互交流、相互影响。

(六)应用矫形器

应用矫形器或其他辅助支具的目的:①保持肢体的功能位;②加强肢体的承重能力;③预防或纠正畸形;④促进运动功能发育,从而提高生活活动自理能力。

踝-足矫形器可以在行走中帮助控制马蹄足或内翻畸形。带关节的踝-足矫形器包括踝关节,可以使足背屈。踝-足矫形器可以降低痉挛儿童的异常反射,不能行走的儿童穿戴踝-足矫形器可以预防小腿后部肌群的挛缩,并且在站立时提供支持。还有一些支持设备如站立架、俯卧板等可以矫正身体某一部分的不正确体位或姿势,校正后使之同其他身体部位以正确的体位或姿势积极参与主动活动。例如,一些下肢痉挛较严重的患儿常表现为双下肢内收畸形,坐、跪或站的基底平面很窄,导致平衡功能较差。可通过在外展短裤型矫形器或在站立架上训练外展后,头、躯干、髋等部位姿势稳定性就易达到,更能获得功能性技巧。

(七)心理康复

由于身体缺陷和周围环境的影响,脑瘫患儿常在心理上有一定的障碍,表现为自闭、少语、自信较差,甚至自我否定,因此心理康复对脑瘫患儿尤为重要。心理康复不仅帮助他们尽快地树立起自信心,更能促进他们在躯体功能、认知智力、言语表达等方面的恢复。心理康复要针对不同年龄阶段的脑瘫患儿予以不同的治疗方法。婴儿期,康复人员要帮助家长认识孩子的运动障碍,多理解并满足孩子的需要,促进孩子更多潜能的发展。幼儿期,这一阶段处于积极探索,是运动和智力发育最快、最佳的阶段,家长应理解孩子在此阶段容易出现不良的情绪,如攻击行为、恐惧等,可以提供安全的方式让孩子发泄情绪,多给予抚摸、温柔的语言以传递情感,多做一些游戏帮助孩子建立愉快的心情。学龄前期,孩子有了初步的感知,基本理解简单概念,想象力非常丰富。在此阶段,家长不仅要帮助孩子认识自己的身体状况,多与正常儿童交往,扮演不同的角色,摆脱忧虑、恐惧,还要给予其精神上的最大支持。对于形成了较高的推理和逻辑思维能力的青少年,交流和自理非常重要。这一时期,自我意向、自我价值和性是青少年关心的主要问题,否认、愤怒、恐惧和抑郁更加突出,处理和治疗患者的自我否定、帮助他们建立活动独立、就业等是此期的重点。总之,在儿童生长、发育的整个阶段,康复人员和家长要关注不同时期儿童的心理问题,制订对策和治疗计划,使患儿的身、心、智全面发展。

(八)社区康复

社区康复为脑瘫患儿提供了利用简单、通俗易懂的康复技术,低资金投入,充分发挥患儿的积极性,家庭成员参与等多项便利条件,使患儿得到连续不断的康复训练,达到理想的康复效果。因此,定期到康复机构接受康复评定和指导性的康复治疗,长期以家庭或社区康复站点为基地进行康复训练和治疗,是脑瘫患儿实现全面康复目标的必由之路。

(九)社会康复

社会康复是脑瘫全面康复的一部分,是指从社会的角度采取各种措施,为脑瘫患儿创造适合生存、发展、实现自身价值的环境,使患儿享受同等权利,达到积极参与社会生活的目的。在训练脑瘫患儿生活自理的同时,应为脑瘫患儿创造走向社会的条件。

(十)其他治疗

1. 手术 手术大多针对痉挛型脑瘫或骨、关节畸形严重的脑瘫患儿,其目的是解除严重、不可逆的肢体痉挛,降低肌张力,恢复和改善肌肉平衡,矫正骨、关节及软组织的挛缩畸形,为功能训练创造条件。手术可分为神经手术和矫形手术。神经手术中多选择脊神经后根切断术,它可以减少对运动神经元的兴奋输入,从而解除肢体痉挛。这个手术包括椎板切除和马尾暴露,对后根进行电刺激,对更多引起异常反射的神经纤维根切断。矫形手术可分别针对足、膝、髋或上肢等的畸形进行矫正手术。手术后需要进行强行的物理因子治疗和作业治疗来恢复肌力,并且将功能发挥到最大水平。

2. 药物治疗 对痉挛型脑瘫常给予肌肉松弛剂,对手足徐动型脑瘫常配合多巴胺类药物。必要时配合康复功能训练,以减缓临床症状。近年来,局部肌肉肉毒素注射治疗可以缓解痉挛型脑瘫肢体痉挛,促进运动功能。肉毒素注射可引起运动神经功能的突触前抑制。注射后2~4周肌张力降到最低,效果可以持续3~6个月。可以应用多种定位注射方法,如通过肉眼定位运动点、B超引导下定位、电刺激下定位、肌电图引导下定位等。年龄小的儿童或需要多点注射的儿童应用镇静剂或全身麻醉。

(程　雪)

第六节　髋关节置换术后的康复

◎**实训目标**　掌握髋关节置换术后康复评定方法及康复治疗方案;熟悉髋关节置换术后的功能障碍表现和常见并发症;达到独立、规范地为髋关节置换术后患者进行康复评定并制定临床康复治疗方案的目的。

病例与思考

患者,男,63 岁,因外伤致左下肢疼痛伴步行困难 2 月余入院。患者于 2 个月前下雨天不慎滑倒致左下肢疼痛,在当地医院检查,X 射线片提示左侧股骨颈骨折,患者选择保守治疗,但治疗效果不理想,故再次就诊。再次查 X 射线片,提示:左侧股骨颈陈旧性骨折,断端成角移位,未见骨痂生长,局部软组织轻度肿胀。入院后在全身麻醉下行左髋关节置换术,后外侧入路,手术顺利,术后 1 周转入康复科治疗。查体:强迫卧位,缝合伤口长度 12 cm,周围皮肤略红肿,无渗血、渗液。左髋关节局部肿胀,皮温略高,有压痛。左髋关节活动受限,左下肢肌肉萎缩。功能评估:患者无坐立位平衡,屈髋、伸髋、髋外展、髋内收、内外旋无法查,伸膝及屈膝肌力 4 级,踝背屈、踝跖屈、踝内外翻肌力 4 级。髋关节活动度无法查,膝关节活动度:伸 0°,屈 0°～120°。VAS 7 分。

问题与思考:①髋关节置换术前的康复指导和训练准备工作有哪些?②髋关节置换术前和术后康复评定的基本内容有哪些?③如何制定康复目标?④如何制订康复计划?⑤髋关节置换术前和术后康复治疗措施有哪些?

疾病诊断

1.人工关节假体对重度关节炎、关节严重退变、关节功能毁损等关节进行替代和置换。

2.关节置换术后出现疼痛和/或关节活动障碍。

证候诊断

1.气滞血瘀证　髋关节置换术后髋关节处刺痛,伴胸胁胀闷,走窜疼痛,舌质紫暗或见瘀斑,脉弦涩。

2.气虚血瘀证　髋关节置换术后髋关节处钝痛,肌肉瘦削,伴精神疲倦,气短乏力,少气懒言,舌暗淡,苔白,脉细涩。

3.脾肾阳虚证　髋关节置换术后髋关节处隐痛,周围皮肤水肿,伴畏寒怕冷,四肢沉重,面白肢冷,腰膝酸软无力,大便溏,小便清长;舌质淡胖,边有齿痕,舌苔白滑,脉沉细无力。

康复评定

术前和术后均应对患者全身整体状况及肢体功能状态进行康复评定。

1. 术前评定

（1）步态　确定步态类型、是否跛行、有无使用或是否需要助行器。

（2）姿势　主要观察姿势是否有异常。

（3）肌力　可采用徒手肌力评定法了解患肢肌肉力量，特别是髋关节周围肌群的评定对制订康复训练计划尤为重要，同时要注意患肢肌萎缩情况。

（4）关节活动度　术前应测量各关节尤其检查双髋关节活动度，确定有无关节挛缩畸形，记录影响活动的因素，如疼痛、僵硬及其他关节异常情况。并检查脊柱活动性，记录腰椎曲度的变化。活动度包括主动活动度和被动活动度。

（5）疼痛　观察疼痛是在休息时发生还是在负重时出现，疼痛具体的部位、范围和程度。

（6）神经系统功能　注意肢体有无神经功能障碍。

（7）下肢的长度　判断双下肢术前长度，注意是否有下肢不等长。在仰卧位时骨盆保持水平、两足稍分开时测量。

（8）下肢的围度　应测量下肢围度，并进行两侧对比，了解患肢肌肉有无萎缩。

（9）影像学检查　标准的 X 射线片包括含双侧髋关节的骨盆正位片和患侧髋蛙式位片。CT 能够清楚地显示关节内的骨赘和剥脱骨碎片，也能显示骨质改变情况。MRI 轴位像可以在很大程度上补充矢状位、冠状位和三维影像的不足。根据不同疾病情况选用检查方法，了解手术关节有无畸形、增生、对线等的影像学改变，作为重要的手术参考依据。

（10）髋关节功能　评估髋关节炎的程度。可采用纽约特种外科医院（Hospital for Special Surgery，HSS）人工全髋关节置换 Harris 评分表。它是目前国内外最常使用的评分表，得分 90～100 分为优，80～89 分为良，70～79 分为中，70 分以下为差。

2. 术后康复评定　可分别在术后 1～2 d、1 周、2 周对住院患者及术后 1 个月、3 个月、半年对门诊患者进行评定。

（1）全身状况　主要针对患者的原发疾病、全身健康状况、心肺功能、精神状态进行评估。

（2）术后伤口愈合情况　术后应检查局部皮肤有无红、肿、热等感染体征，观察伤口有无渗出、化脓等情况。

（3）关节肿胀情况　需区分是由关节积液还是由关节周围软组织水肿造成的肿胀。关节周围软组织的围径可作为判断软组织肿胀的客观指标。

（4）患肢肌力　对关节周围肌力进行测评，评定肌肉力量是否影响手术关节稳定性。采用 MMT 评定，必要时进行器械评定。

（5）关节活动度　对手术关节及其相近关节进行主动和被动关节活动度测定，了解关节活动情况，以寻找关节活动障碍的原因，指导康复训练。

(6)术后人工髋关节位置 理想的假体位置是髋臼前倾(15±10)°、外展(40±10)°、股骨柄旋前5°～10°。假体位置合适,术后关节较稳定,可按常规康复程序进行康复;否则假体容易脱位,康复治疗要十分小心。

(7)步态分析 主要进行一般步态分析,包括步长、步频、行走速度、步态周期。了解异常步态,确定步态类型,查找异常步态原因。全髋关节置换术后患者常见的异常步态为步长、步频、步速明显变小,患肢支撑相缩短、摆动相延长,双支撑相延长,髋关节活动度减小。

(8)功能性活动能力 评定患者床上活动及转移能力,坐位能力包括床边坐及坐轮椅的能力,站立、行走、上下楼梯、走斜坡等活动能力。术后应根据患者的不同阶段来进行评定。可采用 HSS 人工全髋关节置换 Harris 评分表。

(9)日常生活活动能力 采用改良巴塞尔指数。

(10)生活质量 采用 SF-36 量表。

(11)术后并发症 主要观察脱位、深静脉血栓形成、感染和术后发热。

辨证治疗

1.气滞血瘀证

(1)治法 活血化瘀,理气镇痛。

(2)推荐方药 血府逐瘀汤(《医林改错》)加减,由桃仁、红花、当归、生地黄、牛膝、川芎、桔梗、赤芍、枳壳、甘草、柴胡组成。

2.气虚血瘀证

(1)治法 补气活血,化瘀通络。

(2)推荐方药 补阳还五汤(《医林改错》)加减,包括桃仁、红花、川芎、当归、赤芍、穿山甲、黄芪、牛膝、延胡索、防己。

3.脾肾阳虚证

(1)治法 温补脾肾。

(2)推荐方药 理中汤合金匮肾气丸(《金匮要略》)加减。理中汤由党参、白术、干姜、炮附子、肉桂、山药、熟地黄、酒萸肉、泽泻、牡丹皮、茯苓。

传统康复技术

1.耳穴压豆 髋关节置换术围手术期耳穴压豆的应用,可以减轻术后疼痛,改善患者情绪,起效快,不良反应少。耳穴选取神门、皮质下、髋关节、阿是穴等。

2.针刺 髋关节置换术围手术期应用针刺,可以减轻术后疼痛,获得更好的镇痛效果,不良反应更少。常用腧穴:肾俞、居髎、环跳、阳陵泉、委中、梁丘、足三里、承山、昆仑及阿是穴等。

3.灸法 灸法可以激发人体正气,促进疾病康复,灸火的温和热力更拥有直接的温经通络、消淤散结作用。常用腧穴:患肢阳陵泉、悬钟、肾关、三阴交、涌泉穴等。

4.推拿　髋关节置换术患者术后常伴有手术部位的疼痛、肿胀等局部表现,同时也为了防止术后感染的发生,中医推拿疗法常遵循针灸治疗远端取穴的思路,采用肢体远端部位进行推拿。如采用推擦法、点揉法、循经按压等手法推拿小腿及足部。

5.中药外敷　术后肢体肿胀患者采用消肿镇痛方等贴敷于体表皮肤或穴位进行治疗。

康复训练

(一)术前康复治疗

术前康复治疗是为术后关节和全身功能恢复建立良好基础的预防性治疗。①术前康复教育对于帮助患者了解手术、并发症和术后康复具有重要的意义。及时给予患者心理指导,以消除其对手术的恐惧及对康复的畏难情绪。②增加患肢及其他肢体的肌力训练,进行踝泵运动及股四头肌、腘绳肌、臀肌等长收缩运动,增强下肢及上肢的肌力训练。③教患者学会深呼吸及咳嗽,预防术后卧床引起肺部感染。④让患者了解术后应用的训练方法,如床上及转移活动,各关节的主动-助力主动活动等。⑤向患者介绍术后应避免的动作及体位。⑥指导患者如何选择和使用必要的辅助器具。如手杖,能够相对缩短术后康复训练的时间。

(二)术后康复治疗

手术后的康复方案设计取决于手术的方式及患者的个体情况。手术后要经历>12周的康复治疗和家庭指导。

1.康复目标　①术后患腿无痛的关节活动范围。②独立步行。③日常生活活动功能独立。

2.康复治疗原则

(1)肌肉力量训练　该训练是任何手术后方案中的重要内容。股四头肌和伸髋肌的锻炼应该在手术后即刻开始。术后渐进性抗阻力锻炼应该先从肢体自身重量开始,几天内逐渐开始屈髋和伸膝。只要关节本身没有疼痛,阻力可以增加到最大耐受量。渐进性抗阻训练在全髋关节成形术术前或术后都是安全和有效的,能够帮助患者术后更快恢复,疼痛更少。初期的髋关节主动外展应该在仰卧位进行。肌肉力量训练应该以每日的训练和长期训练为基础。

(2)上肢及下肢非手术侧肌肉力量训练　除了手术关节的肌肉力量需要增强之外,上肢及下肢非手术侧也需要训练。上肢肌肉力量是安全、有效地使用助行器具和体位转移的先决条件。保持非手术侧肌肉力量可以安全地完成行走、坐-站转移及上下楼梯。对这些肌肉的力量训练可以作为手术前的准备内容而开始,并在手术后继续进行。

(3)关节活动度训练　该训练是恢复关节功能所必需的,患者必须保持关节的活动范围才能完成功能性活动。非手术关节的关节活动度包括同侧的踝关节应该正常。患者可以每天进行非手术关节的主动关节活动,以保持正常的关节活动范围。如果由于某些原因不能完成主动的关节活动锻炼,就应每天进行几次关节全范围的被动关节活动度锻炼。患者在可耐受的情况下进行患髋的主动关节活动度锻炼,术后 2～3 个月要避免易使人工关节脱位的动作及体位,包括内收膝关节和踝关节交叉,下蹲穿鞋及类似动作,患髋伸直、内收内旋位,如卧位向健侧翻身,6～8 周屈髋>90°。

(4)物理治疗 物理治疗能提高全髋关节置换术后出院患者的髋外展肌力、步速和步频。无论在无人监督的家中或是在物理治疗师指导下的康复均可取得同样效果。

(5)用骨水泥的能活动的全髋关节置换术患者,应该早期完全负重 使用骨长入涂层假体的患者,最好是足趾触地或部分负重。临床上限制负重的时间最多在 6 周,然后患者逐渐增加到完全负重。负重训练在远期术后阶段(>8 周)是有益的,如果负重受到限制,应该继续使用初期的助行器。如果容许患者完全负重,且患者知道如何安全地使用助行器,可以使用手杖。

(6)注意不同手术入路对关节稳定性的影响 后方入路很少出现髋关节伸展外展位时不稳;前方入路较少出现髋关节屈曲时不稳;侧方入路关节囊完整者,髋关节屈伸活动时最稳定。

(7)根据髋关节置换术患者术后情况进行个体化调整 具体到每位患者,髋关节置换术后康复方案应根据患者的个体情况进行轻度调整。例如对于年轻、肌力良好的患者,且假体稳定,负重时间可以适当提前,在术后的康复过程中不断地评估,根据患者恢复快慢调整康复训练内容,且还应该定期和患者一起评估安全性及设备的使用。

3.术后 6 周内康复治疗计划

(1)术后第 1 周 康复目标:控制疼痛和出血,减轻水肿,保护创伤部位,防止下肢深静脉血栓形成和关节粘连,维持关节活动度。

注意事项

手术后 1 周内,患者应该尽量减少卧床时间,以减轻手术后制动和卧床产生的不利影响。渐进性活动可以预防骶尾部及足跟发生压疮。如果需要,应该教育患者如何借助于改进的器具完成各项日常生活活动。当患者的耐力和力量达到一定程度时,上下楼梯的练习应该结合到患者的治疗方案中。如果第 1 天患者只能站立,步行可以在手术后第 2 天开始,应进一步指导患者如何安全地完成床、椅及卫生间的转移。应尽早开始呼吸练习并坚持下去。

1)术后第 1 天:开始床旁运动训练。患者可以先在床边站立,如果可能,可以使用上肢辅助器练习步行。使用哪一种助行器,如标准助行架、带轮助行架或腋杖,取决于患者的力量、平衡和耐力。

2)疼痛控制:待患者清醒后,可进行 VAS 评定。如果 VAS≥5 分,使用药物镇痛。注意镇痛药物种类的选择,是否使用镇痛泵应根据患者具体情况确定。

3)物理因子疗法:①术后第 1 天,可使用冰袋置于手术的髋关节部位进行冷疗,每次30～60 min,每日 1～2 次。②经皮电刺激疗法:采用频率为 100 Hz 的双通路四电极,分别置于手术切口两侧,每次 20～30 min,每日 1～2 次。

4)体位摆放:仰卧位时髋关节可轻度外展 20°～30°,防止患肢内收内旋,用箱型足夹板或"丁"字鞋防止髋关节伸髋外旋。根据人工假体柄和臼置入的角度可将患者置于外展外旋位:外展 30°、外旋 15°位。髋关节外展内旋位:外展 30°、内旋 15°位。健卧位,注意保持患侧肢体上述体位,将特制的梯形软枕放于患者双腿之间,患侧髋、膝关节伸屈角度为 0°～90°,防止髋内收、屈曲,防止髋脱位。对于髋关节置换术患者,应避免 4 种危险体位:①屈髋超过 90°;②患肢内收超过身体中线;③屈髋内旋;④伸髋外旋。

5)呼吸练习、肺功能训练:深吸气、深呼气和有效的咳嗽咳痰训练;两上肢做伸展扩胸运动,进行肺功能训练。每个动作重复 10 次,每日 2～3 次。

6)踝泵运动:患肢踝关节主动背屈和跖屈,使下肢肌肉等长收缩,挤压深部血管,促进血液循环,预防下肢深静脉血栓形成。每小时 15 次,每个动作保持 5～10 s 后放松,每组 10～15 次。

7)肌力训练:①股四头肌、腘绳肌、臀大肌、臀中肌的等长收缩练习。②双上肢及健侧下肢的肌肉力量训练:恢复双上肢和健侧下肢的力量,能较好地使用上肢辅助器。如膝下垫枕直腿抬高:持续 10 s,每天 10～20 次。此动作是为了加强股四头肌的肌力,注意在早期不宜用直接直腿抬高进行股四头肌的力量训练。抬臀训练:一般在术后第 5 天完成。在完成此动作时应注意在膝下垫枕使髋屈曲 10°～20°,康复治疗师双手托住双侧髋关节,防止动作完成的过程中出现髋关节的旋转。患膝下垂摆动:增加膝关节的活动范围和肌力,防止膝关节周围软组织粘连。

8)关节活动度训练:术后第 3 天开始被动屈髋,外侧入路患者被动屈髋 15°～30°,后侧入路患者被动屈髋<10°,被动屈髋可借助吊带或健肢带动患肢或膝下垫枕或用 CPM 机完成。主动关节活动度练习:①髋关节伸直练习,屈曲对侧髋、膝关节,术侧髋关节做主动伸直动作,充分伸展屈髋肌及关节囊前部;②髋关节屈曲练习,屈膝关节,向臀部滑动足跟练习,髋关节屈曲必须<70°;③髋关节外展练习,仰卧位,患侧髋关节轻度外展 20°～30°,髋关节无旋转,每次维持 5～15 min。

9)负重训练:①骨水泥固定型假体术后第 1 天患者即借助步行器或双拐离床负重,练习床边站立、部分负重行走和上下楼梯。由部分负重过渡到完全负重的步行,逐日增加行走距离,每日 3 次,1 周后改用健侧拐杖或手杖。②非骨水泥固定型假体术后第 1 天患者即用助行器或双拐离床,但是不负重。负重时间适当推迟,通常持续用拐杖。大粗隆截骨或结构植骨,用双拐 12 周,逐渐负重。

10)转移训练:①主要为床上转移以锻炼髂腰肌,即向侧方移动。注意在他人帮助下抬患髋或患膝时,患髋勿内收。②翻身训练,鼓励患者向患侧翻身,早期向健侧翻身,必须在他人的帮助下维持患髋于外展中立位,翻身时两腿间需要夹垫枕。

11)卧坐位训练:先将健腿屈曲,臀部向上抬起移动,将健侧下肢移动至床沿,用双肘支撑坐起,屈健腿伸患腿,将患肢移至小腿能自然垂于床边。坐起时膝关节要低于髋关节,上身不要前倾。

12)坐站位训练:患者健腿点地,患侧上肢挂拐,下肢触地,利用健腿和双手的支撑力挺髋站立。

13)步行训练:术后24 h,在康复治疗师的指导下持助行器下地行走。患肢站稳后健腿先向前迈进,助行器或拐杖随后前移,患腿随后或同时前迈,挺胸,双目平视前方。术后第1天每次步行距离可由5~10 m开始,第2天可以加倍,以后逐渐增加,待持助步器行走能保持平衡和稳定后,可持双拐行走。

(2)术后第2周 康复目标:改善关节活动度,减少疼痛和水肿,患肢在不负重的情况下主动运动,增强肌力,增加床上自主活动能力。

1)肌力训练:①股四头肌练习,要保持髋关节相对稳定,将硬枕放在患侧膝关节下,将膝关节伸直,助力下做直腿抬高,角度小于30°,持续10 s,重复20~30次,每天3组。②小腿自然垂于床边,做主动伸膝运动。活动中避免髋部旋转。

2)关节活动度训练:被动屈髋,角度为30°~60°,10~15次为1组,每日3组。在无痛范围下进行主动的患侧髋、膝屈伸能力训练或逐渐抬高床头高度,直至患者能在床上半坐。侧入路患者屈髋45°~60°,后入路患者<30°。有条件的患者做直立床训练。

3)负重和步行训练:在第1周的基础上循序渐进进行。

4)床边体位变换及转移训练:①半坐位→仰卧位→半坐位转移练习,利用双上肢和健腿支撑力向侧方移动身体,并与床边成一定角度。患侧下肢抬离床面与身体同时移动,使得双小腿能自然垂于床边。然后双上肢及健腿用力支撑半坐起。患髋弯曲不要超过70°(后入路)或90°(侧入路)并保持两腿分开,半坐起后可在背部用支持垫稳住。仰卧则是上面的逆向重复。要求高床脚、硬板床,以减轻患者坐起时患髋的屈曲程度。②坐起→站立→坐的转换练习,患者在高床边坐位下,健腿在后着地,患腿朝前放置(防止内收及旋转),利用健腿的蹬力和双上肢在扶手的支撑力下站起;注意在转换过程中避免身体向两侧转动。有条件时,利用直立床帮助患者从卧位→站位→卧位的体位转换。站立位下健腿完全负重,患腿可不负重触地。

5)健腿支撑站立平衡练习(患肢为不负重触地):参照平衡功能训练方法和要则实施。

6)其他项目:继续第1周治疗项目。手术后的第2周,绝大部分患者不需要监督就能独立完成各项活动。此时应该训练患者如何利用适当的器具如淋浴椅进行淋浴或盆浴。也应该开始训练简单的家务活动如准备食物和铺床。

(3)术后第3周 康复目标:继续巩固以往的训练效果,增强肌力,保持ROM,进行本体感觉训练,患腿逐渐恢复负重能力,加强步行训练,提高日常生活自理能力。

1)肌力训练:①站立位髋关节前屈、后伸、外展及内收肌群的等长收缩练习,每组20~30下,每日3组。②四点支撑半桥运动,保持10 s,每天10~20次,要求缓慢进行。③继续加强患侧股四头肌渐进抗阻练习。

2)关节活动度训练:髋、膝关节屈伸活动练习,保持和增加关节活动度,每次20~30下。

3)负重训练:平衡杠内做患侧少量负重站立练习,时间为15 min。

4)步行训练:扶双拐练习行走,加强髋关节外展肌群外展肌力、外旋及内收功能锻炼。

5)仰卧位空踩自行车:注意患髋屈曲应在90°以内,10次为1组,每天3组。

（4）术后第4周(或>4周)　康复目标:进一步改善和提高第3周的治疗效果,以增强肌力为主,提高患侧负重能力,加强本体感觉训练,髋关节控制训练改善步态,防止摔倒,使人工置换的髋关节功能逐渐接近正常水平。

1)肌力训练:包括梨状肌、臀中肌、臀小肌肌力训练,可以取仰卧位或站立位,患腿分别置于髋关节外展10°～30°。每个动作运动量:每次保持3～10 s,重复15～20次。髂腰肌、股四头肌训练:将患肢伸直,直腿抬高15°～60°,保持5～10 s再放下为1次,在不同角度各重复10～20次。臀大肌、股二头肌收缩训练:取仰卧位,患腿伸直向下用力压床,保持5～10 s为1次,重复20次;也可取俯卧位,使患腿膝关节处于伸展位,将腿抬高,康复治疗师施加阻力于患腿的大腿和小腿上,保持5～10 s为1次,重复10～20次。

2)关节活动度训练:患侧髋关节屈曲、外展、后伸训练。

3)髋关节的抗阻力运动训练:术后2个月可进行抗阻力的髋关节主动训练。

4)负重训练:增加抗阻力的主动关节运动,如静态自行车、上下楼梯等。在患侧大部分负重站立下主动屈髋,角度<90°。功率自行车练习,上车时患肢支撑,健侧先跨上车。座椅高度以屈髋<90°为宜,时间为15～20 min。

5)平衡功能、重心转移训练:在平衡器上训练身体重心转移,逐渐增加患腿的负重量。

6)步行训练:首先利用平行杆或四脚助行器,再扶双拐行走或健腿支撑三点式步行。练习时以不疲劳为度。患者在3个月内持拐步行、过障碍时,患腿仅为触地式部分负重。从持拐步行逐渐到扶手杖步行,要求具备下面两个条件:①患者能借助手杖,有足够的支撑力完成步行中支撑期患肢的负重;②患侧股四头肌能完成抗阻的阻力至少8 kg。

7)上下楼梯训练:上、下楼梯活动,早期主要是扶拐下楼梯,健腿支撑上楼梯。患腿部分负重时,要求健腿先上,患腿先下,减少患髋的弯曲和负重。

8)改善及提高日常生活活动能力训练:穿鞋时用长鞋拔,洗澡入浴盆或上下车时尽可能在髋关节伸展状态下做膝关节的屈曲动作。

（王欣雨）

第七节　冠状动脉粥样硬化性心脏病的康复

◎**实训目标**　掌握冠状动脉粥样硬化性心脏病(简称冠心病)的康复评定及常用康复训练方法;熟悉冠心病的临床表现及功能障碍特点;了解冠心病康复训练的基本理念及基本原则;达到独立、规范地为冠心病患者进行康复评定并制定切实可行的临床康复治疗方案的目的。

病例与思考

患者,男,65 岁,胸骨后压榨性疼痛 2 h。患者于 2 h 前运动时突然感到胸骨后疼痛,呈压榨性,有濒死感,休息及口含硝酸甘油均不能缓解,伴大汗淋漓、恶心、呕吐,二便正常。既往无高血压和心绞痛病史,吸烟 20 年余,每天 1 包。查体:T 36.8 ℃,P 104 次/min,R 22 次/min,BP 110/65 mmHg。急性痛苦性病容,口唇发绀,颈静脉无怒张,心界不大,心率 104 次/min,有期前收缩 5~6 次/min,心尖部有 S4,双肺呼吸音清,未闻及干、湿啰音,双下肢无水肿。心电图:V_1~V_5 导联 ST 段升高,V_1~V_5 导联 QRS 波呈 Qr 型,T 波倒置和室性期前收缩。

问题与思考:①该患者冠心病的心脏康复危险分期是什么?②如何设定冠心病患者的康复目标?③如何制定冠心病患者的康复治疗方案?

疾病诊断

(一)中医诊断标准

参照普通高等教育中医药类规划教材《中医内科学》第十版:①左侧胸膺或膻中处突发憋闷而痛,疼痛性质为灼痛、绞痛、刺痛或隐痛、含糊不清的不适感等;疼痛常可窜及肩背、前臂、咽喉、胃脘部等,甚者可及手少阴、手厥阴经循行部位窜至中指或小指,常兼心悸。②突然发病,时作时止,反复发作。持续时间短暂,一般几秒至数十分钟,休息或服药后可迅速缓解。③多见于中年以上,常因情志波动、气候变化、多饮暴食、劳累过度等而诱发。亦有无明显诱因或安静时发病者。④心电图应列为必备的常规检查,必要时可做动态心电图、标测心电图和心功能测定、运动试验心电图。休息时心电图明显心肌缺血,心电图运动试验阳性,有助于诊断。⑤若疼痛剧烈,持续时间长,达 30 min 以上,含化硝酸甘油片后难以缓解,可见汗出肢冷,面色苍白,唇甲青紫,手足青冷至肘膝关节处,甚至旦发夕死、夕发旦死,相当于急性心肌梗死,常合并心律失常、心功能不全及休克,多为真心痛表现,应配合心电图动态观察及血清酶学、白细胞总数、红细胞沉降率(血沉)等检查,以进一步明确诊断。

(二)西医诊断标准

1. 急性心肌梗死诊断标准　①严重胸痛持续 30 min 以上。②发病时间在 8 h 以内。③心电图至少有 2 个相邻导联有 ST 段抬高(胸前导联抬高≥0.2 mV,肢体导联抬高≥0.1 mV)。④心肌酶标记物如肌钙蛋白 T(TnT)、肌钙蛋白 I(TnI)、肌酸激酶同工酶(CK-MB)或肌酸肌酶(CK)升高大于正常值上限的 2 倍,并有特征性动态改变。

2. 急性冠脉综合征诊断标准

(1)ST 段抬高的急性冠脉综合征　缺血性胸痛 30 min,硝酸甘油不缓解,心电图至少 2 个肢体导联或相邻 2 个以上的胸前导联 ST 段抬高≥0.1 mV。

(2)ST 段不抬高的急性冠脉综合征　初发劳力性心绞痛或者恶化劳力性心绞痛,可有心肌缺血的客观证据。①胸痛伴 ST 段压低≥0.05 mV,或出现与胸痛相关的 T 波变化,或倒置 T 波伪改善。②既往患急性心肌梗死、行经皮冠状动脉腔内成形术或冠状动脉旁路移植术。③既往冠状动脉造影明确冠心病的诊断。④TnT 或者 TnI 增高。ST 段不抬高的心肌梗死与不稳定型心绞痛的区别:肌酸激酶同工酶增高≥正常值上限的 2 倍。

证候诊断

1.心血瘀阻证　心胸疼痛,如刺如绞,痛有定处,入夜为甚,甚则心痛彻背,背痛彻心,或痛引肩背,舌质紫暗或有瘀点、瘀斑,苔薄,脉弦涩。

2.痰浊闭阻证　胸闷重而心痛微,痰多气短,头身困重,形体肥胖,遇阴雨天易发作或加重,伴有倦怠乏力,纳呆便溏,咳吐痰涎,舌体胖大且边有齿痕,苔浊腻或白滑,脉滑。

3.寒凝心脉证　猝然心痛如绞,心痛彻背,喘不得卧,多因气候骤冷或外感风寒而诱发或加重,伴形寒,甚则手足不温,冷汗自出,胸闷气短,心悸,面色苍白,苔薄白,脉沉紧或沉细。

4.气阴两虚证　心胸隐痛,时作时休,心悸气短,动则尤甚,伴神疲懒言,易汗,舌质淡红,舌体胖,边有齿痕,苔薄白,脉虚细缓或结代。

5.心肾阳虚证　心悸而痛,胸闷气短,动则尤甚,自汗,面色㿠白,神倦怯寒,四肢欠温或肿胀,舌质淡胖,边有齿痕,苔白或腻,脉沉细迟。

康复评定

（一）心功能分级

目前主要采用美国纽约心脏病学会（NYHA）1928 年提出的一项分级方案,主要是根据患者自觉的活动能力划分为 4 级（表 4-15）。

表 4-15　NYHA 心功能分级

心功能分级	临床情况
Ⅰ级	患者患有心脏病,但活动量不受限制,平时一般活动不引起疲乏、心悸、呼吸困难或心绞痛
Ⅱ级	心脏病患者的体力活动受到轻度的限制,休息时无自觉症状,但一般体力活动下可出现疲乏、心悸、呼吸困难或心绞痛
Ⅲ级	心脏病患者体力活动明显受限,小于平时一般活动即引起上述症状
Ⅳ级	心脏病患者不能从事任何体力活动。休息状态下出现心力衰竭的症状,体力活动后加重

1994 年美国心脏病学会(AHA)对 NYHA 心功能分级方案再次修订时,采用并行的 2 种分级方案。第一种即上述 4 级方案,第二种是客观的评估,即根据客观的检查手段如心电图、负荷试验、X 射线、超声心动图等来评估心脏病变的严重程度,分为 A、B、C、D 4 级。A 级:无心血管疾病的客观依据。B 级:客观检查显示有轻度的心血管疾病。C 级:有中度心血管疾病的客观依据。D 级:有严重心血管疾病的表现。

Killip 分级用于评估急性心肌梗死患者的心功能状态。Ⅰ级:无肺部湿啰音和第三心音。Ⅱ级:肺部有啰音,但啰音的范围<1/2 肺野。Ⅲ级:肺部啰音的范围>1/2 肺野(肺水肿)。Ⅳ:休克。

(二)运动功能评定

1. 心电运动试验　心电运动试验(exercise stress testing,ECG)是指通过分级运动的方式,充分调动心血管的生理储备能力,诱发相应的生理和病理生理表现以确定最大心脏负荷能力;或通过运动试验,了解患者运动训练的安全性。它是心脏康复训练最常用的评定方法,也是协助制定康复训练方案的重要基础。常用的运动试验类型如下。

(1)症状限制性运动试验　该试验是以运动诱发呼吸或循环不良的症状和体征、心电图异常及心血管运动反应异常作为运动终点的试验方法,是将主观和客观指标结合的最大运动量试验。常用于诊断冠心病、评定心功能和体力活动能力、制定运动处方等。

(2)低水平运动试验　该试验常以预定较低水平的运动负荷、心率、血压和症状为终止指标。适用于急性心肌梗死后或病情较重者。

2. 超声心动图运动试验　超声心动图可以直接反映心肌活动的情况,从而揭示心肌收缩和舒张功能,还可以反映心脏内血流变化情况,所以有利于提供运动心电图所不能显示的重要信息。运动超声心动图比安静时检查更加有利于揭示潜在的异常,从而提高试验的敏感性。检查一般采用卧位踏车的方式,以保持运动时超声探头可以稳定地固定在胸壁,减少检测干扰。较少采用坐位踏车或活动平板方式。运动方案可参照心电运动试验。

3. 6 min 步行试验　6 min 步行试验是一项简单易行、安全、方便的试验,用以评定慢性心力衰竭患者的运动耐力。适用于没有运动试验条件或病情较严重而不能耐受平板运动的患者。要求患者在平直走廊里尽可能快地行走,测定 6 min 的步行距离。若 6 min 步行距离<150 m,表明为重度心功能不全;150 ~ 425 m 为中度心功能不全;426 ~ 550 m 为轻度心功能不全。本试验除用以评价心脏的储备功能外,常用以评价心力衰竭治疗的疗效。

4. 代谢当量测定　代谢当量(metabolic equivalent,MET)是以安静、坐位时的能量消耗为基础,表示各种活动时相对能量代谢水平的常用指标。MET 可由最大耗氧量(VO$_2$max)推算而来,1 MET 相当于 VO$_2$max 3.5 mL/(kg·min),它稍高于基础代谢[约 3.3 mL(kg·min)],是能量代谢的另一种表达方式。MET 的最大优势是将人体所消耗的能量标准化,从而使不同年龄、性别、体重的个体得以进行比较。MET 在康复医学中有极其重要的应用价值,具体表现在以下几个方面。

（1）判断体力活动能力和预后 关键的最高 MET 判断值：①<5 MET，65 岁以下的患者预后不良。②5 MET，日常生活受限，相当于急性心肌梗死恢复期的功能储备。③10 MET，正常健康水平，药物治疗预后与其他手术或介入治疗效果相当。④13 MET，即使运动试验异常，预后仍然良好。⑤18 MET，有氧运动员水平。⑥22 MET，高水平运动员。

（2）判断心功能及相应的活动水平 由于心功能与运动能力密切相关，因此最高 MET 与心功能直接相关（表4-16）。

表4-16 各级心功能的 MET 及可进行的体力活动

心功能	MET	可进行的体力活动
Ⅰ级	≥7	携带 10.90 kg（24 磅）重物连续上 8 级台阶，携带 36.32 kg（80 磅）重物打篮球、回力球、手球或踢足球，慢跑或走（速度为 8.045 km/h）
Ⅱ级	≥5 且<7	携带 10.90 kg（24 磅）以下的重物上 8 级台阶，性生活，养花种草类型的工作，步行（速度为 6.436 km/h）
Ⅲ级	≥2 且<5	徒手走下 8 级台阶，可以自己淋浴、换床单、拖地、擦窗，步行（速度为 4.023 km/h），打保龄球，连续穿衣
Ⅳ级	<2	不能进行上述活动

（3）表示运动强度，制定运动处方 通过对各种活动的耗氧量测定发现，不同的人在从事相同活动时其 MET 基本相等。因此，可以用 MET 表示任何一种活动运动强度。此外，MET 与能量消耗直接相关，所以在需要控制能量摄取与消耗比例的情况下（如糖尿病和肥胖症患者的康复），采用 MET 是最佳选择。热量是指能量消耗的绝对值，MET 是能量消耗水平的相对值，两者之间有明确的线性关系，计算公式：热量 = MET×3.5×体重（kg）÷200。

在计算上可以先确定每周的能耗总量（运动总量）及运动训练次数或天数，将每周总量分解每天总量，然后确定运动强度，查表选择适当的活动方式，将全天的 MET 总量分解到各项活动中，形成运动处方。

（4）区分残疾程度 一般将 MET<5 作为残疾标准。

（5）指导日常生活活动与职业活动 心血管疾病患者不可能进行所有日常生活活动或职业活动，因此，需要在确定患者的安全运动强度后，根据 MET 表选择合适的活动（表4-17）。注意职业活动（每天 8 h）的平均能量消耗水平不应该超过患者峰值 MET 的40%，峰值强度不可超过峰值 MET 的 70%~80%（表4-18）。

表4-17　不同活动的代谢当量

类型	活动	MET	活动	MET
生活活动	修面	1.0	步行1.6 km/h	1.5~2.0
	自己进食	1.4	步行2.4 km/h	2.0~2.5
	床上用便盆	4.0	散步4.0 km/h	3.0
	坐厕	3.6	步行5.0 km/h	3.4
	穿衣	2.0	步行6.5 km/h	5.6
	站立	1.0	步行8.0 km/h	6.7
	洗手	2.0	上楼	5.2
	淋浴	3.5	下楼	9.0
	坐床	1.2	骑车（慢速）	3.5
	坐床边	2.0	骑车（中速）	5.7
	坐椅	1.2	慢跑9.7 km/h	10.2
自我料理	坐位自己吃饭	1.5	备饭	3.0
	上下床	1.65	铺床	3.9
	穿脱衣	2.5~3.5	扫地	4.5
	站立热水淋浴	3.5	擦地（跪姿）	5.3
	挂衣	2.4	擦窗	3.4
	园艺工作	5.6	拖地	7.7
	劈木头	6.7		
职业活动	秘书（坐）	1.6	焊接工	3.4
	机器组装	3.4	轻的木工活	4.5
	挖坑	7.8	油漆	4.5
	织毛线	1.5~2.0	开车	2.8
	写作	2.0	缝纫（坐）	1.6
娱乐活动	打牌	1.5~2.0	桌球	2.3
	手风琴	2.3	弹钢琴	2.5
	小提琴	2.6	长笛	2.0
	交谊舞（慢）	2.9	击鼓	3.8
	交谊舞（快）	5.5	排球（非竞争性）	2.9
	有氧舞蹈	6.0	羽毛球	5.5
	跳绳	12.0	游泳（慢）	4.5
	网球	6.0	游泳（快）	7.0
	乒乓球	4.5		

表 4-18　MET 与工作能力

最高运动能力/MET	工作强度	平均 MET	峰值 MET
≥7	重体力劳动	2.8～3.2	5.6～6.4
≥5	中度体力劳动	<2.0	<4.0
3～4	轻体力劳动	1.2～1.6	2.4～3.2
2～3	坐位工作,不能跑、跪、爬,站立或走动时间不能过10%工作时间		

(三)危险因素评估

通过血压、血糖、血脂测定,体重指数计算,以及饮食行为习惯调查,明确冠心病危险因素。

(四)心理评定

通过抑郁及焦虑量表测定患者情绪及心理情况,可以使用汉密尔顿抑郁量表进行评定。

(五)危险分层

综合患者既往史、本次发病情况、冠心病危险因素、生活方式与运动习惯、常规辅助检查、运动负荷试验、心理评估等对患者进行危险分层(表4-19)。

表 4-19　冠心病患者运动危险分层

危险分层	运动或恢复期症状及心电图改变	心律失常	再血管化后并发症	心理障碍	LVEF	功能储备/MET	血肌钙蛋白水平
低危	运动中或恢复期无症状及心电图缺血改变	无休息或运动引起心律失常	AMI 溶栓或 PCI/CABG 后血管再通,无合并症	无心理障碍,如焦虑和抑郁	>50%	>7	正常
中危	中度运动或恢复期出现心绞痛症状或心电图缺血改变	休息或运动时未引起复杂室性心律失常	AMI 溶栓或 PCI/CABG 后无心源性休克或心力衰竭	无严重心理障碍,如焦虑和抑郁	40%～50%	5～7	正常
高危	低水平运动或恢复期出现心绞痛症状或心电图缺血改变	休息或运动时出现复杂室性心律失常	AMI 溶栓或 PCI/CABG 后有心源性休克或心力衰竭	有严重心理障碍,如焦虑和抑郁	<40%	<5	升高

注:低危,需符合每一项标准;中危和高危,需符合其中一项标准。AMI—急性心肌梗死;PCI—经皮冠状动脉介入治疗术;CABG—冠状动脉旁移植术;LVEF—左心室射血分数;MET—代谢当量。

辨证治疗

1.心血瘀阻证

(1)治法 活血化瘀,通脉镇痛。

(2)推荐方药 血府逐瘀汤加减,由川芎、桃仁、红花、赤芍、柴胡、桔梗、枳壳、牛膝、当归、生地黄、降香、郁金、甘草组成。若胸痛剧烈,瘀血痹阻较重,加乳香、没药、丹参等;若畏寒肢冷,兼有寒凝或阳虚,加桂枝或肉桂、细辛、高良姜、薤白或人参、炮附子等;若气短、乏力、自汗,兼有气虚,可选人参养荣汤合桃红四物汤加减,重用人参、黄芪;若猝然心痛发作,可含化复方丹参滴丸、速效救心丸。

2.痰浊闭阻证

(1)治法 通阳泄浊,豁痰宣痹。

(2)推荐方药 栝蒌薤白半夏汤合涤痰汤加减,由瓜蒌、薤白、半夏、胆南星、竹茹、人参、茯苓、甘草、石菖蒲、陈皮、枳实组成。加减:痰热者,加海浮石、海蛤壳、栀子、天竺黄、竹沥;大便干结,加桃仁、番泻叶、大黄;口干口苦,为痰浊郁血化热,可选黄连温胆汤加郁金。

3.寒凝心脉证

(1)治法 辛温散寒,宣通心阳。

(2)推荐方药 枳实薤白桂枝汤合当归四逆汤加减,由桂枝、细辛、薤白、瓜蒌、当归、芍药、枳实、厚朴、大枣组成。加减:若痛无休止,身寒肢冷,气短喘息,脉沉紧或沉微,属阴寒极盛之胸痹重症,用乌头赤石脂丸加荜茇、高良姜、细辛等;若痛剧而四肢不温,冷汗自出,即刻舌下含服苏合香丸或麝香保心丸。

4.气阴两虚证

(1)治法 益气养阴,活血通脉。

(2)推荐方药 生脉散合人参养荣汤加减,由人参、黄芪、炙甘草、肉桂、麦冬、玉竹、五味子、丹参、当归组成。加减:若气滞血瘀,加川芎、郁金;若痰浊明显,加茯苓、白术、白蔻仁;若心脾两虚,见纳呆、失眠,加茯苓、茯神、远志、半夏曲、柏子仁、酸枣仁。

5.心肾阳虚证

(1)治法 温补阳气,振奋心阳。

(2)推荐方药 参附汤合右归饮加减,由人参、附子、肉桂、炙甘草、熟地黄、山茱萸、淫羊藿、补骨脂组成。加减:若兼见水肿、喘促、心悸,为肾阳虚衰,水饮凌心,用真武汤加黄芪、汉防己、猪苓、车前子;若阳虚欲脱厥逆,为危急重症,在中西医结合抢救的同时,用四逆加人参汤或参附注射液静脉滴注。

传统康复技术

(一)推拿治疗

1.压痛点推拿

(1)推拿部位 灵道穴(93%左右的冠心病患者,左手少阴心经的灵道穴有明显压痛反应)。

(2)推拿操作　按摩灵道穴压痛明显处,用拇指指腹轻揉穴位 1.5 min,再重压按摩 2 min,最后以轻揉 1.5 min 结束。每日按摩 1 次,15 次为 1 个疗程。定穴后做好标记,开始由医生操作,教会患者后可由患者自己操作。每周复诊 1 次,半月复查 1 次心电图,休息 3 d 再继续进行第二疗程。一般 4 个疗程结束治疗。

2.心区局部推拿

(1)推拿部位　左侧灵墟、屋翳、天池和心俞穴(由于手掌面积较大,实际涉及心区大部分区域)。

(2)推拿方法　采用掌摩法、复合震颤手法,200 圈/min 左右,心前区 3 穴共摩 12 min,背部心俞按摩 4 min。按摩中部分患者感到心前区发热,逐渐波及四肢和腰背,若按摩结束时未出现热感传导,酌情延长 5 ~ 10 min。每日按摩 1 ~ 2 次,20 日为 1 个疗程。

3.足反射区推拿　推拿方法:采用足反射法治疗,先用药液浸足 10 min,再用轻揉按摩法做全足按摩。重点加强肾上腺、肾、输尿管、膀胱、大脑、垂体、甲状腺、心、肺、腹腔神经丛、胃肠、斜方肌、颈椎、胸椎、腰椎、骶椎、淋巴结等反射区。对脊柱解剖结构改变者,须增加整复手法。冠心病的病变发展迅速,足部按摩多采用拇指推按法和示指扣拳法。力度根据病情而定,一般不宜过重,并随时注意患者的变化。每次按摩 30 min,每日1 次,10 次为 1 个疗程。

4.全身推拿方法

(1)压内关　以一手拇指指腹紧按另一前臂的内关穴,先向下按,再做向心性按压,位置不移动,两手可交替进行。在纠正心律失常时,对心动过速者,手法要由轻渐重,同时可配合震颤及轻揉;对心动过缓者,需用强刺激手法。平时按摩,可按住穴位,左右旋转各 10 次,然后紧压 1 min。

(2)抹胸　以一手掌紧贴左胸部由上向下按抹,两手交替进行。每拍按抹 1 次,节拍 4×8。操作时不宜隔太多衣服,以免影响效果。

(3)拍心　用右手掌或半握拳拍打心前区。每拍拍打 1 次,节拍4×8。拍打轻重,以患者感觉舒适为宜。

(4)加按穴位　心绞痛甚者加按心俞、膻中穴以宽胸行气镇痛;气急、胸闷者加按肺俞、定喘穴以宣肺降气;脉微沉细或慢性心力衰竭水肿者加按复溜、阴陵泉穴以利水消肿;阳亢者加按合谷、太冲穴以平肝潜阳。

在进行以上按摩时,要求腹式呼吸,不要憋气。思想集中,用意识引导按摩活动,并尽可能与呼吸相配合。每日按摩 1 次,1 个月为 1 个疗程,总疗程为 3 个月。

(二)针刺技术

1.固定处方治疗

(1)取穴　主穴:神门、劳宫、后溪。配穴:心俞、通里、郄门、内关、大陵、厥阴俞、膻中、至阳、涌泉、素髎。

(2)操作方法　每次主穴必取,根据病情配 3 ~ 5 穴。用毫针,针法以平补平泻为主,急性期以泻法为主。每日针 1 次,15 次为 1 个疗程。治疗期间停止服用各种扩血管药,个别心绞痛发作较频者配合中西药治疗。

2. 主穴辅以辨证配穴

（1）取穴 主穴：分2组，交替使用。第1组：心俞（或夹脊穴）、巨阙、心平（少海穴下3寸）。第2组：厥阴俞、膻中、内关。配穴：阴虚型配三阴交或太溪；阳虚型配关元或大椎；气虚型配气海或足三里；痰阻型配丰隆或肺俞；血瘀型配膈俞或血海。

（2）操作方法 背部穴针尖斜向脊椎，深度0.5~1.0寸，得气后刮针2 min；四肢穴直刺，有酸、麻、胀、感传等得气感觉后，留针20 min。每日或隔日针1次，10次为1个疗程，两疗程间休息3~5 d，观察3个疗程。

3. 主穴辅以症状配穴

（1）取穴 主穴：心俞、厥阴俞（双）、内关、郄上、阳陵泉、三阴交（单侧取穴，手足左右交替）。配穴：心绞痛配神堂（双），胸闷配膻中，心房颤动、期前收缩配阴郄透内关，心动过速配下侠白、手三里（单）或攒竹（双），心动过缓配通里透内关。

（2）操作方法 隔日1次，每周3次，15次为1个疗程，共2个疗程，两疗程间休息1周。必要时配合耳针（穴取心、肾、交感、神门、小肠、皮质下、内分泌），每次取3~4穴，留针1 h。

4. 俞募配穴为主

（1）取穴 以心、心包经的俞募穴为主，配合八脉交会穴及心、心包经的郄穴。第1组：巨阙、心俞、膈俞、内关、公孙、阴郄。第2组：膻中、厥阴俞、三阴交、郄门。两组交替使用，痰浊加太渊，虚寒艾灸膻中或膈俞。

（2）操作方法 常规消毒后，虚证用补法，实证用泻法。每周3次，10次为1个疗程，观察3个疗程。

5. 针刺背俞穴

（1）取穴 心俞、肝俞、肾俞。

（2）操作方法 患者取俯卧位，毫针针尖朝椎体方向斜刺1寸。手捻针，用提插捻转平补平泻法行针1 min，留针25 min，每5 min运针1次，每日1次，12次为1个疗程，休息4 d后继续下一疗程，共治疗2个疗程。

6. 腕踝针 腕踝针是从腕部和踝部取相应的点进行皮下针刺来治疗疾病的一种针刺方法。本疗法是把病症表现的部位归纳在身体两侧的6个纵区，在两侧的腕部和踝部各定6个进针点，以横膈为界，按区选点进行治疗。本法具有疏通经络、调和脏腑功能的作用。

（1）取穴 左侧内关、神门。

（2）操作方法 选好进针点后，用乙醇棉球做常规消毒，一手持针，一手拇指、示指绷紧进针点处的皮肤，使针体与皮肤呈30°角。针尖迅速刺入皮肤后立即使针体与皮肤近于平行，紧贴真皮层，不能过深，进针要快，推针要慢，要表浅，要松弛，以不引起酸、麻、胀、痛为宜。视病情进针深度为75~125 mm，留针60~120 min。每日1次，10次为1个疗程，视病情可连续10个疗程或更长。

(三)艾灸技术

1. 艾条灸

(1)取穴　膻中、膈俞。

(2)操作方法　选纯艾条,将其一端点燃,在距离穴位皮肤1寸处固定不动,使患者有温热舒适感,局部皮肤红润、潮湿。一般每个穴位灸15 min左右,每日1次,6 d为1个疗程。

2. 隔物灸

(1)取穴　主穴:心俞、厥阴俞。配穴:膈俞、膏肓俞。

(2)操作方法　取鲜姜,切成5分硬币大小,厚约0.3 cm,用缝衣针在其上刺孔,把艾绒制成艾炷,约枣核大小。将姜片贴于所选穴位,上置艾炷,用香点燃。当患者感觉灼痛时,可将姜片略微抬起,稍候再放下,待艾炷燃尽后再换一炷,每穴皆燃3壮。

(四)穴位贴压法技术

穴位贴压法是一种贴压药物种子和小颗粒丸药以起到持续刺激作用的疗法。贴压部位包括体表穴位和耳部穴位。

1. 辨证取穴贴压

(1)取穴　主穴:一组为心俞、巨阙、内关、上巨虚,另一组为厥阴俞、中脘、间使、足三里。两组穴位交互使用。配穴:偏于气滞者配肺俞、气海;偏于血瘀者配膻中、膈俞;痰浊壅盛者配丰隆、太白;偏于寒凝者配关元、命门、中极。

(2)操作方法　将中药丹参等制成约粟粒大小的药丸2粒并贴于7 mm×7 mm的氧化锌橡皮膏上,将带有药丸的橡皮膏贴敷于穴位上即可。每次贴敷6~12个穴位,隔日贴药1次,30次为1个疗程。多贴敷1.0~1.5个疗程,重症贴敷2~3个疗程。

2. 固定穴位贴压

(1)取穴　一组为巨阙、心俞、神道、内关,另一组为膻中、厥阴俞、至阳、郄门。

(2)药丸的制作　薤白90 g,元胡30 g,川芎60 g,丹参60 g,当归30 g,桃仁20 g,三七20 g,乳香10 g,没药10 g,郁金20 g,山楂60 g,黄芪60 g,熟地黄30 g,何首乌30 g,檀香30 g,白芷30 g,白芥子30 g,细辛30 g,冰片15g,薄荷冰10 g。上药研粉,用清水调后制成光滑圆形、质硬、绿豆粒大小的水丸。

(2)操作方法　将药丸按压穴位上,用2 cm×2 cm的氧化锌橡皮膏固定后,按压每个穴位2 min。嘱患者自行按摩,每次每穴按压2 min,每日3~4次,自感胸痛、胸闷时加次按压。按压48 h后揭掉,二组穴位交替使用,1个月为1个疗程,本组患者按压1.0~1.5个疗程,重症2~3个疗程。

治疗期间停用其他相关长效治疗药物和疗法。对心绞痛频繁或严重心律失常者、高血压明显者,可服用硝酸酯类药物、抗高血压药物。

3. 耳穴贴压法

(1)取穴　主穴:心、交感、胸、肝。配穴:脾、内分泌、皮质下、神门、降压点、太阳等。主穴每次必用,配穴根据病情选用:心烦、失眠、多梦加皮质下、神门;胸闷气短、身沉困有痰加内分泌、脾;头昏头痛加太阳、降压点等;心痛剧烈加神门、心脏点等。

（2）操作方法　先在所选穴区探寻压痛点,找到后画点为号,然后把胶布剪成0.5 cm×0.5 cm大小的方块,王不留行籽粘在其中,丸对点粘牢压紧,每隔1 d换贴1次,两耳轮换贴,贴压10次为1个疗程,休息8 d,再进行第二疗程,连贴2~3个疗程。嘱患者心绞痛发作时要重压、勤压药丸,平时每次每穴须连续按压4 min,每天按压5次。按压时要用指对指一紧一松地连续按压,一穴压好再压另一穴,全部压穴时间不得少于30 min。按压时双目眺望远方树木,精力高度集中。

（五）穴位埋植法

1.羊肠线埋植

（1）取穴　主穴:心俞(双)、至阳、厥阴俞(双)、内关(双)。

（2）辨证加减　气滞血瘀加膻中、足三里、气海;痰浊壅塞加足三里、丰隆;阴寒凝滞加命门、肾俞(双);心肾阴虚加肾俞、膀胱俞;气阴两虚加中脘、足三里。

（3）操作方法　穴位皮肤常规消毒,腹背俞穴用手术缝合针把3号羊肠线皮下埋藏;四肢穴位用20号腰穿针刺中穴位得气后,把羊肠线剪成约10 mm长,用针芯送入穴位内。之后消毒、敷料包扎固定。

2.药线埋植

（1）取穴　主穴:至阳、内关、足三里。根据辨证分型及合并症选取配穴:心血瘀阻加阳陵泉;痰浊内阻加丰隆;脾气虚加中脘;合并高血压加太冲;合并高脂血症加三阴交。

（2）药线与器械　取1号羊肠线,截取1.0~2.5 cm长度,浸泡于95%乙醇(该乙醇是浸泡过麝香、檀香、苏合香、降香过滤所得)内1周即可使用。器械取12号腰穿针,剪掉并磨平针芯尖部,常规高压消毒备用。

（3）操作方法　戴无菌手套,皮肤常规消毒,铺巾,用2%利多卡因做穴位皮肤局部麻醉。将药线从腰穿针尖部置入针腔内,根据患者胖瘦和穴位的不同选用相应长度的药线。腰穿针刺入选定穴位,将针芯从针尾置入,边进针芯边退针,使药线埋于穴位皮下。15 d 1次,3次为1个疗程。双穴者每次选1穴,交替治疗。

（六）其他疗法

1.功法

（1）心病静坐法　正身端坐,意守丹田,右足踏地,左小腿搁在右大腿上,两手置于腹前,两小指相钩,其余四指抱拳,行自然腹式呼吸,每次15~30 min。可以起到调整中枢和自主神经的作用,调整心律,改善循环系统的功能。

（2）心病调率法　正身站立,两手下垂,意守丹田,行自然腹式呼吸,吸气与呼气的时间比例从3∶2逐渐改为2∶1。这种加强吸气的呼吸法,可使交感-肾上腺皮质功能加强,对窦性心动过缓或传导阻滞有一定效果。若吸气时头微抬高15°,腹壁外凸,呼气时头微低下15°,腹壁内凹,吸气与呼气时间比例从2∶3逐渐变为1∶2,可提高副交感神经的兴奋性,对心动过速有一定的疗效。

（3）心病平血功　两足分立同肩宽,意守丹田,两臂侧平举,掌心向前上方倾斜,吸气时左臂下降,右臂相应抬高,身体自然左旋;呼气时左臂上抬,右臂相应下降,身体自然右旋,行 32 息。可改善循环动力,促进血液循环,对高血压有良好作用。

2.指穴敏感点治疗　取小指敏感点针刺治疗心绞痛,属于全息疗法的范围。《灵枢·经脉》曰:"心手少阴之脉……其直者……循小指之内出其端。小肠手太阳之脉,起于小指之端……"由于经脉之间互为贯通,所以实际上十二经脉的变化都会在相应的指上得到反映,小指的敏感点正是这种特定疾病的反应点,也是特效治疗点。

操作方法:取患者左手小指掌侧第一节上 1/3 尺侧敏感点,以 0.5 寸毫针向指尖方向沿皮下刺 0.2 ~ 0.3 寸,施以手法,至症状消失后立即取针。

康复训练

(一)康复治疗目标

1.Ⅰ期康复治疗目标　①低水平运动试验阴性,可以按正常节奏连续行走 100 ~ 200 m 或上下 1 ~ 2 层楼而无症状和体征。②运动能力达到 2 ~ 3 MET,能够适应家庭生活。③使患者理解冠心病的危险因素及注意事项,在心理上适应疾病的发作和处理生活中的相关问题。

2.Ⅱ期康复治疗目标　①逐步恢复一般日常生活活动能力,包括轻度家务劳动、娱乐活动等。②运动能力达到 4 ~ 6 MET,提高生活质量。对体力活动没有更高要求的患者可停留在此期。

3.Ⅲ期康复治疗目标　①巩固Ⅱ期康复成果,控制危险因素。②改善或提高体力活动能力和心血管功能,恢复发病前的生活和工作。

(二)适应证和禁忌证

1.适应证

(1)Ⅰ期患者　生命体征稳定,无明显心绞痛,安静时心率<110 次/min;过去 8 h 内没有新发或再发胸痛;无明显心力衰竭失代偿征兆;过去 8 h 内没有新发心律失常或心电图改变。

(2)Ⅱ期患者　生命体征稳定,运动能力达到 3 MET 以上,家庭活动时无显著症状和体征。

(3)Ⅲ期临床病情稳定者　包括陈旧性心肌梗死、稳定型劳力性心绞痛、隐匿性冠心病、冠状动脉分流术和腔内成形术后、心脏移植术后、安装起搏器后患者。过去被列为禁忌证的一些情况如病情稳定的心功能减退、室壁瘤等现正在被逐步列入适应证的范畴。

2.禁忌证　凡是康复训练过程中可诱发临床病情恶化的情况都列为禁忌证,包括原发病临床病情不稳定或合并新临床病症。

(三)康复治疗方案

1.Ⅰ期康复　Ⅰ期康复患者一旦脱离急性危险期,病情处于稳定状态即可开始康复治疗。通常康复干预于入院 24 h 内开始,如果病情不稳定应延迟至 3 ~ 7 d 以后酌情进行。康复训练内容包括床上、床边、床下活动,个人活动,大、小便处理,步行训练,教育心理治疗,以及危险因素控制。早期康复计划见表4-20。

表4-20 冠心病Ⅰ期康复计划

步骤	MET	活动类型	心率反应适合水平(与静息心率比较)
第1步	1	被动活动、缓慢翻身坐起、床边椅子坐立、床边坐便	增加5～15次/min
第2步	1～2	床边坐位热身、床旁行走	增加10～15次/min
第3步	2～3	床边站立热身;大厅走动5～10 min,2～3次/d	增加10～20次/min
第4步	3～4	站立热身;大厅走动5～10 min,3～4次/d;上1层楼梯或固定踏车训练;坐位淋浴	增加15～25次/min

(1)床上活动 活动一般从床上的肢体活动开始,包括呼吸训练。肢体活动一般从远端的小关节活动开始,从不抗重力的活动开始,强调活动时呼吸自然、平稳,没有任何憋气和用力的现象后可以逐步开始抗阻活动,抗阻活动可以采用捏气球、皮球或拉皮筋等,一般不需要专用器械。徒手体操也十分有效。吃饭、洗脸、刷牙、穿衣等日常生活活动可以早期进行。

(2)呼吸训练 呼吸训练主要指腹式呼吸训练。腹式呼吸的要点是在吸气时腹部浮起,让膈肌尽量下降;呼气时腹部收缩把肺的气体尽量排出,呼气与吸气之间要均匀连贯,可以比较缓慢,但是不可憋气。

(3)坐位训练 坐位是重要的康复起始点,应该从第1天开始。开始坐时可以有依托,例如把枕头或被子放在背后,或将床头抬高。有依托坐位的能量消耗与卧位相同,但是上身直立体位使回心血量减少,同时射血阻力降低,心脏负荷实际上低于卧位。在有依托坐位适应之后,患者可以逐步过渡到无依托独立坐。

(4)步行训练 从床边站立开始,先克服体位性低血压。在站立无问题之后,开始床边步行,以便在疲劳或不适时能够及时休息。此阶段开始时最好进行若干次心电监护活动,此阶段患者的活动范围明显增大,因此监护需要加强。要特别注意避免上肢高于心脏水平的活动,例如患者自己手举输液瓶上厕所,此类活动的心脏负荷增加很大,常是诱发意外的原因。

(5)排便 应该尽早让患者坐位排便,但是禁忌蹲位大便或在大便时过分用力。如果出现便秘,应该使用通便剂。患者有腹泻时也需要注意严密观察,因为过分的肠道活动可以诱发迷走反射,导致心律失常或心电不稳。

(6)上楼 上下楼的活动是保证患者出院后在家庭活动安全的重要环节。下楼的运动负荷不大,而上楼的运动负荷主要取决于上楼的速度,必须保持非常缓慢的上楼速度。一般每上一级台阶可以稍事休息,以保证没有任何不适。

（7）心理康复与常识宣教　患者在急性发病后，往往有显著的焦虑和恐惧感。护士和康复治疗师必须安排对患者的医学常识教育，使其理解冠心病的发病特点、注意事项和预防再次发作的方法。特别强调戒烟、低脂低盐饮食、规律的生活、个性修养等。

（8）康复方案调整与监护　如果患者在训练过程中没有不良反应，运动或活动时心率增加<10 次/min，次日训练可以进入下一阶段。运动中心率增加在 20 次/min 左右，则需要继续同一级别的运动。心率增加超过 20 次/min，或出现任何不良反应，则应该退回到前一阶段运动，甚至暂时停止运动训练。为保证活动的安全性，可以在心电监护下开始所有的新活动。在无任何异常的情况下，重复性的活动不一定要连续监护。

（9）出院前评估及治疗策略　当患者顺利达到训练目标后，可以进行症状限制性或亚极量心电运动试验，或在心电监护下进行步行。如果确认患者可连续步行 200 m 无不适症状和无心电图异常，可以安排出院。患者出现合并症或运动试验异常，则需要进一步检查，并适当延长住院时间。出院前应根据患者的病情进行运动能力评估，作为日常活动和运动康复计划制订的客观依据；提醒患者复诊并进行康复治疗的积极宣教。

2. Ⅱ期康复　Ⅱ期康复一般在出院后 1~6 个月进行，经皮冠状动脉介入治疗术、冠状动脉旁路移植术术后常规 2~5 周进行。要进行室内外散步、医疗操（如降压舒心操、太极拳等）、气功（以静功为主）、家庭厨房活动、园艺活动，或在邻近区域购物，以及作业治疗。每周运动总量以 700~2 000 kcal 为宜，实际运用时以 MET 来表达，热量 = MET×3.5×体重（kg）÷200；主观上以患者运动时稍出汗，轻度气促但不影响对话，早晨起床时感觉舒适，无持续不适感为度，运动强度（靶强度）为最大心率的 70%~85%；最大 MET 或 VO_2max 为 40%~85%（最准确）；无氧阈水平相当于 VO_2max 的 60% 左右；靶心率 = 170/180-年龄；主观劳累计分 13 分。运动时间：靶强度 15~20 min，准备活动与结束活动各 5~10 min。训练频率：每周 3~5 次。具体康复方案参考表 4-21。

表 4-21　冠心病Ⅱ期康复参考方案

活动内容	第1周	第2周	第3周	第4周
门诊宣教	1 次	2 次	1 次	1 次
散步	15 min	20 min	30 min	30 min×2 次
厨房工作	5 min	10 min	5 min×2 次	5 min×3 次
看书或电视	15 min×2 次	20 min×2 次	30 min×2 次	5 min×3 次
降压舒心操	保健按摩学习	保健按摩×1 次	保健按摩×2 次	保健按摩×2 次
缓慢上下楼	1 层×2 次	2 层×2 次	3 层×2 次	3 层×2 次

3. Ⅲ期康复　Ⅲ期康复为发生主要心血管事件 1 年后，维持已形成的健康生活方式和运动习惯，继续运动康复，纠正危险因素和社会心理状态的恢复，以家庭康复为主。

（1）康复训练基本原则

1）循序渐进原则：遵循学习适应和训练适应机制。学习、适应、掌握某一运动技能时，是一个由兴奋、扩散、泛化至抑制、集中、分化的过程，是任何技能的学习和掌握都必

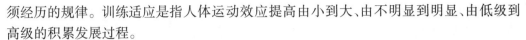

须经历的规律。训练适应是指人体运动效应提高由小到大、由不明显到明显、由低级到高级的积累发展过程。

2)持之以恒原则:训练效应是量变到质变的过程,训练效果的维持同样需要长期锻炼。一般认为,额定训练时间产生的训练效应将在停止训练类似的时间后消失,运动训练没有一劳永逸的效果。

3)兴趣性原则:兴趣可以提高患者参与并坚持康复治疗的主动性和顺应性。如果康复运动治疗方法单一,又不注意定时定期改变方法,则患者常感到参加运动治疗枯燥无味,长期治疗就成为负担,导致不少患者中途退出。

4)全面性原则:冠心病患者往往合并其他脏器疾病和功能障碍,同时患者也常有心理障碍和工作/娱乐、家庭/社会等诸方面的问题,因此冠心病的康复绝不仅仅是心血管系统的问题,对患者要从整体看待,进行全面康复。

5)个体化原则:因人而异地制定康复方案。

(2)康复训练方法

1)运动方式:包括有氧训练、力量训练、柔韧性训练、作业训练、医疗体操、气功等。运动形式可以分为间断性和连续性运动。①间断性运动:指基本训练期有若干次高峰靶强度,高峰靶强度之间强度降低。其优点是可以获得较强的运动刺激,同时时间较短,不至于引起不可逆的病理性改变。其主要缺点是需要不断调节运动强度,操作比较麻烦。②连续性运动:指训练的靶强度持续不变,这是传统的操作方式。其主要优点是简便,患者相对比较容易适应。

2)运动量:运动量要达至一定的阈值才能产生训练效应。每次的总运动量(以热量表达)应在 2 931 ~ 8 374 J(700 ~ 2 000 cal)(相当于步行或慢跑 10 ~ 32 km),运动量小于 2 931 J(700 cal)/周只能维持身体活动水平,而不能提高运动能力。运动量超过 8 374 J/周(2 000 cal/周)则不增加训练效果。

3)注意事项:①感觉良好时运动,感冒或发热后,要在症状和体征消失 2 d 以上才能恢复运动。②注意周围环境因素对运动反应的影响。③穿宽松、舒适、透气的衣服和鞋;上坡时要减慢速度。饭后不做剧烈运动。④患者需要理解个人能力的限制,应定期检查和修正运动处方,避免过度训练。⑤警惕症状,运动时出现下列症状如上身不适(包括胸、臂、颈或下颌,可表现为酸痛、烧灼感、缩窄感或胀痛)、无力、气短、骨关节不适(关节痛或背痛)等,应停止运动并及时就医。⑥训练必须持之以恒,如间隔 4 ~ 7 d 甚至 7 d 以上,再开始运动时宜稍降低强度。

4)训练实施:①准备活动,主要目的是预热,即让肌肉、关节韧带和心血管系统逐步适应训练期的运动刺激,运动强度较小。运动方式包括牵伸运动及大肌群活动,要确保全身主要关节和肌肉都有所活动。一般采用医疗体操、太极拳等,也可附加小强度步行。②训练活动,是指达到靶训练强度的活动。中低强度训练的主要目的是最佳外周适应。高强度训练的目的在于刺激心肌侧支循环生成。③结束活动,主要目的是冷却,即让高度兴奋的心血管应激逐步降低,适应运动停止后血流动力学改变。运动方式可与训练方式相同,但强度逐步减小。

充分的准备与结束活动是防止训练意外的重要环节,训练时的心血管意外 75% 均发生在这两个时期。此外,合理的准备与结束活动对预防运动损伤也有积极的作用。

(高伶俐)

第八节　颈椎病(神经根型)的康复

◎**实训目标**　掌握神经根型颈椎病的诊断标准、康复评定方法、康复治疗方案;熟悉神经根型颈椎病的辨证论治;达到独立、规范地为颈椎病患者进行康复评定并制定临床康复治疗方案的目的。

病例与思考

患者,女,52岁,反复颈部酸痛、活动受限伴左上肢麻木2年,加重1周。患者于2年前无明显诱因出现颈部酸痛不适,活动受限,并伴左上肢麻木,呈间歇性发作,低头或劳累后加重。曾多次在当地医院治疗后有所好转。1周前上述症状加重。查体:颈部肌肉紧张,第4、5颈椎旁压痛,压顶试验(+),臂丛牵拉试验(+)。颈椎MRI示颈椎椎间盘变性,$C_4 \sim C_5$椎间盘轻度突出。

问题与思考:①该患者属于颈椎病的哪个类型? ②如何设定该患者的康复治疗目标? ③如何制定该患者的康复治疗方案?

疾病诊断

参照2010年中国康复医学会颈椎病专业委员会制定的《颈椎病诊治与康复指南》:①具有根性分布的症状(麻木、疼痛)和体征;②椎间孔挤压试验和/或臂丛神经牵拉试验阳性;③影像学所见与临床表现基本相符合;④排除颈椎外病变(胸廓出口综合征、网球肘、腕管综合征、肘管综合征、肩周炎、肱二头肌长头腱鞘炎等)所致的疼痛。

证候诊断

1. 风寒痹阻证　颈、肩、上肢窜痛麻木,以痛为主,头有沉重感,颈部僵硬,活动不利,恶寒畏风。舌淡红,苔薄白,脉弦紧。

2. 气滞血瘀证　颈肩部、上肢刺痛,痛处固定,伴有肢体麻木。舌质暗,脉弦。

3. 痰湿阻络证　头晕目眩,头重如裹,四肢麻木,纳呆。舌暗红,苔厚腻,脉弦滑。

4. 肝肾不足证　眩晕头痛,耳鸣耳聋,失眠多梦,肢体麻木,面红目赤。舌红少苔,脉弦。

5. 气血亏虚证　头晕目眩,面色苍白,心悸气短,四肢麻木,倦怠乏力。舌淡苔少,脉细弱。

康复评定

1.一般检查 观察颈椎生理曲线是否改变,脊柱有无畸形;软组织是否肿胀,颈神经支配区域肌肉有无萎缩等;棘突、棘间、棘旁是否有压痛;腱反射是否正常。

2.特征性检查

(1)压顶试验(椎间孔挤压试验) 患者取坐位,头偏斜患侧。评定人员双手叠放在患者头顶,向下压,出现颈肩臂放射性疼痛或麻木者为阳性。

(2)臂丛牵拉试验 患者取坐位,评定人员一手将患者头推向健侧,另一手握住患者手腕向相反方向牵拉,出现放射性疼痛或麻木者为阳性。

(3)椎间孔分离试验 患者端坐,评定人员站立于患者身后或身侧,双手分别托住患者枕颌,向上牵拉颈椎,出现麻痛减轻者为阳性。

(4)前屈旋颈试验 令患者头部前屈,同时左右旋颈,如颈椎出现疼痛为阳性。提示颈椎小关节可能有退行性改变。

(5)屈颈试验 患者仰卧,上肢放于躯干两侧,下肢伸直。让患者抬头屈颈,上肢出现放射性麻木者为阳性。

(6)椎动脉扭曲试验 患者取坐位,评定人员站在患者身后,双手抱住患者头枕两侧,将患者头向后同时转向一侧,出现眩晕者为阳性,多用于判断椎动脉状态,可与神经根型颈椎病相鉴别。

3.影像学检查

(1)X射线检查 该检查可发现颈椎生理曲线变直、反张、发育畸形等改变,前纵韧带、后纵韧带钙化,前后缘增生,椎间隙狭窄,椎体移位,钩椎关节增生,椎管狭窄,椎间孔变小,小关节骨质增生等。

(2)CT检查 该检查可见椎间盘突出、后纵韧带钙化、椎管狭窄、神经根管狭窄、横突孔变小等。对韧带骨化症的诊断有重要意义。

(3)MRI检查 该检查可以了解椎间盘突出类型(膨出、突出、脱出),硬膜囊和脊髓受压情况,髓内有无缺血和水肿的病灶,脑脊液是否中断,有无神经根受压、黄韧带肥厚、椎管狭窄等。对脊髓型颈椎病的诊断有重要价值,可与神经根型颈椎病相鉴别。

(4)经颅彩色多普勒 该检查可探查基底动脉血流、椎动脉颅内血流,推测椎动脉缺血情况,是检查椎动脉供血不足的有效手段,也是临床诊断椎动脉型颈椎病的常用检查手段,可与神经根型颈椎病相鉴别。

4.疼痛评定 疼痛是最常见的症状,也是治疗重点针对的部位,应重点检查。疼痛的部位与病变的类型和部位有关,一般有颈后部和肩部的疼痛,神经根受到压迫或刺激时,疼痛可放射到患侧上肢及手部。若头半棘肌痉挛,可刺激枕大神经,引起偏头痛。疼痛评定多数指南推荐采用视觉模拟评分(VAS)。

5.关节活动度评定 颈椎的屈曲与伸展的活动度,枕寰关节占50%,旋转度寰枢关节占50%。

(1)前屈 以肩峰为轴心,额面中心线为固定臂,头顶与耳的连线为移动臂。正常值

为 0°~45°

（2）后伸　以肩峰为轴心，额面中心线为固定臂，头顶与耳的连线为移动臂。正常值为 0°~45°

（3）旋转　以枕部中央为轴心，矢状面中心为固定臂，鼻梁与枕骨结节的连线为移动臂。正常值为 0°~60°。

（4）侧屈　以 C_1 棘突为轴心，C_7 与 L_5 棘突的连线为固定臂，头顶正中与 C_1 棘突的连线为移动臂，正常值为 0°~45°

6. 肌力评定

（1）徒手肌力评定法　对易受累的肌肉进行肌力评定，常评定的肌肉如下：①冈上肌（肩胛上神经 C_5、C_6）作用为肩关节外展；②三角肌（腋神经 C_5、C_6）作用为肩关节屈曲、外展、后伸、外旋、内旋；③胸大肌（胸内、外神经 C_5~T_1）作用为肩关节屈曲、内收、内旋；④肱二头肌（肌皮神经损伤 C_5、C_6）作用为肘关节屈曲、前臂旋后；⑤肱三头肌（神经 C_5、C_6）作用为肘关节伸展；⑥伸腕肌（桡神经 C_6、C_7）作用为腕关节伸展；⑦骨间肌（尺神经 C_8~T_1）作用为手指内收、外展。

（2）握力测定　握力测定可以反映屈指肌肌力。使用握力计进行测定，姿势为上肢在体侧下垂，用力握 2~3 次，取最大值。40 岁左右的男性握力在 43~50 kg、女性握力在 27~31 kg 为合格。

7. 功能综合评定

（1）颈椎功能障碍指数　颈椎功能障碍指数（the neck disabity index，NDI）是患者自评的问卷调查表，目前应用比较广泛。主要用于评定患者的颈痛和颈椎功能情况，内容包括颈痛和相关症状及对日常生活活动能力的影响。研究表明，该量表具有良好的效度和信度，适用于多种类型的颈椎病，对于判断患者病情轻重、选择合理治疗方案均有重要意义。

（2）颈椎病临床评价量表　颈椎病临床评价量表（clinical assessment scale for cervical spondylosis，CASCS）由我国学者编制，特点是可以详细评定患者的体征，包括关节活动度、局部压痛、神经根受压体征、脊髓受压体征和椎动脉受压体征等。

辨证治疗

1. 风寒痹阻证

（1）治法　祛风散寒，祛湿通络。

（2）推荐方药　羌活胜湿汤加减，由羌活、独活、藁本、防风、炙甘草、川芎、蔓荆子等组成。

2. 气滞血瘀证

（1）治法　行气活血，通络镇痛。

（2）推荐方药　桃红四物汤加减，由熟地黄、当归、白芍、川芎、桃仁、红花等组成。

3. 痰湿阻络证

（1）治法　祛湿化痰，通络镇痛。

（2）推荐方药　半夏白术天麻汤加减，由白术、天麻、茯苓、橘红、白术、甘草等组成。

4.肝肾亏虚证

(1)治法 补益肝肾,通络镇痛。

(2)推荐方药 肾气丸加减,由熟地黄、怀山药、山茱萸、牡丹皮、茯苓、泽泻、桂枝、附子(先煎)等组成。

5.气血亏虚证

(1)治法 益气温经,和血通痹。

(2)推荐方药 黄芪桂枝五物汤加减,由黄芪、芍药、桂枝、生姜、大枣等组成。

传统康复技术

(一)推拿疗法

1.松解类手法

(1)基本手法 头颈部一指禅推法、点按法、擦法、拿法、揉法、推法、叩击法等,可选择上述手法一种或几种放松颈项部的肌肉,时间可持续3~5 min。

(2)通调督脉法 患者取俯卧位,医生以拇指指端按顺序分别点按风府穴、大椎穴、至阳穴、命门穴,每穴0.5~1.0 min,点揉第1胸椎至第12胸椎两侧夹脊穴、膀胱经穴,反复3遍,力量以患者出现局部温热、酸胀、传导为度。

(3)间歇拔伸法 患者取仰卧位,一手托住颈枕部,一手托住下颌部,纵向用力拔伸,持续2~3 min,可反复3~5次。

(4)牵引揉捻法 患者取坐位,医生站在患者身后,双手拇指置于枕骨乳突处,余四指托住下颌。双前臂压住患者双肩,双手腕立起,牵引颈椎,保持牵引力,环转摇晃头部3~5次。然后保持牵引力,做头部前屈、后伸运动各1次。医生左手改为托住下颌部,同时用肩及枕部顶在患者右侧颞枕部以固定头部。保持牵引力,用右手拇指按在右侧胸锁乳突肌起点处(或痉挛的颈部肌肉处),右手拇指沿胸锁乳突肌自上而下做快速的揉捻,同时将患者头部缓缓向左侧旋转,以颈部的基本手法结束治疗。

(5)拔伸推按法(以右侧为例) 患者取坐位,医生站在患者右前方,右手扶住患者头部,左手握住患者右手2~5指,肘后部顶住患者肘窝部。令患者屈肘,然后医生右手推按患者头部,左手同时向相反方向用力。

2.整复类手法

(1)旋提手法 嘱患者颈部自然放松,主动将头部水平旋转至极限角度,并做最大限度屈曲,达到有固定感。医生以肘部托住患者下颌,轻轻向上牵引3~5 s后,用短力快速向上提拉,常可听到"喀"的弹响声。扳动时要掌握好发力时机,用力要快而稳。

(2)定位旋转扳法 以向右旋转为例。患者取坐位,医生站于患者后方,以左手拇指指腹推顶在患者病变颈椎棘突(或横突)旁,用右手(或肘窝)托住患者下部。嘱其颈项部放松,低头屈颈15°~30°,然后嘱患者顺着医生的右手在屈曲状态下向右慢慢转头。当旋转到最大限度而遇有阻力时,医生顺势施以快速的向右扳动。同时,推顶棘突的左手拇指向右用力推压,两手协调动作,常可听到"喀"的弹响声,有时医生拇指下亦有轻微的位移感。

（3）旋转法　上颈段病变，要求患者将头颈屈曲15°，中段病变，将颈椎置于中立位；下段病变，将颈椎屈曲30°~45°。在此位置向上牵引30 s。嘱患者头部向一侧旋转，旋转至极限角度（约80°），达到有固定感，同时迅速准确地做同向用力旋转，操作成功可以听到弹响声。注意用力要轻重适当，避免因过猛过重而加重原有的损伤。

（4）其他　颈椎微调手法。

（二）针灸治疗

1. 针刺法　局部取穴为主，远部取穴为辅，可选用运动针灸、平衡针、腹针、头针、手针、火针、铍针等特色针刺疗法。

2. 灸法　直接灸、艾条灸、热敏灸、雷火灸等。

（三）颈椎功能训练

该训练是指以颈部伸肌训练、柔韧性与系统性训练为主要目的的各类功法操，例如"施氏十二字养生功"等。自我锻炼时可做颈椎操。①与颈争力：站立，抬头望天，低头看地，自然呼吸。②前伸探海：颈前伸并转向右下方，然后还原向左。③回头望月：头颈向右（左）后上方尽力转。④往后观瞧：颈向右（左）后转，目视右方。⑤金狮摇头：头颈向左右各环绕数周。

（四）其他外治法

其他外治法有敷贴、熏蒸、涂擦、膏摩、刮痧、拔罐、中药离子导入、针刀疗法、穴位埋线、封闭疗法等。

康复训练

1. 牵引疗法　颈椎牵引是治疗颈椎病常用且有效的方法。颈椎牵引有助于解除颈部肌肉痉挛，使肌肉放松，缓解疼痛；松解软组织粘连，牵伸挛缩的关节囊和韧带；改善或恢复颈椎的正常生理弯曲；使椎间孔增大，解除神经根的刺激和压迫；拉大椎间隙，减轻椎间盘内压力；调整小关节的微细异常改变，使关节嵌顿的滑膜或关节突关节的错位得到复位。颈椎牵引治疗时必须掌握牵引力的方向（角度）、重量和牵引时间三大要素，才能取得牵引的最佳治疗效果。

（1）牵引方式　常用枕颌布带牵引法，通常采用坐位牵引，但病情较重或不能坐位牵引时可用卧式牵引。可以采用连续牵引，也可用间歇牵引或两者相结合。

（2）牵引角度　一般按病变部位而定，如病变主要在上颈段，牵引角度宜采用0°~10°，如病变主要在下颈段（C_5~C_7），牵引角度应稍前倾，可在15°~30°，同时注意结合患者舒适来调整角度。

（3）牵引重量　间歇牵引的重量可以其自身体重的10%~20%确定，持续牵引则应适当减轻。一般初始重量较轻，如从6 kg开始，以后逐渐增加。

（4）牵引时间　牵引时间以连续牵引 20 min、间歇牵引 20～30 min 为宜,每日 1 次, 10～15 d 为 1 个疗程。

（5）注意事项　应充分考虑个体差异,年老体弱者宜牵引重量轻些,牵引时间短些, 年轻力壮者则可牵重些、长些;牵引过程中要注意观察、询问患者的反应,如有不适或症 状加重,应立即停止牵引,查找原因并调整、更改治疗方案。

（6）牵引禁忌证　牵引后有明显不适或症状加重,经调整牵引参数后仍无改善者;脊 髓受压明显、节段不稳严重者;年迈、椎骨关节退行性变严重、椎管明显狭窄、韧带及关节 囊钙化骨化严重者。

2. 手法治疗

（1）常规关节松动术　关节松动术治疗颈椎病的手法主要有拔伸牵引、旋转、松动棘 突及横突等。但应注意,手法要轻柔,切忌粗暴。否则可造成颈椎骨折、脱位,损伤脊髓, 引起截瘫甚至猝死等严重后果。

（2）Maitland 手法　其主要操作手法有:自后向前推压椎体一侧,使椎体自后向前滑 动;自前向后推压椎体一侧,使椎体该侧自前向后旋转;推压椎体一侧的后关节突,使椎 体自左向右旋转;推压椎体棘突侧面,使椎体自推压侧向对侧移动;用双手牵拉患者头 部,使椎体向纵轴活动。

操作时可采用几种手法,并根据患者病情掌握好力度,一般疼痛剧烈、应激性高用轻 手法,慢性或关节活动功能障碍用重手法。5～10 次为 1 个疗程,间歇 7～10 d 进行下一 疗程。

3. 物理因子治疗　物理因子治疗在颈椎病的治疗中,也是较有效且常用的方法之 一。其主要作用有:消肿镇痛;改善循环;促进血管、神经功能修复;松解粘连、软化瘢痕 等。常用的物理因子疗法有电疗、光疗、超声治疗、磁疗等。

4. 运动疗法　可以指导颈椎病患者采用“颈肩疾病运动处方”。运动疗法适用于各 型颈椎病症状缓解期及术后恢复期的患者。具体的方式方法因不同类型颈椎病及不同 个体体质而异,应在专科医师指导下进行。

（1）牵伸运动　通过颈部各方向最大活动范围终点的牵伸练习,恢复及增加关节活 动范围,牵拉短缩的肌肉,增加颈椎活动的柔韧性。

（2）肌力训练　通过颈背部的肌肉锻炼,增强颈背部肌肉力量以保持颈椎的稳定性。 其包括重点针对颈深屈肌肌群的等长训练和针对肩与上肢肌群的动态训练。

（3）协调性训练　通过针对颈部本体感觉的协调性训练,增强颈椎的静态稳定性和 动态稳定性,缓解颈部症状,预防复发。

（4）有氧运动　通过心肺运动功能训练提高颈部局部血液循环,改善症状,预防 复发。

（吴　楠）

第九节　骨关节炎的康复

◎**实训目标**　掌握骨关节炎的康复评定、常用康复方法及康复训练;熟悉骨关节炎的临床表现及诊断标准;达到独立、规范地为骨关节炎患者进行康复评定并制定合理可行的临床康复治疗方案的目的。

？病例与思考

患者,女,65岁,双膝反复疼痛5年余,双下肢行走困难2月余。患者5年前无诱因突感双膝疼痛,自服镇痛药后疼痛缓解。其间反复疼痛自服镇痛药或待其自行缓解。近2个月双下肢行走难,行走100 m即疼痛难忍,来院就诊。症状:双膝关节酸痛不适,局部肿胀,久行久立时加重,休息后减轻,屈膝时可闻及弹响,偶有交锁感,蹲起困难。查体:双膝关节肿胀,皮色正常,皮温稍高,双侧膝关节髌周广泛压痛。关节活动度测量:左膝关节伸直15°、屈曲90°;右膝关节伸直10°、屈曲100°。浮髌试验:左侧阳性,右侧阴性。麦氏征:左侧阳性,右侧阴性。髌骨研磨试验:左侧阳性,右侧阴性。双膝关节X射线片示双膝骨质增生,关节间隙变。膝关节MRI示双侧膝关节腔内少许积液,左侧膝关节内侧副韧带肿胀。

问题与思考:①如何对骨关节炎患者进行康复评定? ②如何设定该患者的康复治疗目标? ③如何制定该患者的康复治疗方案?

疾病诊断

1. 中医诊断标准　中医诊断标准参照中华医学会骨科学分会关节外科学组等制定的《中国骨关节炎诊疗指南(2021年版)》。

(1)临床表现　膝关节的疼痛及压痛、关节僵硬、关节肿大、骨摩擦音(感)、关节无力、活动障碍。

(2)影像学检查　X射线检查:骨关节炎的X射线表现为非对称性关节间隙变窄,软骨下骨硬化和囊性变,关节边缘骨质增生和骨赘形成;关节内游离体,关节变形及半脱位。

(3)实验室检查　血常规、蛋白电泳、免疫复合物、血清补体等一般在正常范围。伴有滑膜炎者可见C反应蛋白(CRP)及红细胞沉降率(ESR)轻度升高,类风湿因子及抗核抗体阴性。

(4)具体诊断标准　见西医诊断标准部分。

(5)骨关节炎的分级　根据Kellgren-Lawrence的放射学诊断标准,骨关节炎分为5级。0级:正常。Ⅰ级:关节间隙可疑变窄,可能有骨赘。Ⅱ级:有明显的骨赘,关节间隙轻度变窄。Ⅲ级:中等量骨赘,关节间隙变窄较明确,软骨下骨质轻度硬化改变,范围较小。Ⅳ级:大量骨赘形成,可波及软骨面,关节间隙明显变窄,硬化改变极为明显,关节肥大及明显畸形。

2.西医诊断标准 骨关节炎根据临床表现和X射线检查,并排除其他炎症性关节疾病而诊断。参考中华医学会骨科学分会关节外科学组等制定的《中国骨关节炎诊疗指南(2021年版)》(表4-22~表4-24)。

表4-22 髋关节骨关节炎的诊断标准

序号	症状、实验室或X射线检查结果
1	近1个月内反复的髋关节疼痛
2	红细胞沉降率≤20 mm/h
3	X射线片示骨赘形成,髋臼边缘增生
4	X射线片示髋关节间隙变窄

注:满足诊断标准1、2、3条或1、3、4条,可诊断髋关节骨关节炎。

表4-23 膝关节骨关节炎的诊断标准

序号	症状或体征
1	近1个月内反复的膝关节疼痛
2	X射线片(站立位或负重位)示关节间隙变窄、软骨下骨硬化和/或囊性变,关节边缘骨赘形成
3	年龄≥50岁
4	晨僵时间≤30 min
5	活动时有骨摩擦音(感)

注:满足诊断标准1和2、3、4、5条中的任意2条,可诊断膝关节骨关节炎。

表4-24 指间关节骨关节炎的诊断标准

序号	症状或体征
1	指间关节疼痛、发酸、发僵
2	10个指间关节中有骨性膨大的关节≥2个
3	远端指间关节骨性膨大≥2个
4	掌指关节肿胀<3个
5	10个指间关节中有畸形的关节≥1个

注:满足诊断标准1和2、3、4、5条中的任意3条,可诊断指间关节骨关节炎;10个指间关节分别为双侧示、中指远端和近端指间关节及双侧第一腕掌关节。

证候诊断

1. **风寒湿痹证** 肢体关节酸楚疼痛,痛处固定,有如刀割或有明显重着感,或患处表现肿胀感,关节活动欠灵活,畏风寒,得热则舒。舌质淡,苔白腻,脉紧或濡。

2. **风湿热痹证** 起病较急,病变关节红肿、灼热、疼痛,甚至痛不可触,得冷则舒为特征;可伴有全身发热,或皮肤红斑、硬结。舌质红,苔黄,脉滑数。

3. **瘀血闭阻证** 肢体关节刺痛,痛处固定,局部有僵硬感,或麻木不仁,舌质紫暗,苔白,脉弦涩。

4. **肝肾亏虚证** 膝关节隐隐作痛,腰膝酸软无力,酸困疼痛,遇劳更甚,舌质红、少苔,脉沉细无力。

康复评定

通常根据患者的临床症状、体征和体格检查,通过影像学检查确定病变的具体部位,再对其导致的功能障碍(感觉功能、运动功能、平衡功能、日常生活活动障碍)进行评定。

1. **疼痛评定** 疼痛评定一般采用视觉模拟评分法(VAS)。具体方法:在纸上画一条100 mm 长的直线,线的一端为0,注明"无痛";另一端为100,注明"极痛";中间部分表示不同程度的疼痛。患者根据疼痛的自我感觉,在直线上标出疼痛程度的具体位置。30 以下表示患者有能忍受的轻微疼痛;40~60 表示疼痛稍重,但不影响睡眠,尚能忍受;70~100 表示疼痛难以忍受,影响睡眠。

2. **运动功能评定**

(1)关节活动度、肌力及肌耐力评定 疼痛和炎症通常影响关节的运动功能,因此,应当对受累关节的活动度、肌力及肌耐力进行评定。

(2)15 m 步行时间测定 15 m 步行时间测定适用于髋、膝及踝关节,能够综合评估疼痛和炎症对关节功能及步行能力的影响。因此,髋、膝、踝关节骨关节炎患者通常进行15 m 步行时间评定。

(3)握力测定 对手指和腕关节骨关节炎患者可以利用握力计来评定其运动功能,还可以测定手和前臂肌肉力量,以及腕和手指关节疼痛的程度。

3. **平衡功能评定** 髋、膝、踝关节骨关节炎患者的疼痛常影响生物力线及负荷平衡,部分关节畸形患者由于异常步态,同样影响其生物力线及负荷平衡。髋、膝、踝关节骨关节炎患者的本体感觉障碍常常影响其调节平衡的功能,而平衡功能障碍又可能成为关节损伤、加重骨关节炎病理改变,甚至导致患者跌倒的原因。所以,对髋、膝、踝关节骨关节炎患者进行平衡功能评定非常重要。评定可以采用专业的平衡评定设备。

4. **日常生活活动能力评定** 日常生活活动能力评定主要直接测试患者的日常生活活动情况,可以采用巴塞尔指数评定。

5. **社会参与能力评定** 骨关节炎导致关节结构异常、功能障碍及活动受限,可影响患者工作、社会交往及休闲娱乐,降低患者的生活质量。因此根据患者的情况对其进行社会参与能力评定十分必要,如职业评定、生存质量评定。

辨证治疗

1. 风寒湿痹证

(1)治法　祛风散寒,除湿镇痛。

(2)推荐方药　防己黄芪汤合防风汤加减,由防风、防己、黄芪、羌活、独活、桂枝、秦艽、当归、川芎、木香、乳香、甘草组成。

2. 风湿热痹证

(1)治法　清热疏风,除湿镇痛。

(2)推荐方药　大秦艽汤加减,由秦艽、当归、甘草、羌活、防风、白芷、熟地黄、茯苓、石膏、川芎、白芍、独活、黄芩、生地黄、白术、细辛等组成。

3. 瘀血闭阻证

(1)治法　活血化瘀,舒筋镇痛。

(2)推荐方药　身痛逐瘀汤加减,由桃仁、红花、当归、五灵脂、地龙、川芎、没药、香附、羌活、秦艽、牛膝、甘草组成。

4. 肝肾亏虚证

(1)治法　滋补肝肾,强壮筋骨。

(2)推荐方药　独活寄生汤加减,由独活、桑寄生、熟地黄、白芍、川芎、当归、杜仲、淫羊藿、骨碎补、茯苓、牛膝、秦艽、细辛、甘草组成。

传统康复技术

(一)推拿治疗

推拿治疗的手法包括滚、点、揉、一指禅推、拔伸、牵引等。推拿治疗的体位和手法举例如下。

体位:患者俯卧,下肢伸直放松,踝关节下垫低枕。

手法一:以拿法或滚法施于大腿后侧(腘绳肌)、小腿后侧约 2 min。

手法二:推、揉或一指禅推腘窝部 2 min。

体位:患者仰卧,下肢伸直放松,膝关节下垫低枕。

手法三:以滚法施于患肢阔筋膜张肌、股四头肌、内收肌群约 3 min。

手法四:摩、揉或一指禅推内外膝眼、阿是穴,每穴操作约 40 s。

体位:患者仰卧,下肢伸直放松,移去垫枕。

手法五:推髌骨。向上下、内外各方向推动髌骨,先轻柔地推动数次,再将髌骨推至极限位,维持 2～3 s,反复 3 次。

手法六:膝关节拔伸牵引。治疗者双手握持患者小腿远端拔伸并持续 2 s,力量以有膝关节牵开感为度,反复 5 次;然后以同法持续牵引约 30 s(如有助手,可由助手固定患者大腿远端,再行上述操作)。

手法七:患者被动屈伸、收展髋关节,至极限位(以患者能忍受为度),反复3次;被动屈伸膝关节,至极限位(以患者能忍受为度),反复3次。

实施方案:上述手法一至六为基本手法;关节活动受限者加手法七;有明显关节肿胀、疼痛者去手法五,并降低手法强度。实施手法前可用按摩油剂或膏(如青鹏软膏)涂抹患处,增加消肿、镇痛的作用。手法力量要求均匀柔和,患者舒适耐受为度。每次治疗约20 min,每周2次,3周为1个疗程。

(二)针灸治疗

1.体位　坐位或仰卧位,膝关节屈曲90°。

2.取穴　①局部取穴:阳陵泉、阴陵泉、足三里、犊鼻、膝眼。②远道取穴:昆仑、悬钟、三阴交、太溪。

3.方法　进针前穴位皮肤碘酒消毒,再用75%乙醇脱碘消毒。采用指切或夹持进针法,垂直于皮肤进针,针刺深度按部位不同在10～25 mm范围,捻转得气(局部酸、胀、重、麻感)后留针。留针20 min后起针,起针后以消毒棉球轻压针孔约3 min。每次20 min,每周治疗2次。

4.注意事项　有明显关节肿胀者只以远道取穴方式治疗。

(三)关节腔内治疗

1.关节腔冲洗　在膝关节髌骨内上、外下或外上、内下穿刺,总量为1 500～2 500 mL,冲洗配方选用中药制剂(如复方苦参注射液、威灵仙注射液或丹参注射液)30～100 mL,在严格无菌条件下配置操作。

2.关节腔内药物注射　适应证为风寒湿痹或风湿热痹,膝关节肿胀明显,关节腔积液,浮髌试验阳性。用中药制剂,用法为每次4～5 mL,每周1次。

(四)中药熏洗疗法

将诸药置于盆中,加水1 500～2 000 mL,煎沸20～30 min。将患肢放在盆口上方高于药液30 cm左右,并在膝关节处盖上毛巾,熏蒸10～15 min(注意防止烫伤)。待药液温度在60 ℃左右时,将患膝放入盆中浸洗,边洗边按摩膝关节,并做主动伸屈关节的运动至药液变凉。每日早、晚各熏洗1次,每日1剂,10剂为1个疗程。也可借助腿浴治疗器、熏蒸床(坐式)等设备进行治疗。

外洗方:麻黄、桂枝、细辛、制南星、威灵仙、白芷、鹿含草、花椒。

(五)运动治疗

以轻微的肌肉活动为主。当患者关节发炎、肿胀时,为了避免关节挛缩,可以使用主动辅助性运动。由于患者运动时可以控制自己的关节,一般不会引起肌肉痉挛,对关节亦伤害较小。应鼓励患者在白天进行每小时2～3 min的肌肉等长收缩练习,以防止肌萎缩。这种部分辅助运动练习方法可减少发生拉伤的可能,促进在被动活动时不能被激发的本体感受反射。治疗师及医生必须仔细观察患者的耐受性,控制活动量。如在运动后疼痛和痉挛时间超过 1 h,就意味着运动过度,在下次治疗时必须减少运动强度。

（六）其他疗法

根据病情需要选择牵引、外敷、矫形鞋垫、中药离子导入等。

康复训练

1. 肌力训练 踝关节主动屈伸锻炼（踝泵）:踝关节用力、缓慢、全范围的跖屈、背伸活动,可促进血液循环,消除肿胀。每日 2 次,每次 1~2 组,每组 20 个。

等长训练:股四头肌等长收缩、腘绳肌等长收缩练习。①60°等长训练法:患者取仰卧位,将患肢放于脚凳上,屈膝于 20°~60°做主动等长运动,10 次为 1 组,做 5~10 min。②直腿抬高法:患者取仰卧位,膝关节伸直,踝关节部施加负荷（重锤、沙袋、米袋等均可）,患者直腿抬高患肢,使之与床面呈 10°~15°（约离开床面 15 cm）,并要求保持该肢位 5 s,然后放下腿,让股四头肌充分松弛,然后再按上述要求直接抬高,反复练习。训练开始时,先测出患膝伸直位的最大负荷量,即患肢直腿抬高 10°~15°,并能维持 5 s 的最大负荷量,然后取其 1/3 作为日常训练负荷量。每天早晚各练 1 次,每次 20 回。达不到 20 回的患者,可嘱其在不引起疼痛的前提下尽力而为,逐渐增加,争取每次完成 20 回。

2. 关节活动度训练 仰卧位闭链屈膝锻炼:要求屈膝过程中足跟不离开床面,在床面上活动,称为"闭链"。也可以采用足沿墙壁下滑锻炼来代替;或可以坐在椅子上,健侧足辅助患侧进行屈膝锻炼。每日锻炼 4 次,每次约 1 h。

参考文献

[1]阿尔茨海默病中医诊疗联合共识小组.阿尔茨海默病的中医诊疗共识[J].中国中西医结合杂志,2018,38(5):523-528.

[2]葛均波,徐永健,王辰.内科学[M].9版.北京:人民卫生出版社,2021.

[3]古剑雄,燕铁斌.临床康复医学案例版[M].北京:科学出版社,2018.

[4]国家卫生健康委员会,国家中医药管理局.中国病症分类与代码[M].北京:中国中医药出版社,2020.

[5]国家卫生健康委员会,国家中医药管理局.中医临床诊疗术语[M].北京:中国标准出版社,2020.

[6]国家中医药管理局.中医病证诊断疗效标准[M].北京:中国中医药出版社,2021.

[7]黄桂成,王拥军.中医骨伤科学[M].4版.北京:中国中医药出版社,2016.

[8]黄晓琳,燕铁斌.康复医学[M].6版.北京:人民卫生出版社,2018.

[9]李灿东,方朝义.中医诊断学[M].5版.北京:中国中医药出版社,2021.

[10]石学敏.针灸学[M].2版.北京:中国中医药出版社,2007.

[11]苏友新,冯晓东.中国传统康复技能[M].北京:人民卫生出版社,2012.

[12]唐强.临床康复学[M].10版.北京:中国中医药出版社,2017.

[13]汪受传,丁樱.中医儿科学[M].北京:中国中医药出版社,2018.

[14]王瑞辉,冯晓东.中医康复学[M].2版.北京:中国中医药出版社,2017.

[15]王诗忠,张泓.康复评定学[M].北京:人民卫生出版社,2012.

[16]王天有,申昆玲,沈颖.诸福棠实用儿科学[M].9版.北京:人民卫生出版社,2021.

[17]王雪峰.中西医结合儿科学[M].北京:中国中医药出版社,2022.

[18]王玉龙.康复功能评定学[M].3版.北京:人民卫生出版社,2018.

[19]于恩彦.中国老年期痴呆防治指南[M].北京:人民卫生出版社,2021.

[20]岳寿伟,黄晓琳.康复医学[M].2版.北京:人民卫生出版社,2022.

[21]恽晓平.康复疗法评定学[M].2版.北京:华夏出版社,2014.

[22]张伯礼,吴勉华.中医内科学[M].4版.中国中医药出版社,2017.

[23]张泓.康复评定学[M].10版.北京:中国中医药出版社,2017.

[24]张仁安,冯晓东.临床康复学[M].2版.北京:人民卫生出版社,2018.

[25]张绍岚,王红星.常见疾病康复[M].3版.北京:人民卫生出版社,2021.

[26]赵继宗.神经外科学[M].4版.北京:人民卫生出版社,2019.

[27]中华医学会神经病学分会.中国脑血管病诊治指南与共识[M].北京:人民卫生出版
    社,2016.

[28]中华中医药学会骨伤科分会髋关节功能障碍诊疗指南制定工作组.中医骨伤科临床
    诊疗指南[M].北京:中国中医药出版社,2020.

[29]周维金,孙启良.偏瘫康复评定手册[M].北京:人民卫生出版社,2006.